高等院校教材
高等院校课程改革项目成果

局部解剖手术学

主编　张雁儒

副主编　邢景军　王　庚

REGINAL ANATOMY

AND

OPERATIVE SURGERY

U0221550

ZHEJIANG UNIVERSITY PRESS
浙江大学出版社

图书在版编目(CIP)数据

局部解剖手术学 / 张雁儒主编. —杭州:浙江大
学出版社,2021.5(2022.7重印)
ISBN 978-7-308-21204-5

Ⅰ.①局… Ⅱ.①张… Ⅲ.①局部解剖学—外科手术
—高等学校—教材 Ⅳ.①R323 ②R65

中国版本图书馆 CIP 数据核字(2021)第 054756 号

局部解剖手术学

主　编　张雁儒

策划编辑	阮海潮	
责任编辑	阮海潮(1020497465@qq.com)	
责任校对	王元新	
封面设计	春天书装	
出版发行	浙江大学出版社	
	(杭州市天目山路 148 号　邮政编码 310007)	
	(网址:http://www.zjupress.com)	
排　　版	浙江时代出版服务有限公司	
印　　刷	浙江新华数码印务有限公司	
开　　本	850mm×1168mm　1/16	
印　　张	17.5	
字　　数	437 千	
版 印 次	2021 年 5 月第 1 版　2022 年 7 月第 2 次印刷	
书　　号	ISBN 978-7-308-21204-5	
定　　价	69.00 元	

高等院校教材
高等院校课程改革项目成果

局部解剖手术学

编 委 会 名 单

主 编 张雁儒（宁波大学医学院）

副主编 邢景军（宁波大学医学院）

王 庚（宁波大学医学院）

编 委 卿艳平（宁波大学第一附属医院）

李 瑾（宁波市医疗中心李惠利医院）

李 明（宁波市第六医院）

张 勇（宁波市第六医院）

方永刚（中国人民解放军联勤保障部队第988医院）

陈一勇（宁波大学医学院）

先德海（西南医科大学）

张洪武（南方医科大学）

黄华军（南方医科大学第三附属医院）

柯莉柠（福建医科大学）

杨万广（郑州大学第一附属医院）

王明炎（厦门大学医学院）

蒋 威（深圳大学医学院）

徐景超（河南理工大学医学院）

杨 越（河南理工大学医学院）

杨宜昕（暨南大学医学院）

前　言

　　局部解剖手术学是临床医学专业的一门基础与临床紧密结合的主干课程，学好本课程对临床医学专业本科生具有重要的意义。局部解剖学和外科手术学都是实践性很强的医学课程，彼此联系十分密切。局部解剖学主要研究人体各局部的形态位置、层次结构以及毗邻关系，外科手术学则是讲授外科手术的基本操作。局部解剖学是外科手术的基础，而外科手术则是局部解剖学知识的临床应用。临床手术既需要扎实的局部解剖学知识，又需要熟练的手术操作技能。然而，长期以来，两门课程之间彼此割裂，缺乏交流，局部解剖学教学安排在前，由解剖学老师单独授课，外科手术学教学安排在后，由外科学老师任教，局部解剖不联系手术，手术不接触人体，待到医学生进入医院实习时，局部解剖知识几乎忘光，临床手术时手术区的层次结构记忆不清，严重影响手术操作能力。鉴于此，我们打破传统的课程框架，优化整合局部解剖学与外科手术学为局部解剖手术学一门课程，由解剖学老师和外科学医生共同授课、共同指导实验、共同编写整合教材。我们希望通过优化整合局部解剖学与外科手术学课程，使整合后的课程内容更贴近临床，更注重操作技能培养，达到学以致用、现学现用的目的，实现基础知识向临床应用的快速转化。同时，解剖学老师和临床医生在共同授课、共同指导实验的过程中，自身知识结构不断完善，各自的缺陷和不足得以弥补，显现了优势互补、相得益彰的效果。学生在该门课程的学习过程中切实感受到局部解剖学在临床的应用价值，学习态度会发生明显改变，学习积极性、主动性得到充分调动。学生通过尸体层次解剖和模拟手术操作，获得局部解剖学与外科手术学相结合的较为完整的知识体系，提高临床思维能力与临床操作技能，这是探索实用型、创新型医学人才培养过程中的重大课题。

　　本教材在描述局部解剖学的基础上，增加了外科常见疾病的病因、病理、临床表现、治疗原则及基本手术步骤。内容精练明了，有很强的可读性与趣味性，重点强调局部解剖学知识与外科手术学知识的融合。

　　本教材体现三基（基础理论、基本知识、基本技能）、五性（思想性、科学性、先进性、启发性和适用性)和三特定(特定的对象、特定的要求、特定的限制)的原则。内容上科学严谨,深浅适宜,能够反映局部解剖学与外科手术学教学内容和课程改革的成果,体现对学生创新能力和实践能力的培养,紧密结合临床,强调病情观察及实践操作过程,注重实效。

书中部分医疗、护理内容及插图参考了国内多种版本的《局部解剖学》《外科学》《外科护理学》等教材,在此表示诚挚的谢意。

本书的出版得到宁波大学研究生高水平优秀教材建设项目立项资助,在此表示感谢。

在本书编写过程中主编和各位编写人员付出了巨大的努力,进行了反复斟酌和修改,但由于编写时间紧和水平有限,书中难免存在错误与疏漏,恳请专家及使用本教材的师生多提宝贵意见,以便我们进一步修订完善。

张雁儒

目　录

第一章　绪　论

【教学目的与要求】

1.掌握局部手术学的概念。

2.掌握外科手术的基本原则。

3.了解术后并发症的处理原则。

【教学重点与难点】

1.局部解剖及外科手术的基本操作技术。

2.无菌术的概念及手术进行中的无菌原则。

第一节　局部解剖基本操作技术

局部解剖学和外科手术学都是实践性很强的医学课程,彼此联系十分密切。局部解剖学主要研究人体各局部的形态位置、层次结构以及毗邻关系,外科手术学则是讲授外科手术的基本操作。局部解剖学是外科手术的基础,而外科手术则是局部解剖学知识的临床应用。临床手术既需要扎实的局部解剖学知识,又需要熟练的手术操作技能。局部解剖手术学优化整合局部解剖学与外科手术学课程,使整合后的课程内容更贴近临床,更注重操作技能培养,达到学以致用、现学现用的目的,实现基础知识向临床应用的快速转化。学生通过尸体层次解剖和模拟手术操作,获得局部解剖学与外科手术学相结合的较为完整的知识体系,提高临床思维能力与临床操作技能。

医学生应牢记死者将尸体捐献给医学院校,供医学生在学习解剖学时进行实地解剖,这是社会和死者给予医学生的一种特殊权利和待遇,应当十分珍惜,自觉地尊敬死者,爱护尸体。尊敬死者、爱护尸体主要表现为认真仔细地操作并从中得到最大的收益。同时,要精心保护尸体,切勿因保管不善而使尸体干燥或腐烂。为此,在解剖和保管尸体时应做到:

1.在解剖课后,用湿布和塑料布将尸体盖好。

2.在解剖课上,只打开需要解剖和观察的部分,其余部分仍然盖好。

3.定期喷洒水和防腐液,使尸体保护新鲜、湿润。

4.严格按解剖操作指导解剖尸体,不准盲目切割,不准损坏尸体和解剖器械。

局部解剖基本操作技术如下:

1.做皮肤切口:皮肤的厚度有 1~2mm ,且各部厚度不一,一般腹侧面较薄,背侧面较厚,为避免损伤皮肤深面的结构,切皮时应将持刀的手掌与标本相接触,用锋利的刀尖切开皮肤,不要切得太深。

2.翻折皮肤:用镊子夹住切开的皮瓣的一角,用手术刀仔细切断连接皮肤与浅筋膜的白色纤维,使浅筋膜留在原位。如果翻开大块皮肤,可以先在剥离的皮瓣上切一个小洞,将示指插入并将皮瓣拉紧,然后用刀分离皮肤和浅筋膜。此方法比用镊子夹持皮瓣省力。

3.剥离浅筋膜:浅筋膜内含有脂肪,其厚薄在不同部位差别很大。浅筋膜内含有皮神经和血管,尤其有许多小静脉。多脂肪的浅筋膜最好用手钝性分离,也可用闭合钝镊或钝剪分离。

4.分离、修洁肌肉:用手指或钝探针分离肌肉之间的疏松结缔组织,用手术刀和镊子除去肌肉表面的结缔组织。修洁肌肉的边缘、起止点,辨明肌肉纤维方向。

5.分离血管神经束:首先用手指或刀柄或钝探针将血管神经束与周围结构分开,然后用剪刀打开其结缔组织鞘,用镊子夹住血管神经束,用剪刀沿束的长轴分离束中的血管和神经。

第二节　外科手术基本操作技术

手术指医生用刀、剪、针等医疗器械对患者身体进行切除、缝合等操作,以维持患者的健康。手术是外科的主要治疗方法,俗称"开刀"。手术的目的是医治或诊断疾病,如去除病变组织、修复损伤、移植器官、改善机体的功能和形态等。

早期手术仅限于用简单的手工方法,在体表进行切、割、缝,如脓肿引流、肿物切除、外伤缝合等。故手术是一种破坏组织完整性(切开),或使完整性受到破坏的组织复原(缝合)的操作。随着外科学的发展,手术领域不断扩大,已能在人体任何部位进行。应用的器械也不断更新,如手术刀即有电刀、微波刀、超声波刀及激光刀等多种。在治疗心脏预激综合征的手术时,可借助高功能电子计算机定位。有的手术操作也不一定要进行切割来破坏组织,如经各种内镜取出胆道、尿路或胃肠道内的结石或异物;经穿刺导管用气囊扩张冠状动脉,或用激光使闭塞的血管再通等。因此,手术有更广泛的含义,但绝大多数手术仍以医师的手工操作为主。

一、外科手术操作的基本原则

(一)微创原则

微创原则指手术操作过程中对组织轻柔爱护,最大限度地保存组织器官及其功能,促进伤口的愈合。事实上,微创原则贯穿于手术操作的整个过程中,包括:严格无菌操作;对组织轻柔爱护;准确迅速止血,减少失血;仔细解剖避免组织器官不必要的损伤;用细线结扎组织;手术切口尽可能沿体表的皮纹走向;适应局部解剖的生理特点,使切口尽可能少地影响局部的功能和美观等。

1.选择适当的手术切口。手术切口的选择应能充分显露手术野,便于手术操作,在切开时减少组织损伤,尽可能按 Langer 线的分布切开皮肤,以便于切口的愈合,最大限度地恢复功能和外观(皮肤静态时所受最大张力线被称为 Langer 线)。一般地,腹部横切口的愈合并发症要少于直切口,清洁切口愈合好于污染切口。腹部无论何种切口,均应尽量避免切断腹壁胸神经,以免腹肌萎缩。

2.精细分离组织。手术分离分为锐性分离和钝性分离。锐性分离利用切割作用,能将致密的组织切开,切缘整齐,其边缘组织细胞损伤较少。钝性分离时用血管钳、刀柄、手指和剥离子等,通过推离作用,能分开比较疏松的组织。钝性分离往往残留许多失活的组织细胞,损伤较大。解剖分离时尽量在解剖结构间固有的组织间隙或疏松结缔组织层内进行,这样比较容易分离,且对组织损伤较小。

3. 严密保护切口。手术中避免术后切口感染最有效的方法是保护切口,防止污染。除了遵循无菌原则外,打开切口后,用大的盐水纱布保护切口两缘及暴露的皮肤,对避免腹腔内感染病灶污染切口,有一定的帮助。关闭切口前,用等渗生理盐水冲洗掉其中的细菌、脂肪碎片、血凝块等,也是预防感染的重要手段。

4. 迅速彻底止血。术中迅速彻底止血,能减少失血量,保持手术野清晰,还可减少术后出血并发症的发生。不彻底的止血和异物残留是切口感染的重要原因。另外,结扎残端也是一种异物,在可能的情况下,结扎的线越细,结扎的组织越少,由此产生的异物就越少,就越有利于创口的愈合。

5. 分层缝合组织。创口缝合的时候,应按照解剖结构逐层缝合,避免脂肪和肌肉夹在中间,影响愈合。缝合后不能留有无效腔,否则血液或体液积聚在里面,有利于细菌的生长,导致切口的感染。此外,皮肤缝合时两边要对合整齐,打结时应避免过紧,防止造成组织坏死。

6. 不可盲目扩大手术范围。能够用简单手术治愈的疾病,不可采用复杂的手术治疗。能用小手术治好的疾病,不可做大范围的手术。

(二)无瘤原则

无瘤原则是指应用各种措施防止手术操作过程中离散的癌细胞直接种植或播散。不恰当的外科操作可以导致癌细胞的医源性播散。因此,肿瘤手术必须遵循无瘤原则。

1. 侵袭性诊疗操作中的无瘤原则

(1)操作方法:穿刺活检 needle biopsy 即借助穿刺针刺入瘤体抽吸组织细胞进行病理学检查。切取活检 incisional biopsy 是指切除部分肿瘤活检。这种方法有可能导致肿瘤播散,应慎用。切除活检 excisional biopsy 即将肿瘤完整切除后活检。因这种方法不切入肿瘤,可以减少肿瘤的播散,是一般肿瘤活检的首选方式。无论何种操作方法,均应操作轻柔,避免机械挤压。

(2)活检术的分离范围和切除范围:在解剖分离组织时,尽量缩小范围,足以手术分离的平面及间隔,以免癌细胞扩展到根治术切除的范围以外或因手术造成新的间隔促进播散。在切除病变组织时,应尽量完整,皮肤或黏膜肿瘤的活检应包括肿瘤边缘部分的正常组织,乳头状瘤和息肉的活检应包括基底部分。

(3)活检操作时必须严密止血,避免血肿形成,因局部血肿常可造成肿瘤细胞的播散,也造成以后手术的困难。对肢体的癌瘤应在止血带阻断血流的情况下进行活检。

(4)活检术与根治术的衔接:活检术的切口应设计在以后的根治性手术能将其完整切除的范围内,穿刺活检的针道或瘢痕也必须注意要在以后手术时能一并切除。活检术与根治术时间间隔衔接得愈近愈好,最好是在有冰冻切片的条件下进行,因为冰冻切片可在 1h 左右便可以获得诊断,有助于决定是否进一步手术。

2. 手术进行过程中的无瘤原则

(1)不接触的隔离技术 no-touch isolation technique:活检后应更换所有的消毒巾、敷料、手套和器械,然后再进行根治手术。切口充分,便于显露和操作。用纱垫保护切口边缘、创面和正常的脏器。对伴有溃疡的癌瘤,表面应覆以塑料薄膜。手术中术者的手套不直接接触肿瘤。手术中遇到肿瘤破裂,需彻底吸除干净,用纱布垫紧密遮盖或包裹,并更换手套和手术器械。若不慎切入肿瘤,应用电凝烧灼切面,隔离手术野,并扩大切除范围。肠襻切开之前,应先用纱布条结扎肿瘤远、近端肠管。

(2)严格遵守不切割原则和整块切除根治原则,禁止将肿瘤分块切除。切缘应与瘤体边界有一定的距离,正常组织切缘距肿瘤边缘一般不少于3cm。切除肌纤维肉瘤时要求将受累肌群从肌肉起点至肌肉止点处完整切除。

(3)手术操作顺序:

1)探查由远及近:对内脏肿瘤应从远隔部位的器官组织开始,最后探查肿瘤及其转移灶,手术操作应从肿瘤的四周向中央解剖。

2)先结扎肿瘤的出入血管,再分离肿瘤周围组织:手术中的牵拉、挤压或分离等操作都有可能使肿瘤细胞进入血液循环,导致肿瘤细胞的血行播散。因此,显露肿瘤后应尽早结扎肿瘤的出入血管,再进行手术操作,可以减少癌细胞血行播散的机会。

3)先处理远处淋巴结,再处理邻近淋巴结,减少癌细胞因手术挤压沿淋巴管向更远的淋巴结转移。

(4)尽量锐性分离,少用钝性分离:钝性分离清扫彻底性差,且因挤压而易引起肿瘤播散,应避免或少用,尽量使用刀、剪等锐性分离。另外,手术时用电刀切割,不仅可以减少出血,还可以使小血管及淋巴管被封闭,且高频电刀有杀灭癌细胞的功能,因而可以减少血道播散及局部种植。

(5)术中化疗药物等的应用:术中可定时用5-氟尿嘧啶、顺铂等抗癌药物,冲洗创面和手术器械。标本切除后,胸腹腔用蒸馏水冲洗。术毕可用2%氮芥溶液冲洗创面,减少局部复发的机会。

二、手术进行中的无菌原则

虽然无菌设施以及各项消毒灭菌技术为手术提供了一个无菌操作的环境,但是,如果没有一定的规章来保持这种无菌环境,则已经消毒灭菌的物品和手术区仍有可能受到污染,引起伤口感染,因此,在整个手术过程中,应严格遵循以下无菌操作原则:

1.手术人员一经"洗手",手和前臂即不准再接触未经消毒的物品。穿无菌手术衣和戴无菌手套后,背部、腰部以下和肩部以上都应认为是有菌地带,手均不能接触这些部位,手也不能接触手术台以下的床单。

2.不可在手术人员背后传递器械及手术用品,手术人员不要伸手自取,应由器械护士传递。掉落到无菌巾或手术台边以外的器械物品,不准拾回再用。

3.手术过程中,同侧手术人员如需调换位置,应背靠背进行交换。若出汗较多或颜面被血液污染,则应将头偏向一侧,由他人代为擦拭,以免落入手术区内。

4.手术中如手套破损或接触到有菌地方,应更换无菌手套。若前臂或肘部触碰到有菌地方,应更换无菌手术衣或加套无菌袖套。如果无菌布单已被湿透,其无菌隔离作用不再可靠,应加盖干的无菌单。

5.手术开始前要清点器械、敷料,手术结束后,检查胸、腹等体腔,认真核对器械、敷料(尤其是纱布块)无误后,方能关闭切口,以免异物遗留体内,产生严重后果。

6.切口边缘应用大纱布块或手术巾遮盖,并用巾钳或缝线固定,仅显露手术切口。切皮肤用的刀、镊等器械不能再用于体腔内,应更换。做皮肤切口以及缝合皮肤之前,应用消毒液再次涂擦消毒皮肤一次。

7.切开空腔器官之前,要先用纱布垫保护好周围组织,以防止或减少污染。

8.手术如需额外添加器械,应由巡回护士用无菌钳夹送,并记录增加物品种类及数目,以便术后核对。手术人员严禁自行取物。

9.参观手术人员不可太靠近手术人员或站得太高,尽量减少在手术室内走动,有条件的医院可设隔离看台,或现场录像转播。

10.施行连台手术,若手套未破,可由巡回护士将手术衣背部向前反折脱去,手套的腕部随之翻转于手上。脱手套时注意手套外面不能接触皮肤,此时术者无须重新刷手,仅需用消毒剂重新消毒即可,但若前一台手术为污染手术,则需重新刷手。

三、外科手术基本技术

(一)切开

切皮时术者右手执刀,左手拇指和食指分开紧紧固定切口上端(或由助手固定切开上端),使切口两侧的皮肤绷紧,执刀与皮肤垂直,适当用力一刀切开 incision 皮肤全层,避免多次切割,不可使皮肤随刀移动。现在许多医院备有电刀,在切皮时只需用手术刀切开真皮层,皮下组织及筋膜用电刀切开,遇到出血点立即电凝止血,操作方便且缩短了手术时间。注意:电刀不能触及皮肤,以免导致皮肤灼伤。

(二)分离

在手术中欲将病变组织与正常组织分开,常采用分离 decollement 的方法。常用的方法有锐性分离和钝性分离两种,此外还有用电刀激光分离等。

1.锐性分离 sharp decollement。锐性分离常用的器械有刀、剪,主要用于对致密组织,如鞘膜、腱膜或瘢痕组织的分离,对较大的肿瘤组织和粘连较牢固的组织也常用此法。应用锐性分离必要在直视下进行,动作要精细、准确,以免误伤其他组织和器官。用剪刀分离时,可将锐性分离与钝性分离结合起来,先将剪刀闭合伸入欲分离组织中,再将剪刀分开在直视下看准不重要组织,然后用剪刀尖端将组织剪开。

2.钝性分离 blunt decollement。钝性分离常用器械为刀柄、血管钳、剥离子、手指等。钝性分离多用于分离疏松的组织、正常解剖间隙疏松的粘连、良性肿瘤等。钝性分离时,动作应轻柔,不要粗暴。硬性勉强的手指分离易造成组织器官的撕裂和损伤。手指分离可用于在非直视情况下深部组织的分离,借助于手指的"感觉",分离病变周围的组织,动作不宜过大,否则可导致器官严重损伤或大出血。

3.电刀、激光分离。此法优点是分离速度快,止血效果好,手术野显露清楚。缺点是电刀分离易发生意外损伤;激光分离器械体积大,价格贵,需要严格防护措施。

(三)止血

止血 hemostasis 也是手术的关键步骤,止血不完善,无法辨别解剖结构,影响手术操作,术后会形成血肿,引起感染。大量出血会直接威胁患者生命。临床上常用的几种止血方法如下:

1.压迫止血。手术部位渗血时可用纱布直接按压渗血部位以达到止血目的。用热盐水纱布按压可增强止血效果。亦可用可吸收性明胶海绵、止血纱布、止血粉、骨蜡填塞止血。用纱布按压止血,在手术结束时要将纱布取出,切不可遗留。若出血较多,如较大血管破裂出血,亦可用纱布填塞,留一布角于切口外,待出血停止后再次手术取出。例如,有些肝外伤严重出血患者可采用这种方法止血。

2. 止血带止血。用于四肢手术侧,减少术中出血。分为驱血和加压两步进行,首先用驱血带将手术肢体侧的血液经挤压包扎,使血液回流到手术部位的近端,然后加压包扎近端肢体,暂时阻断手术肢体的血供。注意:用止血带的时间不宜过长,否则可导致肢体缺血坏死。

3. 电凝止血。对于较多、较小的出血可用电凝法,即在直视下应用高频电刀电灼出血点。电凝法多用于皮肤切开后的皮下止血。其优点是节省手术时间。

4. 止血剂止血。包括用新的止血剂制成的薄膜、绒片、喷雾胶等制剂覆盖出血点或创面。止血剂止血用于手术中止血。

(四)结扎

结扎 ligation 是手术进行过程中常用的止血方法,不仅可以减少失血,而且还能保持手术视野的清晰。此法的优点是经济,止血可靠。止血应该分层次进行。皮下组织完全切开后即可进行止血,首先用纱布压迫出血点,用血管钳尖端斜着夹住出血点,应尽量少夹住出血点周围的组织,然后用单纯结扎或缝合结扎的方法止血。

结扎的目的是封闭管腔或异常开口,阻止其内容物的继续移动。如出血点的结扎是为了封闭血管断端,阻止出血;疝囊高位结扎是为了封闭疝门,阻止疝内容物疝出;输精管结扎是为了阻止精液的移动。

(五)剪线

手术者打结完毕,提起双线略偏向左侧,助手将剪刀稍微张开,顺线尾滑向结的上缘,稍作倾斜,剪断缝线(图 1-1)。注意:①倾斜的角度最好适中,大约 45°。保留线头的长约 1mm。②张力较大的缝合线和可吸收线打结时,线头可适当留长,保留线头的长度 2～3mm。

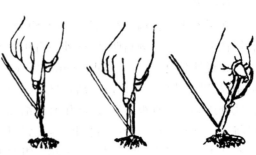

图 1-1 剪线

(六)拆线

拆线仅用于皮肤缝合和感染伤口线头的拆除。但皮肤缝合采用可吸收线连续内翻褥式缝合时,可不用拆线。

(七)缝合

缝合 suturing 的目的是使创缘相对合,消灭无效腔,促进早期愈合。皮肤缝合应避免创缘内翻。缝合方法很多,但基本缝合方法是单纯对合缝合、内翻缝合和外翻缝合,其中每一类又有连续和间断缝合两种形式。近年来,尽管器械吻合(即不用缝线而使用吻合器吻合)达到缝合的组织连接方法日益增多,但是缝合法仍是外科必要的一种基本功。

(八)引流

引流 drainage 是指将人体组织内或体腔内的脓液、积血、渗出液、坏死组织或其他异常增多的液体,通过引流管或引流条导流出体腔或通过引流道重建手术导流到体内另外某个空腔脏器体腔内的技术。将引流液引出体外的引流方式称为外引流;通过改道或分流等术式将引流液引向某个空腔脏器体腔内的引流方式称为内引流。外科引流按作用原理不同分为被动引流和主动引流,按引流目的不同分为治疗性引流和预防性引流。

外引流的目的:防止血液、脓液、渗出液、消化道或泌尿道漏出的液体在组织或体腔积聚,去除细菌的培养基,防止感染的发生或扩散;解除局部的压力,避免积液对邻近器官的压迫和组织损害;阻止伤口皮肤的过早闭合,延长引流时间,有利于脓腔或积液腔的缩小,有利于自其基底部开始的肉芽组织生长和伤口良好愈合。

四、伤口处理

不同伤口有不同的处理方法。伤口的种类有:①清洁伤口,指未受细菌沾染的伤口,多为无菌手术切口,经过正确缝合处理,都可达到一期愈合。应注意保护伤口防止污染,一般在术后5～7d拆线。②污染伤口,指沾有细菌,但尚未发生感染的伤口,可清创缝合。③感染伤口,由于组织损伤,细菌侵入并繁殖,引起急性炎症、坏死或化脓的伤口。对这种伤口,应迅速控制感染、换药,促使伤口肉芽组织健康生长,争取尽快二期愈合,或为延期缝合、植皮创造条件。

(一)清创

清创是污染伤口的处理方法,目的是使污染伤口转变成清洁伤口,争取一期愈合。一般软组织损伤的清创步骤为:①清洗伤口。适当麻醉后(一般用局部麻醉)清洗伤口周围皮肤,除去毛发,用软毛刷蘸肥皂水刷洗皮肤,再以大量无菌生理盐水冲洗伤口。②清理伤口。用碘酒、酒精或新洁尔灭消毒伤口周围皮肤后,铺无菌巾,仔细探查伤口,取出异物,切除坏死组织,修整创缘。③缝合伤口。一般新鲜伤口,污染轻,受伤12h内处理的,多可即时按层缝合,此即一期缝合;损伤时间长,污染严重者,可只缝合深层,或暂填凡士林纱布或盐水纱布,3～5d后,分泌物减少,伤口部色泽较好时再缝合,此即延期缝合。污染伤口经清创后,处理与一般缝合伤口相同,但需要密切观察,若有感染应及时处理。

(二)换药

换药也称更换敷料,多用于感染伤口,目的是观察伤口,清除异物,引流脓液,控制感染,促进伤口愈合。换药要遵守外科无菌操作规则,全部用消毒器械与敷料,防止交叉感染。换药间隔时间要依伤口的具体情况而定。缝合清洁伤口一般在术后3d或拆线时检查;浅层感染轻的伤口,可2～3d更换敷料一次;脓液较多的伤口,要每日更换一次,湿透敷料时可随时更换。一般伤口可用等渗盐水纱布敷盖;分泌物减少,肉芽组织健康后,可用凡士林纱布敷盖;肉芽组织高出创面影响愈合,可剪去;肉芽组织水肿的,可用3％～5％高渗盐水或50％硫酸镁溶液湿敷。伤口局部一般不用抗生素,某些细菌感染可侵蚀伤口组织,可应用抗菌药物,如绿脓杆菌感染可用0.1％苯氧乙醇或磺胺嘧啶银等。

五、术后处理

从手术完毕到患者基本上恢复健康的这一段时间,称为手术后期。手术后处理的目的,是采取各种必要的措施,减轻患者的痛苦,预防和及时处理术后并发症,使患者顺利恢复健康。一般中型手术需 7~14d。

(一)一般反应及处理

最常见的反应有疼痛、发热、恶心、呕吐、呃逆等。①疼痛。麻醉作用消失后,患者开始感觉切口疼痛,24h 内最剧烈,2~3d 后明显减轻,故中、大型手术后 24h 内,可常规肌内注射哌替啶 50mg 或吗啡 10mg,应安静休息,避免用力活动,以减轻疼痛。②发热。术后开始阶段为组织分解期,特点为轻度发热、不思饮食,一般在 38℃以下,3~5d 恢复正常。若发热持续一周以上或不断升高,应考虑并发感染。③恶心、呕吐。常见病因是麻醉反应,待麻醉药物作用消失后即可缓解。若无其他原因,不作特殊处理,但要防止误吸。若伴有严重腹胀,则可应用持续性胃肠减压。④呃逆。术后呃逆可能是神经中枢或膈肌直接受刺激所引起,可采用压迫眶上神经、短时间吸入二氧化碳、胃肠减压、给予镇静药物或针刺等。

(二)营养

非腹部手术,全身反应小的,术后即可逐渐恢复饮食;大手术,反应较明显者,需待 1~2d 方可进食。腹部手术尤其是胃肠道手术后,一般需禁食 2~3d,待胃肠道功能恢复后,开始逐渐从少量流食开始,到 6~8d 恢复普通饮食。禁食及进少量饮食期间,均需从静脉供给水、电解质和营养。

(三)护理——关注并处理手术患者的心理问题

手术对于患者是一种严重的心理应激,它通过心理上的疑惧和生理上的创伤直接影响患者的正常心理活动,并由此对手术后的康复产生影响,甚至决定手术的成败。

术前情绪状态与手术后适应相关。术前畏惧水平中等者,其术后适应较好,因为中等畏惧反映了对现实情境的平衡,而且要有一定的分辨能力。术前不表现畏惧者,因为缺乏应对的思想准备,反而表现适应不良。

手术患者在入院前、入院时、手术时及手术后都可体验到高水平的焦虑,并不仅限于手术前不久的一段时间。

复习思考题

一、名词解释

1.局部解剖手术学　2.无菌术　3.无瘤原则　4.灭菌术

二、问答题

1.简述局部手术学的概念及其意义。

2.试述局部解剖及外科手术的基本操作技术。

3.外科手术的基本原则有哪些?

4.试述无菌术的概念及手术进行中的无菌原则。

第二章　头　　部

【教学目的与要求 】

1.掌握脑膜中动脉、面神经、腮腺管和面动脉的体表投影。

2.掌握颞区软组织的层次和结构特点,颞浅动脉的行径和临床意义。

3.掌握海绵窦的位置、构成、交通关系及穿经的结构。

4.掌握面神经和三叉神经在面部的行径和分布及面动脉、面静脉的行程、特点和临床意义。

5.掌握腮腺的位置、毗邻,腮腺鞘的结构特点和临床意义。

6.了解鞍区的主要结构、颅内、外静脉的交通及颞下窝的位置和内容。

【教学重点与难点】

1.脑膜中动脉、面神经、腮腺管和面动脉的体表投影。

2.海绵窦的位置、构成、交通关系及穿经的结构。

3.面神经和三叉神经在面部的行径和分布,面动脉、面静脉的行程、特点和临床意义。

第一节　概　　述

头部由后上方的颅部与前下方的面部组成。颅部容纳脑及其被膜;面部有视器、口、鼻等器官。头部的血液供应来自颈内、外动脉和椎动脉,经颈内、外静脉回流至心脏,淋巴直接或最后流经颈深淋巴结,神经主要是脑神经。

一、境界与分区

头面部以下颌骨下缘、下颌角、乳突尖端、上项线和枕外隆凸的连线为界与颈部区分;又以眶上缘、颧弓上缘、外耳门上缘至乳突的连线为界分为后上方的颅部和前下方的面部。颅的内腔为颅腔,容纳脑及其被膜。面部有视器、位听器、口、鼻等器官。面部可划分为眶区、鼻区、口区和面侧区,后者又分为颊区、腮腺咬肌区和面侧深区等几个区域。

二、重要体表标志和体表投影

(一)体表标志

1.眉弓 superciliary arch 位于眶上缘上方的弓状隆起,眉弓平对大脑额叶的下缘,其内侧份的深面有额窦(图 2-1)。

2.眶上切迹 supra-orbital notch 位于眶上缘的内、中 1/3 交界处,眶上血管和神经由此通过。

3.眶下孔 infra-orbital foramen 位于眶下缘中点的下方约 1cm 处,眶下血管及神经由此穿出(图 2-2)。

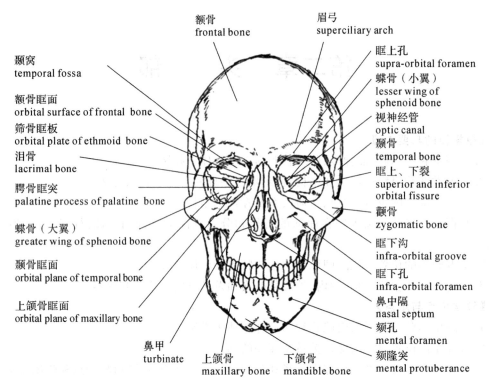

图 2-1　颅骨的前面观

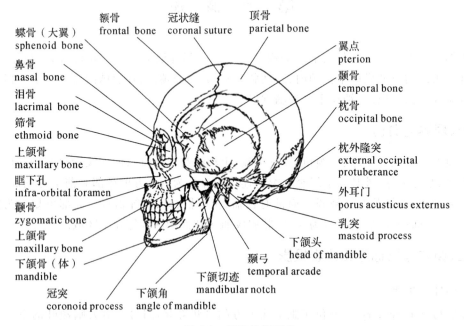

图 2-2　颅骨的侧面观

4. 颏孔 mental foramen 位于下颌第二前磨牙根下方,下颌体上、下缘连线的中点,距正中线约 2.5cm 处。有颏血管和神经通过,为颏神经麻醉的穿刺部位(图 2-1)。

5.翼点 pterion 位于颧弓中点上方约二横指处,额、顶、颞、蝶四骨在此相接,多呈"H"形。翼点是颅骨的薄弱部分,内面有脑膜中动脉前支通过,此处受暴力打击时,易发生骨折,并常伴有上述动脉的撕裂出血,形成硬膜外血肿(图 2-2)。

6.颧弓 zygomatic arch 下缘与下颌切迹间的半月形中点,为咬肌神经封闭及上、下颌神经阻滞麻醉的进针点(图 2-2)。

7.乳突 mastoid process 位于耳垂后方,其根部的前内方有茎乳孔,面神经由此孔出颅。在乳突后部的内面有乙状窦沟,容纳乙状窦。行乳突根治术时,应注意勿伤及面神经和乙状窦(图 2-2)。

8.枕外隆凸 external occipital protuberance 与枕骨内面的窦汇相对应。施行颅后窝开颅术时,若沿枕外隆凸做正中切口,应注意勿伤及导血管和窦汇,以免导致大出血(图 2-2)。

(二)体表投影

为了判定脑膜中动脉和大脑半球背外侧面主要沟回的体表投影,通常先确定以下六条标志线:①下水平线:经眶下缘与外耳门上缘;②上水平线:经眶上缘与下水平线平行的直线;③矢状线:从鼻根经颅顶中点至枕外隆突所作的连线;④前垂直线:经颧弓中点与水平线垂直的垂线;⑤中垂直线:经髁突中点的垂线;⑥后垂直线:经乳突基部后缘的垂线(图 2-3)。

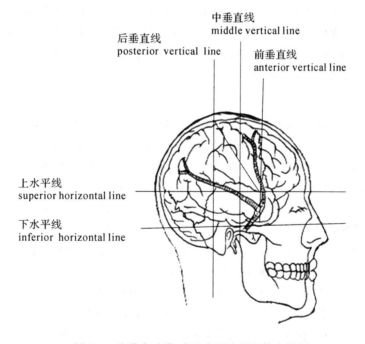

图 2-3 脑膜中动脉、大脑主要沟回的体表投影

1.脑膜中动脉的投影本干经过前垂直线与下水平线交点;前支通过前垂直线与上水平线的交点;后支则经过后垂直线与上水平线的交点。

2.中央沟的投影在前垂直线和上水平线的交点与后垂直线和矢状线交点的连线上,相当于中、后垂直线之间的一段。

3.中央前、后回的投影分别位于中央沟体表投影线的前后各 1.5cm 处的范围内。

4.外侧沟的投影相当于平分中央沟投影线与上水平线夹角的等分线处。

5.大脑下缘的投影为鼻根中点上方 1.25cm 处向外,沿眶上缘向后,经颧弓上缘、外耳门上缘至枕外隆突的连线。

第二节　面　部

面部可划分为眶区、鼻区、口区和面侧区,面侧区又分为颊区、腮腺咬肌区和面侧深区。

一、面部浅层结构

(一)皮肤与浅筋膜

面部皮肤薄而柔软,富有弹性,有较多的皮脂腺、汗腺和毛囊,是皮脂腺囊肿和疖肿的好发部位。睑部皮肤最薄,皮下浅筋膜组织疏松,一般不含脂肪,易出现水肿。浅筋膜由疏松结缔组织构成并含有脂肪组织,可以分为三层:浅层为疏松的纤维层,以眼睑部最为疏松,容易出现水肿;中层为含有大量脂肪组织的脂肪层,其中颊部脂肪聚成团块,称为颊脂体;深层含有面肌。手术时应将皮肤、面肌分层缝合,以免瘢痕过大。浅筋膜内有表情肌神经、血管和腮腺管穿行。面部皮肤血液供应丰富,创伤时出血较多,但创口容易愈合,抗感染能力较强。皮肤有与深部面肌走向基本一致的皮纹,如口裂、眼裂周围的皮纹呈环状,耳郭周围的皮纹呈放射状,并随着年龄增长皮纹逐渐明显。面部手术切口应尽可能与皮纹走向一致,这样可以减少愈合后的瘢痕,不至于影响美观。

(二)面肌

面肌又称表情肌,属于皮肌(图 2-4),主要围绕在眼裂、口裂和鼻孔的周围,起于骨或筋膜,止于面部皮肤。面肌可分为环形肌和辐射状肌两种,有开大或闭合上述孔裂的作用,同时牵动面部皮肤表达喜怒哀乐等各种表情。面肌由颅顶肌 epicranius、眼轮匝肌 orbicularis oculi、笑肌 musculus risorius、颧肌 zygomaticus、口周围肌、颈阔肌 platysma 和鼻肌组成,均由面神经支配,当面神经受损时可引起面瘫。颅顶肌宽而薄,由前方的额腹、后方的枕腹和中间的帽状腱膜构成,可以提眉并使额部皮肤出现皱纹。眼轮匝肌位于眼裂周围,呈扁椭圆形,分为眶部、睑部和泪囊部,可使眼裂闭合,扩张泪囊,有利于泪液的引流。笑肌是自腮腺咬肌筋膜经咬肌浅面至口角的皮肤,薄而窄。颧肌是自颧骨的前方经咬肌和颊肌浅面斜向下前至口角的皮肤。口周围肌包括辐射状的颊肌 buccinator 和环形的口轮匝肌 orbicularis oris,颊肌可向外拉口角,使唇、颊紧贴牙齿,帮助咀嚼和吸吮,与口轮匝肌共同作用可吹口哨;口轮匝肌收缩时关闭口裂。鼻肌不发达,为几块扁薄小肌,分布于鼻孔周围,有开大或缩小鼻孔的作用。

(三)血管、淋巴及神经

1.分布于面部浅层的主要为面动脉和面静脉(图 2-5)。

(1)面动脉 facial artery:起自颈外动脉,进入下颌下三角,在咬肌止点前缘处迂曲行向内上,经口角和鼻翼外侧至内眦,改称内眦动脉 angular artery。在下颌骨下缘与咬肌前缘相交处可以触及面动脉的搏动。当面浅部出血时,压迫此处可止血。面动脉的分支有颏下动脉 submental artery、下唇动脉 inferior labial artery、上唇动脉 superior labial artery 和鼻外侧动脉 lateral nasal artery 等。

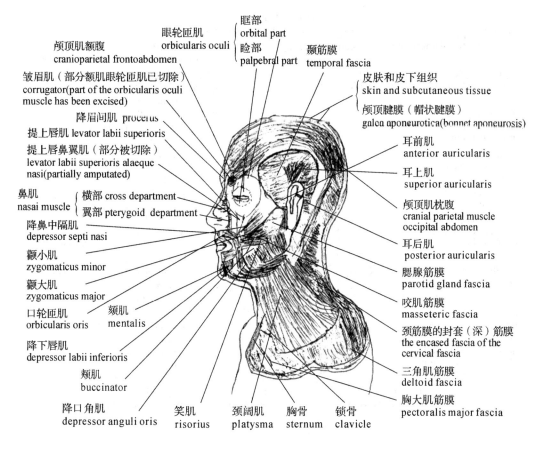

颅顶肌额腹
cranioparietal frontoabdomen

眼轮匝肌
orbicularis oculi

眶部
orbital part

睑部
palpebral part

颞筋膜
temporal fascia

皱眉肌（部分额肌眼轮匝肌已切除）
corrugator(part of the orbicularis oculi
muscle has been excised)

皮肤和皮下组织
skin and subcutaneous tissue

颅顶腱膜（帽状腱膜）
galea aponeurotica(bonnet aponeurosis)

降眉间肌　procerus
提上唇肌 levator labii superioris
提上唇鼻翼肌（部分被切除）
levator labii superioris alaeque
nasi(partially amputated)

耳前肌
anterior auricularis

耳上肌
superior auricularis

鼻肌
nasai muscle

横部 cross department
翼部 pterygoid department

颅顶肌枕腹
cranial parietal muscle
occipital abdomen

降鼻中隔肌
depressor septi nasi

耳后肌
posterior auricularis

颧小肌
zygomaticus minor

腮腺筋膜
parotid gland fascia

颧大肌
zygomaticus major

咬肌筋膜
masseteric fascia

口轮匝肌
orbicularis oris

颏肌
mentalis

颈筋膜的封套（深）筋膜
the encased fascia of the
cervical fascia

降下唇肌
depressor labii inferioris

三角肌筋膜
deltoid fascia

颊肌
buccinator

胸大肌筋膜
pectoralis major fascia

降口角肌
depressor anguli oris

笑肌
risorius

颈阔肌
platysma

胸骨
sternum

锁骨
clavicle

图 2-4　面部浅层结构

（2）面静脉 facial vein：始于内眦静脉 angular vein，伴行于面动脉的后方，至下颌角下方与下颌后静脉的前支汇合，穿颈深筋膜浅层，注入颈内静脉。面静脉经眼静脉与海绵窦交通，也可通过面深静脉和翼静脉丛等与海绵窦交通，尤其是口裂以上两侧口角至鼻根三角形区域的一段面静脉通常无瓣膜，面肌的收缩或挤压可促使血液逆流进入颅内，面部感染后向颅内扩散的可能性更大，故临床上将两侧口角至鼻根连线所形成的三角形区域称为"危险三角 danger triangle"。

2. 淋巴。面部浅层的淋巴管非常丰富，吻合成网。这些淋巴管通常注入下颌下淋巴结 submandibular lymph node 和颏下淋巴结 submental lymph node。

3. 神经。面部的感觉神经来自三叉神经（图 2-6、图 2-7），支配面肌运动的是面神经的分支（图 2-8、图 2-9、图 2-10）。

（1）三叉神经 trigeminal nerve：为混合神经，发出眼神经 ophthalmic nerve、上颌神经 maxillary nerve 和下颌神经 mandibular nerve 三大分支，其感觉支除分布于面深部外，终末支穿面颅各孔，分布于相应区域的皮肤。

1）眶上神经 supraorbital nerve 为眼神经的分支，由眶上切迹或孔穿出至皮下，分布于额部皮肤。

2）眶下神经 infraorbital nerve 为上颌神经的分支，穿出眶下孔，分布于下睑、鼻背外侧及上唇的皮肤和黏膜。

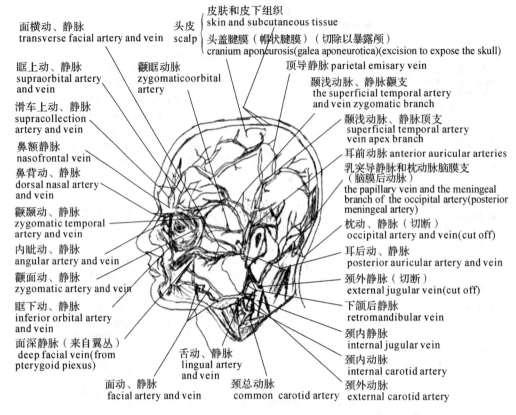

面横动、静脉 头皮 皮肤和皮下组织
transverse facial artery and vein scalp skin and subcutaneous tissue
头盖腱膜（帽状腱膜）（切除以暴露颅）
cranium aponeurosis(galea aponeurotica)(excision to expose the skull)

眶上动、静脉 颧眶动脉 顶导静脉 parietal emisary vein
supraorbital artery zygomaticoorbital
and vein artery 颞浅动脉、静脉颧支
the superficial temporal artery
and vein zygomatic branch

滑车上动、静脉 颞浅动脉、静脉顶支
supracollection superficial temporal artery
artery and vein vein apex branch

鼻额静脉 耳前动脉 anterior auricular arteries
nasofrontal vein
乳突导静脉和枕动脉脑膜支
鼻背动、静脉 （脑膜后动脉）
dorsal nasal artery the papillary vein and the meningeal
and vein branch of the occipital artery(posterior
meningeal artery)
颧颞动、静脉
zygomatic temporal 枕动、静脉（切断）
artery and vein occipital artery and vein(cut off)

内眦动、静脉 耳后动、静脉
angular artery and vein posterior auricular artery and vein

颧面动、静脉 颈外静脉（切断）
zygomatic artery and vein external jugular vein(cut off)

眶下动、静脉 下颌后静脉
inferior orbital artery retromandibular vein
and vein
颈内静脉
面深静脉（来自翼丛） internal jugular vein
deep facial vein(from
pterygoid piexus) 颈内动脉
internal carotid artery
舌动、静脉
面动、静脉 lingual artery 颈总动脉 颈外动脉
facial artery and vein and vein common carotid artery external carotid artery

图 2-5　面部浅层动、静脉

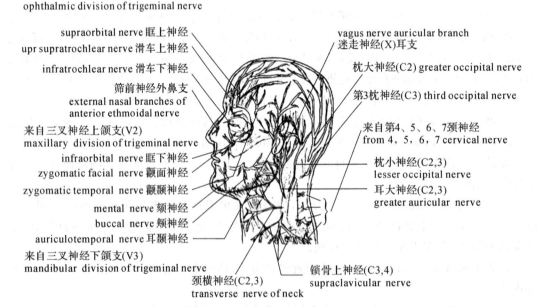

来自三叉神经眼支(V1)
ophthalmic division of trigeminal nerve

supraorbital nerve 眶上神经 vagus nerve auricular branch
upr supratrochlear nerve 滑车上神经 迷走神经(X)耳支

infratrochlear nerve 滑车下神经 枕大神经(C2) greater occipital nerve

筛前神经外鼻支 第3枕神经(C3) third occipital nerve
external nasal branches of
anterior ethmoidal nerve
来自第4、5、6、7颈神经
来自三叉神经上颌支(V2) from 4, 5, 6, 7 cervical nerve
maxillary division of trigeminal nerve
枕小神经(C2,3)
infraorbital nerve 眶下神经 lesser occipital nerve
zygomatic facial nerve 颧面神经
zygomatic temporal nerve 颧颞神经 耳大神经(C2,3)
greater auricular nerve
mental nerve 颏神经
buccal nerve 颊神经
auriculotemporal nerve 耳颞神经
来自三叉神经下颌支(V3) 锁骨上神经(C3,4)
mandibular division of trigeminal nerve supraclavicular nerve
颈横神经(C2,3)
transverse nerve of neck

图 2-6　三叉神经在头面部的分布

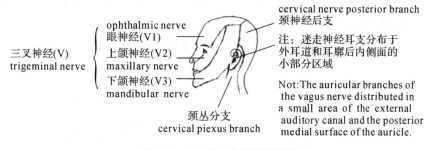

图 2-7　三叉神经在头面部的分布

3）颏神经 mental nerve 为下颌神经的分支，出颏孔，分布于颏部、下唇的皮肤和黏膜。

三叉神经 3 个主要分支在面部的分布以眼裂和口裂为界，眼裂以上为眼神经的分支分布，口裂以下为下颌神经的分支分布，两者之间为上颌神经的分支分布。

（2）面神经 facial nerve：由茎乳孔出颅，向前穿入腮腺，先分为上、下两干，再各分为数支并相互交织成丛，最后呈扇形分为五组分支，支配面肌（图 2-8）。

1）颞支 temporal branches：多为 2 支，经下颌骨髁突浅面或前缘，距耳屏前 1～1.5cm 处出腮腺上缘，越过颧弓后段浅面，行向前上方，分布于枕额肌额腹、眼轮匝肌的上份及耳部肌。

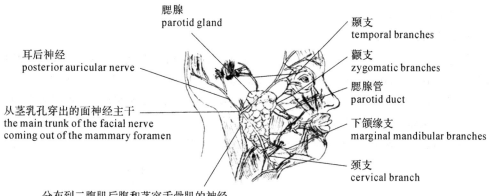

图 2-8　腮腺及穿经腮腺的结构

2）颧支 zygomatic branches：多为 2～3 支，经腮腺上前缘穿出，上部分支较细，行向前上方，经耳轮脚与外眦连线的中 1/3 段，越颧骨表面至上、下睑眼轮匝肌；后部分支较粗，沿颧弓下方向前至颧肌和上唇方肌。

3）颊支 buccal branches：出腮腺前缘，支配颊肌和口裂周围诸肌。

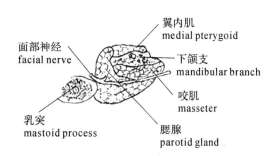

图 2-9　穿经腮腺的结构（水平断面）

4)下颌缘支 marginal mandibular branch:从腮腺下端穿出后,行于颈阔肌深面,越过面动、静脉的浅面,沿下颌骨下缘前行,支配下唇诸肌。

5)颈支 cervical branch:由腮腺下端穿出,在下颌角附近至颈部,行于颈阔肌深面,并支配该肌。

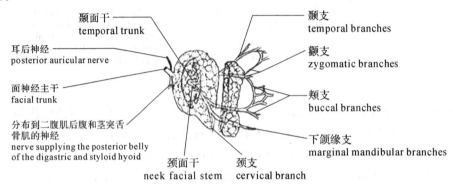

图 2-10　面神经在腮腺内外的分支分布

二、面侧区

面侧区为位于颧弓、鼻唇沟、下颌骨下缘与胸锁乳突肌上份前缘之间的区域,包括颊区、腮腺咬肌区和面侧深区。

(一)腮腺咬肌区(图 2-11)

1.腮腺咬肌筋膜为颈深筋膜浅层向上的延续,在腮腺后缘分为深、浅两层,包绕腮腺形成腮腺鞘 parotid gland sheath。两层在腮腺前缘处融合,覆盖于咬肌表面,称为咬肌筋膜。腮腺鞘有以下特点:①腮腺鞘与腮腺结合紧密,并发出间隔,深入腺实质内,将腮腺分隔成许多小叶。腮腺化脓时形成脓腔,切开排脓应注意引流每一个脓腔。②腮腺鞘的浅层特别致密,深层薄弱且不完整,腮腺化脓时,脓肿易穿过深层形成咽旁脓肿。

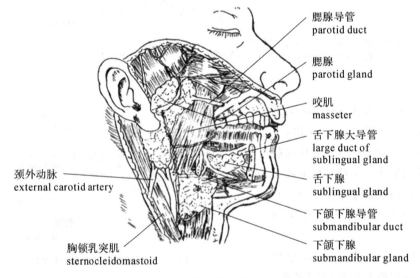

图 2-11　腮腺咬肌区

2.腮腺。

(1)腮腺 parotid gland 的位置和形态:腮腺位于外耳道前下方,上缘邻近颧弓、外耳道和颞下颌关节,下平下颌角,前邻咬肌、下颌支和翼内肌的后缘,后缘邻乳突前缘及胸锁乳突肌前缘。腮腺呈楔形,可分为深、浅两部:浅部向前延伸,覆盖于咬肌后份的浅面;深部位于下颌窝内及下颌支的深面,向内深至咽侧壁。

(2)腮腺管 parotid duct:长5～7cm,由腮腺浅部的前缘发出,在颧弓下约1.5cm处向前横行越过咬肌表面,至咬肌前缘急转向内侧,穿颊肌,开口于与上颌第二磨牙相对处的颊黏膜上的腮腺乳头,临床上可经此乳头插管,进行腮腺管造影。腮腺管的体表投影相当于自鼻翼与口角间的中点至耳屏间切迹连线的中1/3段。

3.腮腺淋巴结位于腮腺表面和腺实质内,均注入颈外侧淋巴结。

4.穿经腮腺的结构。腮腺内有血管和神经穿行,纵行的有颈外动脉、下颌后静脉、颞浅动静脉及耳颞神经;横行的有上颌动、静脉,面横动、静脉及面神经的分支,由浅入深依次为面神经分支、下颌后静脉、颈外动脉及耳颞神经(图 2-12、图 2-13、图 2-14)。

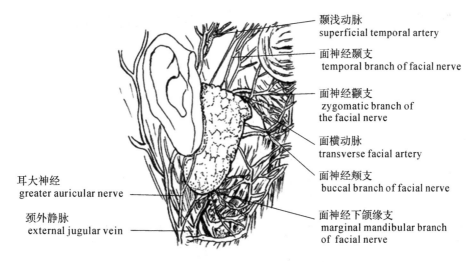

图 2-12 腮腺及穿经腮腺的结构

(1)面神经 facial nerve:在颅外的行程中,面神经因穿经腮腺而分为三段(图 2-15)。

第一段是面神经主干从茎乳孔穿出至进入腮腺以前的一段,故显露面神经主干可在此处进行。

第二段为腮腺内段,面神经主干于腮腺后内侧面进入腮腺,在腮腺内通常分为上下两干,再发出分支,彼此交织成丛,最后形成颞支 temporal branch(支配眼轮匝肌、额肌和耳郭肌等)、颧支 zygomatic branch(支配颧肌和眼轮匝肌)、颊支 buccal branch(支配颊肌、颧肌和口周围肌)、下颌缘支 marginal mandibular branch(支配下唇诸肌)和颈支 cervical branch(支配颈阔肌)5 组分支。

第三段为穿出腮腺以后的部分。面神经的 5 组分支,分别由腮腺浅部的上缘、前缘和下端穿出,呈扇形分布至各相应区域,支配面肌。

(2)下颌后静脉 retromandibular vein:颞浅静脉和上颌静脉汇合形成下颌后静脉,分为前、后两支,前支与面静脉汇合,注入颈内静脉;后支与耳后静脉合成颈外静脉。

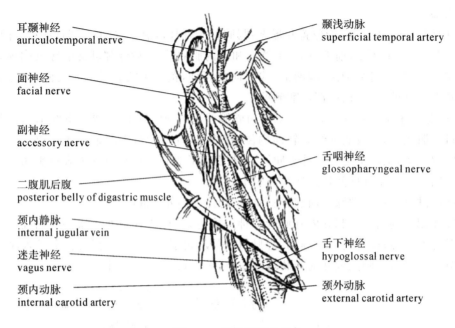

图 2-13　腮腺深面的结构

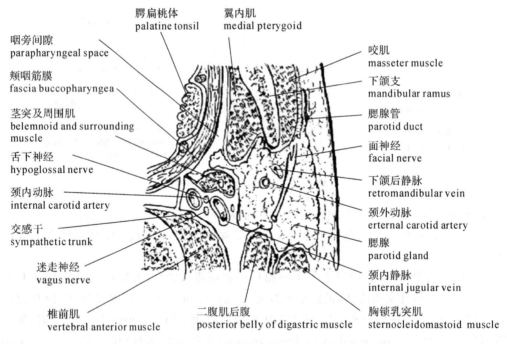

图 2-14　腮腺及面侧区的水平断面

（3）颈外动脉 external carotid artery：由颈部上行经二腹肌后腹和茎突舌骨肌深面，入下颌后窝由深面入腮腺，在下颌颈平面分为两个终支：上颌动脉行经下颌颈内侧入颞下窝；颞浅动脉在腮腺深面发出面横动脉，然后越颧弓至颞区。

（4）耳颞神经 auriculotemporal nerve：穿入腮腺鞘，在腮腺深面至颞区。

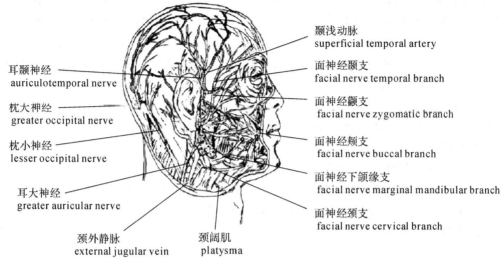

图 2-15　面部浅层结构

5.腮腺的毗邻。腮腺借腮腺鞘与下列结构相毗邻:其上缘邻外耳道和颞下颌关节后面;外面与位于浅筋膜内的耳大神经末梢和腮腺浅淋巴结相邻;前内面邻接咬肌、下颌支及翼内肌后部;后内面与乳突、胸锁乳突肌、二腹肌后腹、茎突及茎突诸肌、颈内动脉、颈内静脉和第Ⅸ～Ⅻ对脑神经毗邻。腮腺深面的颈内动脉、静脉和后 4 对脑神经共同形成"腮腺床"。

6.咬肌 masseter muscle 起自颧弓下缘及其深面,止于下颌支外侧面和咬肌粗隆。该肌的后上部为腮腺所覆盖,表面覆以咬肌筋膜,浅面有面横动脉、腮腺管、面神经的颊支和下颌缘支横过。

7.颞下颌关节 temporomandibular joint 又称下颌关节,是由下颌骨的下颌头与颞骨的下颌窝及关节结节构成的联合关节。

(二)面侧深区

此区位于颅底下方,口腔及咽的外侧,其上部为颞窝。面侧深区为一有顶、底和四壁的腔隙,内有翼内、外肌及出入颅底的血管、神经通过。

1.翼内、外肌。翼内肌 medial pterygoid muscle 起自翼窝,止于下颌支内侧面的翼肌粗隆。翼外肌 lateral pterygoid muscle 有两头,上头起自蝶骨大翼的颞下面,下头起自翼突外侧板的外面,止于下颌颈前面的翼肌凹。

2.翼静脉丛 pterygoid plexus 收纳与上颌动脉分支伴行的静脉,最后汇合成上颌静脉,回流到下颌后静脉。翼丛通过面深静脉与面静脉相通,并经卵圆孔网及破裂孔导血管与海绵窦相通,故口、鼻、咽等部的感染,可沿上述途径蔓延至颅内。

3.上颌动脉 maxillary artery 平下颌颈高度起自颈外动脉,经下颌颈的深面入颞下窝,行经翼外肌的浅面或深面,经翼外肌两头间入翼腭窝。以翼外肌为标志可分为三段(图 2-16)。

第一段又称下颌段,自起点至翼外肌下缘。主要分支有:①下牙槽动脉 inferior alveolar artery,紧贴下颌支内面,于下牙槽神经后方下行,经下颌孔进入下颌管。在进入下颌孔前分出下颌舌骨肌动脉,伴同名神经在下颌骨深面行向前下,至下颌舌骨肌。下牙槽动脉进入下颌孔后,经下颌管分出切牙支、牙动脉、牙槽支或穿支,供应下颌牙和下颌骨。经颏孔穿出至颏部形成颏动脉,供应颏部及下唇,并与颏下动脉及下唇动脉相吻合。②脑膜中动脉 middle meningeal artery,是硬脑膜的主要动脉,发出后上行经耳颞神经两根之间,穿棘孔入颅中窝,在颞骨内面分为额、顶两支。额支较粗,先向前外,继转向后外上行,至翼点附近行于骨管中。翼点处骨质薄弱,若骨折,常扯裂血管,引起颅内出血。此动脉的两支最后分支至额、顶、枕区的硬脑膜。

第二段又称翼肌段,位于翼外肌的浅面或深面,分支至翼内、外肌、咬肌和颞肌,另发出颊动脉与颊神经伴行,分布于颊肌及颊黏膜。

第三段又称翼腭窝段,位于翼腭窝内,主要分支有:①上牙槽后动脉 posterior superior alveolar artery,穿过上颌骨壁,分布于后 5 个上颌牙和上颌窦等。②眶下动脉 inferior orbital artery,是上颌动脉主干的延续段,由眶下裂入眶,经眶下沟、眶下管、眶下孔至面部,它在管内发出上牙槽动脉分布于前三个上颌牙和上颌窦等处。

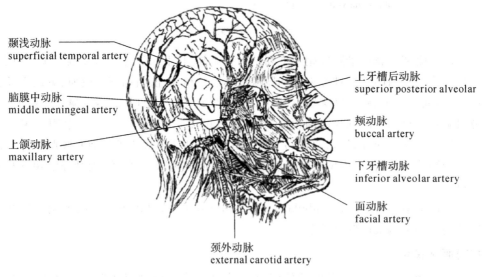

图 2-16 上颌动脉的行程及其分支

4. 下颌神经 mandibular nerve(图 2-17、图 2-18)。下颌神经是混合性神经,其由特殊内脏运动纤维和一般躯体感觉纤维组成,穿卵圆孔出颅,发出耳颞神经、颊神经、舌神经、下牙槽神经及咀嚼肌神经,其运动纤维支配咀嚼肌等;感觉纤维管理颞部、口裂以下的皮肤、舌前 2/3 黏膜及下颌牙和牙龈的一般感觉。下颌神经的四个感觉支如下:

(1)颊神经 buccal nerve:颊神经为感觉性神经,自翼外肌穿出,沿颊肌外面前行,并贯穿此肌分布于颊部的皮肤、颊黏膜。

(2)耳颞神经 auriculotemporal nerve:耳颞神经为感觉性神经,有 2 根,中夹硬脑膜中动脉,向后合成一干,绕下颌颈的内后方,在腮腺实质内上行,分布于外耳道、耳郭及颞区的皮肤,并发出小支至腮腺。此神经如受损害,则其支配区的感觉发生障碍。

(3)舌神经 lingual nerve:舌神经属于感觉神经,在下牙槽神经的前方,向下呈弓状沿舌骨舌肌的外面至舌尖,分布于舌前 2/3 的黏膜,接受黏膜的一般感觉;来自鼓索的味觉纤维也经此神经至菌状乳头,接受舌前 2/3 的味觉。

（4）下牙槽神经 inferior alveolar nerve：下牙槽神经系下颌神经的最大分支。下牙槽神经沿翼外肌内侧面下行，于舌神经后方约 1cm 处，经下颌孔入下颌管，在管内发出多根小支，至下颌的牙齿和牙龈；终支出颏孔，称颏神经，分布于颏部和下唇的皮肤。下牙槽神经在入下颌孔以前分出下颌舌骨神经，至下颌舌骨肌的下面，支配下颌舌骨肌和二腹肌前腹，为运动支。在进行下颌手术时，可在下颌孔及颏孔处麻醉此神经。

（5）咀嚼肌神经 masseteric nerve：发自前干的多根小支，支配所有咀嚼肌。

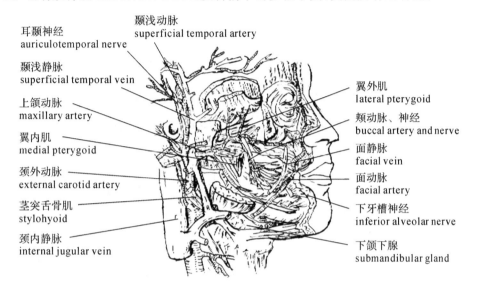

图 2-17 面侧深区的血管和神经（浅部）

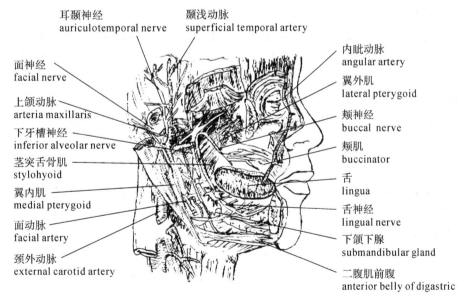

图 2-18 面侧深区的血管和神经（深部）

三、面部的间隙

颌面部上、下颌骨与周围肌肉之间，肌肉与肌肉之间，肌肉与器官之间存在着一些潜在间隙，在正常情况下，这些间隙中充填着疏松结缔组织，有的间隙还有神经、血管穿行，从而使相邻的间隙彼此通连（图 2-19）。当炎症感染时，可循此途径蔓延，脓液也可溃破筋膜，扩散到邻近的间隙。

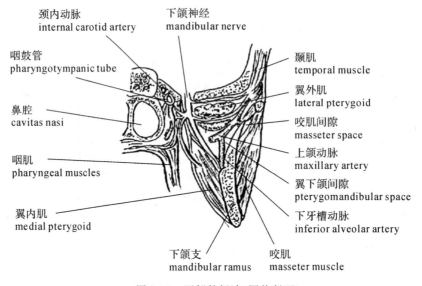

图 2-19　面部的间隙（冠状断面）

（一）咬肌间隙

咬肌间隙 masseter space 为位于咬肌与下颌支之间的狭隙，前界为咬肌前缘与颊肌，后界为下颌支后缘及腮腺组织，上达颧弓下缘，下抵下颌骨下缘，内侧界为下颌支的外面，外侧界为咬肌及腮腺的深面。此间隙的前方紧邻下牙槽的第三磨牙，在患智齿冠周炎、牙槽脓肿、下颌骨骨髓炎时，可扩散至此间隙。

此间隙的感染向前可扩至颊间隙，向下绕过下颌切迹可扩散至翼颌间隙和颞下窝，经颧弓深侧可至颞窝，向下可扩散至颌下间隙，甚至向后下可扩散至腮腺，导致腮腺脓肿。

（二）翼下颌间隙

翼下颌间隙 pterygomandibular space 位于翼内肌与下颌支之间，与咬肌间隙仅隔以下颌支，两间隙经下颌切迹相通。前邻颊肌，后为腮腺。间隙内有舌神经，下牙槽神经，下牙槽动、静脉穿行，下牙槽神经阻滞术即将局麻药物注入此间隙内。牙源性感染常累及此间隙。翼下颌间隙感染可向上扩散至颞下窝和翼腭窝，向内沿翼内肌后缘可扩散至咽旁间隙，向下可扩散至下颌后窝，有时可沿血管神经束向上经卵圆孔蔓延到颅腔。

（三）舌下间隙

舌下间隙 sublingual space 位于下颌体的内侧，呈马蹄铁形，上界为口底黏膜，下界为下颌舌骨肌及舌骨舌肌，前外侧为下颌舌骨线以上的下颌骨体内侧面骨壁，后界止于舌根。间隙内有舌下腺、下颌下腺的深部及腺管、下颌下神经节、舌神经、舌下神经和舌下血管等。舌下间隙向后在下颌舌骨肌群后缘处与下颌下间隙相交通,向后上通翼下颌间隙,向前与对侧舌骨下间隙相交通。

第三节 颅 部

颅部由颅顶、颅底、颅腔及其内容物等组成。颅顶又分为额顶枕区和颞区。颅底有内、外面之分,有许多重要的孔道,是神经、血管出入颅的部位。

一、颅顶

颅顶分为额顶枕区和颞区及深面的颅骨,其中额顶枕区包括额区、顶区、枕区。

(一)额顶枕区

1. 境界:前为眶上缘,后为枕外隆凸和上项线,两侧借上颞线与颞区分界。

2. 层次:此区的软组织,由浅入深分为5层,依次为皮肤、浅筋膜、帽状腱膜及枕额肌、腱膜下疏松组织和颅骨外膜,浅部三层紧密结合,合称"头皮 scalp"(图2-20)。

(1)皮肤:厚而致密,有两个显著特点,一是含有大量毛囊、汗腺和皮脂腺,为疖肿的好发部位;二是具有丰富的血管,外伤时易致出血,但创口愈合较快。

(2)浅筋膜:由致密的结缔组织和脂肪组织构成,并有许多结缔组织小梁,使皮肤和帽状腱膜紧密相连,将脂肪分隔成无数小格,内有血管和神经穿行,感染时渗出物不易扩散,早期即可压迫神经末梢引起剧痛。此外,小格内的血管,多被周围结缔组织固定,创伤时血管断端不易自行收缩闭合,故出血较多,常需压迫或缝合止血。

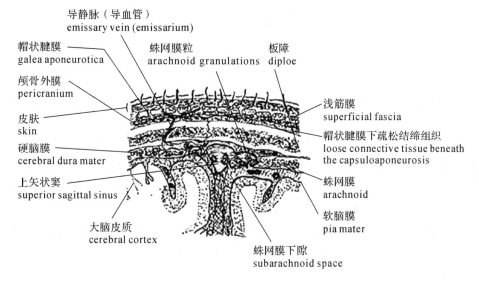

图 2-20 颅顶层次(冠状断面)

浅筋膜内的血管和神经,可分为前、后、外三组。前组有滑车上动、静脉 supratrochlear artery and vein 和滑车上神经 supratrochlear nerve,眶上动、静脉 supraorbital artery and vein 和眶上神经 supraorbital nerve。距正中线约 2cm 处有滑车动、静脉 trochlear artery and vein 及滑车神经 trochlear nerve。距正中线约 2.5cm 处有眶上动、静脉和眶上神经。滑车上动脉和眶上动脉都是眼动脉 ophthalmic artery 的分支,前者由额切迹至额部,后者经眶上孔(切迹)到达额部。滑车上神经和眶上神经都是三叉神经眼神经的分支。三叉神经痛患者可在眶上缘内、中 1/3 交界处出现压痛。后组有枕动、静脉和枕大神经等。枕大神经 greater occipital nerve 为第二颈神经的后支,穿过项深部肌群后在上项线水平距正中线约 2cm 处穿斜方肌腱膜,与枕动脉伴行走向颅顶。封闭枕大神经可在枕外隆凸下方约一横指处向两侧约 2cm 处进行。外侧组包括耳前组和耳后组两组,耳前组是颞浅动脉及其伴行的耳颞神经;耳后组是颈外动脉的耳后动脉、颈丛的耳大神经后支和枕小神经(图 2-21)。

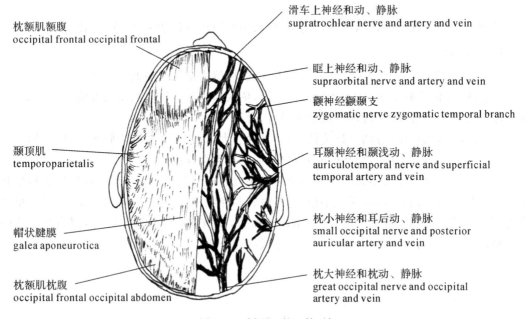

枕额肌额腹
occipital frontal occipital frontal

滑车上神经和动、静脉
supratrochlear nerve and artery and vein

眶上神经和动、静脉
supraorbital nerve and artery and vein

颧神经颧颞支
zygomatic nerve zygomatic temporal branch

颞顶肌
temporoparietalis

耳颞神经和颞浅动、静脉
auriculotemporal nerve and superficial temporal artery and vein

帽状腱膜
galea aponeurotica

枕小神经和耳后动、静脉
small occipital nerve and posterior auricular artery and vein

枕额肌枕腹
occipital frontal occipital abdomen

枕大神经和枕动、静脉
great occipital nerve and occipital artery and vein

图 2-21　颅顶区的血管、神经

颅顶的神经走行在皮下组织中,而且分布互相重叠,故局麻阻滞一支神经常得不到满意的效果,应当将神经阻滞的范围扩大。

颅顶的动脉有广泛的吻合,不但左右两侧互相吻合,而且颈内动脉系统和颈外动脉系统也互相联系,所以头皮在发生大块断裂时也不易坏死。由于血管神经从四周向颅顶走行,所以行开颅手术做皮瓣时,皮瓣的蒂应在下方。皮瓣蒂应是血管和神经干所在部位,以保证皮瓣的血供,而做一般切口则应呈放射状,以免损伤血管和神经。

颅顶的静脉也位于皮下组织内,广泛吻合形成静脉网,主干与同名动脉伴行,额外侧静脉和额内侧静脉向下回流至内眦静脉,再入面前静脉。内眦静脉可借眼上静脉与颅内的海绵窦相交通。

颞浅静脉 superficial temporal vein 向下与上颌静脉 maxillary vein 合成下颌后静脉,下颌后静脉 retromandibular vein 也可通过上颌静脉经翼丛而与颅内静脉窦相交通。

耳后静脉与枕静脉都回流到颈外静脉。

颅顶部的淋巴管注入头颈交界处呈环形排列的淋巴结,如枕淋巴结、乳突淋巴结、腮腺淋巴结和下颌下淋巴结等,它们的输出管注入颈浅淋巴结和颈深淋巴结。

3.帽状腱膜 epicranial aponeurosis:前连枕额肌的额腹,后连该肌枕腹,两侧逐渐变薄,续于颞筋膜浅层。头皮裂伤如伴有帽状腱膜横向断裂,因枕额肌的收缩,创口裂开较大。

4.腱膜下疏松结缔组织又称腱膜下间隙,是位于帽状腱膜与骨膜之间的薄层疏松结缔组织。头皮撕脱伤也多沿此层分离。此隙范围较广,移动性大,开颅时可经此间隙将皮瓣游离后翻起。腱膜下间隙积血或积脓时,可广泛蔓延至全颅顶。此间隙内有导静脉穿讨,若发生感染,可经颅骨的板障静脉及颅内的硬脑膜静脉窦相通,继发颅骨骨髓炎或颅腔感染,因此腱膜下间隙被认为是颅顶部"危险区"。

5.颅骨外膜借少量结缔组织与颅骨表面相连,两者易于剥离。颅骨外膜在骨缝处紧密愈着,不易分开。骨膜下血肿,常局限于一块颅骨的范围内。

(二)颞区

1.境界:位于颅顶两侧,介于上颞线与颧弓上缘之间。

2.层次:此区的软组织由浅入深依次为皮肤、浅筋膜、颞筋膜、颞肌和颅骨外膜(图 2-22)。

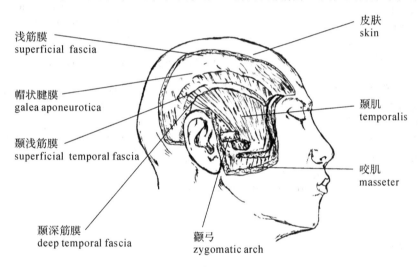

图 2-22　颞区的层次

(1)皮肤:前部较薄,后部较厚,皮肤移动性较大。

(2)浅筋膜:所含脂肪组织较少。血管和神经可分为耳前和耳后两组。

1) 耳前组:有颞浅动、静脉 superficial temporal artery and vein 和耳颞神经 auriculotemporal nerve,三者伴行,出腮腺上缘,越过颧弓至颞区,分布于颞区和额顶区。

2)耳后组:有耳后动、静脉 posterior auricular artery and vein 和枕小神经 lesser occipital nerve,主要分布于耳后和枕外侧部。

(3)颞筋膜 temporal fascia:上方附着于上颞线,向下分为深、浅两层,浅层附着于颧弓的外面,深层附着于颧弓的内面,浅、深两层之间有脂肪组织和颞中动静脉。

(4)颞肌:呈扇形,起自颞窝和颞筋膜深面,止于下颌骨的冠突。经颞区开颅术切除部分颞骨鳞部后,颞肌和颞筋膜有保护脑膜和脑组织的作用,故开颅减压术采用颞区入路。颞肌深面有发自上颌动脉的颞深动脉和支配颞肌的来自下颌神经的颞深神经。

(5)骨膜:较薄,紧贴于颞骨鳞部表面,因而此区很少发生骨膜下血肿。骨膜与颞肌之间有较多的脂肪组织,向下与颞下颌间隙相通,向前与颊脂体相续。当颞下颌间隙有出血或炎症时,可向下蔓延至面部,形成面深部的血肿或脓肿;而面部感染如牙源性感染也可蔓延至此间隙。

二、颅底内面

颅底从前向后依次由额骨、筛骨、蝶骨、颞骨和枕骨等构成(图 2-23)。颅底承托脑延髓,脑血管和脑神经等由此出入颅腔,结构复杂。

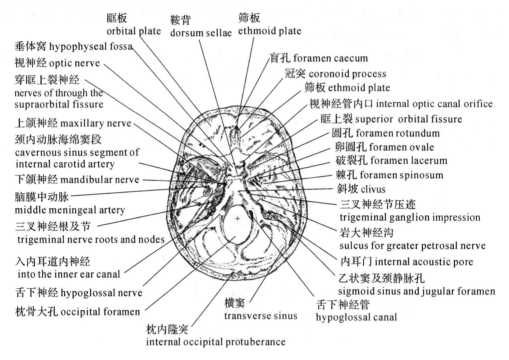

图 2-23　颅底的结构

(一)颅前窝

颅前窝 anterior cranial fossa 骨折涉及筛板时,常伴有脑膜和鼻腔顶部黏膜撕裂或嗅神经受损,引起鼻衄、脑脊液外漏和嗅觉障碍;骨折线经额骨眶板时,可出现结膜下或眶内出血的典型症状。

(二)颅中窝

颅中窝 middle cranial fossa 较颅前窝为低,容纳大脑半球的颞叶及居于正中位的脑垂体等。

1. 蝶鞍区主要的结构有垂体、垂体窝和两侧的海绵窦等。

(1)垂体与垂体窝:垂体 hypophysis 位于蝶鞍中央的垂体窝内,借漏斗穿过鞍隔与第三脑室底的灰结节相连。垂体窝的前方为鞍结节,前外侧界为视神经管,后方为鞍背,两侧为海绵窦,顶为硬脑膜形成的鞍隔。鞍隔的垂体前上方有视交叉和视神经,底隔一薄层骨壁与蝶窦相邻。

(2)海绵窦 cavernous sinus:为一对重要的硬脑膜窦,位于蝶鞍和垂体的两侧。海绵窦的上壁向内侧与鞍隔相移行,下壁借薄的骨壁与蝶窦相邻,外侧壁内自上而下有动眼神经、滑车神经、眼神经和上颌神经通过,内侧壁上部与垂体相邻,窦内有颈内动脉及外侧的展神经通过(图 2-24)。

2.颅中窝外侧部容纳大脑颞叶。前方的眶上裂内有动眼神经、滑车神经、眼神经、展神经及眼上静脉穿行。

(三)颅后窝

颅后窝 posterior cranial fossa 是颅底内面后部的凹陷区,是三个窝中最大和最深的一个,窝的中间部为斜坡,容纳小

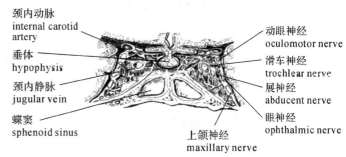

图 2-24 海绵窦冠状断面

脑、脑桥和延髓。前界为鞍背,前外侧界为颞骨岩部上缘,后外侧界为横窦沟。

颅后窝主要由枕骨和颞骨岩部后上面组成。窝的中央有枕骨大孔,孔的前方为斜坡。枕骨大孔的前外侧方主要有 3 对孔:①舌下神经管内口;②颈静脉孔;③内耳门。

枕骨大孔的后上方邻近小脑半球下面内侧部的小脑扁桃体,当颅内压增高时,若后者因受挤压而嵌入枕骨大孔,则形成枕骨大孔疝,压迫延髓的呼吸和心血管运动中枢,危及患者生命。

颅后窝后部中央有枕内隆凸,由此向下有枕内嵴;自枕内隆凸向上有矢状沟;向两侧有横沟,横沟延伸到颞骨内面转而向下,再转向前,叫乙状沟,最后通颈静脉孔。在颈静脉孔上方,颞骨岩部后上面中央,有内耳门。

颅底外面前部为面颅所覆盖;后部与颈部相接,粗糙不平。后部中央可见到枕骨大孔及其两侧的枕骨髁,枕骨髁后方有不恒定的髁孔,前方有舌下神经管外口。枕骨大孔前方正中有咽结节,两侧有颈静脉孔和颈静脉窝。颈静脉窝的前方有颈动脉管外口,再向内侧可见破裂孔,颈静脉窝的前外侧生有茎突,其后为茎乳孔,孔的后方为乳突。外耳道在茎突前外侧,其前方有下颌窝和下颌结节,在枕骨大孔后方有枕外嵴、枕外隆凸及其两侧的上项线和与之平行的下项线。

小脑幕 tentorium cerebelli 介于大脑枕叶与小脑上面之间(图 2-25),由硬脑膜形成的一个呈水平位的拱形隔板构成颅后窝的顶。小脑幕的后外侧缘附着于横窦沟及颞骨岩部的上缘;前缘游离,向前延伸附着于前床突,形成一个朝向前方的弧形切迹,即小脑幕切迹。小脑幕切迹上方与大

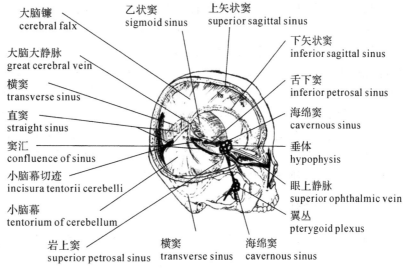

图 2-25 小脑幕及硬脑膜窦

脑半球颞叶的海马旁回沟紧邻。当幕上的颅内压显著增高时,海马旁回沟被推移至幕切迹的下方,形成小脑幕切迹疝,使脑干受压,并导致动眼神经的牵张或挤压,出现同侧瞳孔扩大,对光反射消失,对侧肢体轻瘫等体征。

第四节　脑血管解剖

一、脑血液供应的特点

脑部的血液供应极为丰富,主要来自两侧的颈动脉和椎-基底动脉系。颈动脉系主要通过颈内动脉、大脑中动脉和大脑前动脉供应大脑半球前 3/5 部分的血液。椎-基底动脉系主要通过两侧的椎动脉、基底动脉、小脑上动脉、小脑前下及后下动脉和大脑后动脉供应大脑半球后 2/5 部分的血液,间脑后半部、脑干和小脑的血液。两侧大脑前动脉由前交通动脉互相沟通,大脑中动脉和大脑后动脉由后交通动脉互相沟通,在脑底形成脑底动脉环。脑部这一环状的动脉吻合对颈动脉与椎-基底动脉两大供血系统之间,特别是两侧大脑半球血液供应的调节和平衡及病态时侧支循环的形成极为重要。

由于颈内动脉、椎-基底动脉以及由它们的主干和分支构成的脑底动脉环均位于脑的腹侧面,因此供应脑部的动脉都是由脑的腹侧绕到背侧,其分支大体上可分为中央和皮层支两类,中央支主要发自脑底动脉和大脑前、中及后动脉近侧端,它们垂直地穿入脑实质,供应间脑、纹状体和内囊,称为深穿动脉。各中央支之间虽有结构上的吻合,但由于机能性的关闭而往往起不到侧支循环的作用,故被认为是一种机能性终动脉。这些细小动脉被阻塞后,其分布区即将发生梗死软化。皮质支在进入软脑膜处时先形成一个广泛的血管吻合网,再发出细小动脉分支,垂直入脑,分布于脑皮质和白质。由于皮质支之间吻合极其广泛,且其机能开发较快,故当一小支动脉被阻塞时,其邻支的血液可予某种程度的代偿,故局灶性神经损害范围比受损动脉供应区为小。

脑的生理代谢特点是耗氧量大而又几乎没有能源物质的储存,因此分分秒秒只能依赖于血液的供应,从中获得氧。一个成人的脑,每分钟需要 50～60ml 氧、75～100mg 葡萄糖的能量供给。为了维持这种不间断的需求,每分钟人体有 7500～1000ml 的血液流经脑,才能保障维持正常生命活动所需能量。以 24h 计,流经脑的血液为 1.727L,仅占机体体重约 2%(1300～1520g)的脑,却占据了全身供血量的 20%。因此,一旦流经脑的血液供给发生障碍,如脑的动脉血流中断 10～30s,神经细胞就会受到损害,但还尚可恢复;若血流中断 3～5min,神经细胞就会受到严重损害,较难恢复正常;如果持续中断 30min,神经细胞就会发生严重破坏,功能就会永久地丧失。脑血管疾病,不论是出血性还是缺血性,其结果都会直接影响脑血液循环,使脑细胞产生缺血与缺氧的改变。

二、脑的动脉

脑的动脉有两个系统,即颈内动脉系和椎-基底动脉系。以小脑幕为界,幕上结构接受颈内动脉系和大脑后动脉的血液供应,幕下结构则接受椎-基底动脉系血供。

（一）颈内动脉系

1.颈内动脉是颈总动脉的终支之一。颈内动脉于甲状软骨上缘平面由颈总动脉分出，初居颈外动脉后外方，继而转到它的后内侧，沿咽侧壁上升至颅底，经颞骨岩部的颈动脉管外口进入颈动脉管，出颈动脉管内口入颅腔。在颈动脉管内动脉由垂直方向转为水平方向，于破裂孔处出管，动脉沿蝶鞍外侧的颈动脉沟通过海绵窦。在窦内，动脉平蝶鞍底由后向前行，在前行中渐偏向外侧；抵前床突下方后又弯向上，于前床突尖端的内侧出海绵窦而向后，入蛛网膜下隙，从而形成一个向前的凸曲，弯曲的上部向后抵后床突上方后，又转向上外侧而到脑的底面，末端分为大脑前动脉和大脑中动脉2个终支。由于颈内动脉在颅内的行径中并非直行而有多个弯曲，依其行径可分为于海绵窦内的海绵窦段、平前床突尖端内侧以上的床突上段和脑底段等。其中海绵窦段和床突上段合称虹吸部，床突上段为虹吸部的上半部，海绵窦段为虹吸部的下半部，两者之间的移行部分称颈动脉虹吸弯或虹吸。正常时虹吸可呈"U""C""V""S"等形状，老年人可因动脉硬化变长而弯曲。临床上常用颈内动脉造影以诊断颅内占位性病变。颈内动脉颅内的分支有眼动脉、大脑前动脉、大脑中动脉。自甲状软骨上缘向上至颌颈后缘间的连线，即为颈内动脉的体表投影。

2.后交通动脉发起于颈内动脉后壁，在床突间硬膜的浅面向深部行走，进入脚间池，止于大脑后动脉。后交通动脉瘤也位于颈动脉池内，手术时要充分锐性解剖颈动脉池的蛛网膜，分离动脉和动脉瘤，避免误夹后交通动脉。

后交通动脉的穿通支向内上方走行，行向三脑室底部和垂体柄、视交叉等，因而与后交通动脉瘤瘤体的关系密切。动眼神经在后交通动脉的外侧与其伴行很长一段，两者的关系非常接近；后交通动脉的内侧为垂体柄及垂体门脉系统、纤维小梁；手术中在寻找和分离后交通动脉时要小心，不要误伤。

3.脉络丛前动脉发自颈内动脉C1段，发出后一般向后越过视束前部，至大脑脚前缘又斜向后外再越过视束，于海马旁回沟附近，经脉络膜裂入脑室下角，形成脉络丛。脉络丛前动脉和其中央支（纹状体内囊动脉）分布范围广泛，如内囊后肢、内囊膝部、苍白球、尾状核、杏仁体、丘脑、下丘脑、外侧膝状体、大脑脚、红核、黑质、视束、海马、海马旁回和沟等，其皮质支主要供应海马和沟，中央支营养内囊后肢的后下部和苍白球等。此动脉细小、行程长，易发生栓塞而导致苍白球和海马病变。

4.大脑前动脉系颈内动脉在视交叉的外侧发出的分支（图2-26）。此动脉行于视神经的上面，与对侧的大脑前动脉在中线上借前交通动脉相连，然后沿胼胝体沟后行，分布于顶枕裂以前的脑内侧面和额叶底面的一部分。大脑前动脉的皮质支分为额底内侧动脉、额前内侧动脉、额中间内侧动脉、额后内侧动脉、胼周动脉、中央旁动脉、楔前动脉（图2-27）。其营养顶枕沟以前的大脑半球内侧面和额叶底面的一部分，额、顶二叶上外面的上部皮质。大脑前动脉的中央支：第1组为内侧豆纹动脉，包括返支（Heubner动脉）和基底支，前者供应壳、尾状核前部和内囊下部，后者供应视交叉的背面及下丘脑；第2组为胼胝体旁支，通常分为7～20支细小的胼胝体动脉，分布于胼胝体及透明隔。

5.大脑中动脉（图2-28）是颈内动脉的直接延续，不参与大脑动脉环的组成。在进入大脑外侧沟之前，发出许多中央支，供应内囊和基底节；在大脑背外侧面，其主干行于大脑外侧沟，最后终止于角回动脉，沿途发出许多皮质支，广泛分布于除额极和枕叶之外的大脑半球背外侧面，包括额中回以下，中央前回和后回的下3/4，顶下小叶，颞上、中回及颞下回的上缘

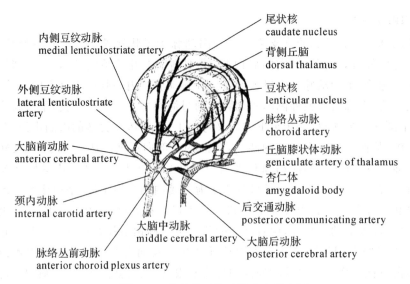

图 2-26　纹状体丘脑动脉分布示意图

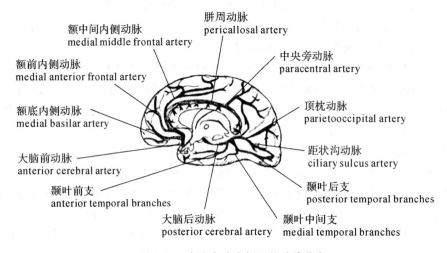

图 2-27　大脑半球内侧面的动脉分布

或上半、颞极内外侧面及岛叶皮质，枕叶枕外侧沟以前的皮质区。其中涉及运动区、运动前区、体感区、听区及联络区。若大脑中动脉的中央支(最常见为豆纹动脉)出血，即内囊出血，可出现典型的"三偏"症状，即出血对侧肢体、下半面部肌和舌肌瘫痪，对侧偏身感觉障碍，对侧同向偏盲。

若大脑中动脉邻近外侧沟处阻塞，可产生对侧上肢、面肌和舌肌瘫痪，对侧上肢和头面部感觉障碍，包括实体觉丧失和不能分辨不同程度的刺激；若发生在优势半球，患者还可出现运动性失语，这是由于额下回后部语言运动区受累所致；累及缘上回时则产生运用不能或失用症；累及角回则出现失读症；颞上回后部受累可发生感觉性失语；额中回后部受累则发生失写症。

大脑中动脉为颈内动脉的直接延续，进入大脑外侧窝，其分支主要有两组：第 1 组为外侧豆纹动脉，供应前联合外侧部、壳的大部、苍白球的外侧段、内囊的上半及附近辐射冠、尾

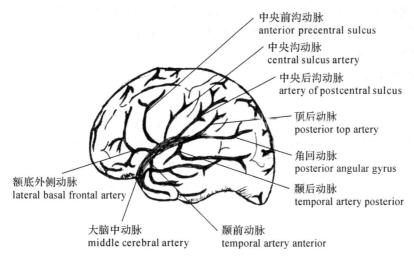

中央前沟动脉
anterior precentral sulcus

中央沟动脉
central sulcus artery

中央后沟动脉
artery of postcentral sulcus

顶后动脉
posterior top artery

角回动脉
posterior angular gyrus

颞后动脉
temporal artery posterior

额底外侧动脉
lateral basal frontal artery

大脑中动脉
middle cerebral artery

颞前动脉
temporal artery anterior

图 2-28 大脑半球外侧面的动脉分布

状核的头和体;第 2 组为皮质支(半球支),营养大脑半球上外侧面的大部分与岛叶。主要的动脉支有:①额底外侧动脉;②中央前沟动脉;③中央沟动脉;④中央后沟动脉;⑤顶后动脉;⑥颞极动脉;⑦颞前动脉;⑧颞中间动脉;⑨颞后动脉;⑩角回动脉。

(二) 椎-基底动脉系

椎-基底动脉是脑的重要供血动脉。椎动脉左右各有一支,穿行于颈椎两侧的横突孔,向上行进入头颅内,两支血管在脑内合为一支叫基底动脉。从椎动脉和基底动脉又发出很多粗细不等的小血管,供应脑的枕叶、小脑、脑干、丘脑及内耳等部位。椎动脉和基底动脉以及它们的分支统称为椎-基底动脉系。

椎动脉颅内段的分支主要有:①脑膜支,有 1～2 支平枕骨大孔处分出,分支供应颅骨及小脑镰;②脊髓前、后动脉,营养脊髓;③延髓动脉,一般有 1～3 支营养延髓;④小脑下后动脉,其特点是形成弯曲,易发生血栓,营养小脑下面后部。

1. 基底动脉由左、右椎动脉合成后经脑桥基底动脉沟上行至脑桥上缘再分为左右大脑后动脉。主要分支有:①小脑下前动脉,自基底动脉始段发出,供应小脑下部的前部;②迷路动脉,很细,伴随第 7、8 对脑神经进入内耳门,供应迷路动脉;③脑桥动脉,一般左右侧各有 3～7 支,供应脑桥基底部;④小脑上动脉,近基底动脉的末端分出,绕大脑脚向后供应小脑上部。

2. 大脑后动脉起自基底动脉,皮质支供应枕叶、颞叶底部,中央支供应脑干、丘脑、海马、膝状体。

主干闭塞引起对侧同向性偏盲,上部视野损伤较重,黄斑视力可不受累(黄斑视觉皮质代表区为大脑中、后动脉双重血液供应)。中脑水平大脑后动脉起始处闭塞,可见垂直性凝视麻痹、动眼神经瘫、核性眼肌麻痹、眼球垂直性歪扭斜视。优势半球枕叶受累可出现命名性失语、失读,不伴失写。双侧大脑后动脉闭塞导致记忆受损(累及颞叶),不能识别熟悉面孔(面容失认症),幻视和行为综合征。深穿支闭塞产生红核丘脑综合征:病侧小脑性共济失调、意向性震颤、舞蹈样不自主运动,对侧感觉障碍;丘脑膝状体动脉出现丘脑综合征:对侧深感觉障碍、自发性疼痛、感觉过度、轻偏瘫、共济失调和舞蹈-手足徐动症等。

大脑后动脉的分支有三组:第 1 组为穿动脉,供应脑干、背侧丘脑、下丘脑和外侧膝状体;第2组为胼胝体压支,供应胼胝体后半上面;第3组为皮质支(半支),营养颞叶的底面和内侧面以及枕叶。主要的动脉支有:①颞前下动脉;②颞下中间动脉;③颞下后动脉;④距状沟动脉;⑤顶枕沟动脉。

(三)大脑动脉环

大脑动脉环(Willis 环)位于脑底下方、蝶鞍上方,环绕视交叉、灰结节、乳头体周围,由前交通动脉、两侧大脑前动脉始段、两侧颈内动脉末段、两侧后交通动脉和两侧大脑后动脉始段吻合而成(图2-29)。此环使两侧颈内动脉系与椎-基底动脉系相交通。在正常情况下,大脑动脉环两侧的血液不相混合,而是作为一种代偿的潜在装置。当构成此环的某一动脉发育不良或被阻断时,可在一定程度上通过此环调节,血液重新分配和代偿,以补缺血部分,维持脑的营养和功能活动。

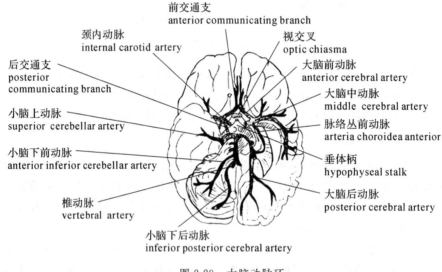

图 2-29　大脑动脉环

三、大脑的静脉

大脑的静脉分为浅、深两组。

1.大脑浅静脉:大脑浅静脉汇集大脑皮质及其邻近髓质的静脉血。从皮质穿出的小静脉吻合成软膜静脉网,再汇集成大的静脉,在软膜走行一段距离后,穿出蛛网膜下隙注入硬脑膜静脉窦。

2.大脑深静脉:大脑深静脉汇集基底核区、深部髓质及脑室旁的静脉血,其特点是从周围流向中央,最后集中于 Galen 静脉,注入直窦。

直窦 straight sinus 始于大脑大静脉与下矢状窦汇合的膨大处,是仅次于上矢状窦的第二大引流静脉,横切面呈三角形。

汇入该血管的主要有以下几支静脉:

(1)大脑前静脉 anterior cerebral veins:该静脉主要引流眶叶、额叶内侧以及胼胝体嘴侧的血液,然后汇入基底静脉,最终汇入直窦。

(2)大脑中静脉 middle cerebral veins:该静脉较粗大,并构成深、浅两个管道。深静脉引流侧裂内各脑回的血液,浅静脉引流侧裂周围脑回以及额叶外侧凸面和眶叶外侧脑回的血液。大脑中静脉浅支的血液进入海绵窦,而深静脉汇入 Rosenthal 基底静脉并最终汇入直窦。

(3)Rosenthal 基底静脉 basal veins of Rosenthal:该静脉是大脑大静脉形成前的最大脑外静脉,由大脑前静脉、大脑中深静脉、纹状体静脉汇集形成,在横池处与大脑内静脉以及按枕-额方向引流距状区静脉血液的人脑后静脉汇合。

这些静脉汇聚脑内后形成最大的桥静脉,即 Galen 静脉,是汇入直窦的最大静脉。

3.脑底静脉环:脑底静脉环前方由前交通静脉连接左、右大脑前静脉,后方由后交通静脉连接左、右大脑脚静脉,两侧有左、右基底静脉等共同围成,比 Willis 环偏后,较深且范围大。脑底静脉环和大脑动脉环均是动静脉瘤好发部位。

第五节　头部手术学

一、常见颅脑损伤

(一)头皮损伤

【临床表现】

1.头皮血肿依血肿出现在头皮的解剖层次,分为皮下血肿、帽状腱膜下血肿和骨膜下血肿。

2.头皮裂伤出血较多,不易自止。

3.头皮撕脱伤大块头皮自帽状腱膜下层或连同颅骨骨膜一并被撕脱,因大量失血和剧烈疼痛可导致休克。

【治疗原则】

1.头皮血肿较小者,1~2 周可自行吸收,无须特殊处理;较大者,可在 48h 后穿刺抽吸加压包扎。

2.头皮裂伤者,现场立即加压包扎止血,进一步清创缝合,在 24h 内都可以一期清创缝合(因头皮血运丰富)。必要时使用抗生素预防感染。

3.头皮撕脱伤应在压迫止血、预防休克和彻底清创的前提下行头皮再植;若不能再植,应彻底清创后,行颅骨外板多处钻孔,深达板障,待骨孔中长出肉芽后,再行二期植皮术;常规使用抗生素和 TAT 预防感染。

(二)颅骨骨折

【临床表现】

1.颅盖骨骨折:线性骨折最常见,伤处可有压痛、肿胀,主要依靠 X 线摄片确诊。凹陷性骨折,局部可扪及下陷区,可有偏瘫、失语、癫痫等症状,X 线摄片或 CT 检查能明确诊断。

2.颅底骨折:①颅前窝骨折,包括筛板及眶顶骨折,表现为眼眶周围及球结膜下瘀血斑,脑脊液鼻漏,可合并嗅神经、视神经损伤。②颅中窝骨折,包括蝶鞍、鞍旁及颞骨鳞部下部的骨折,可出现与视神经、动眼神经、滑车神经、三叉神经、展神经等脑神经损伤有关的症状,口、鼻出血及脑脊液鼻漏;岩部骨折可出现耳出血及脑脊液耳漏,鼻咽部尚可出现血性脑脊液溢出,乳突皮下瘀血斑常合并面神经、前庭蜗神经损伤。颅后窝骨折:表现为乳突皮下、枕后区皮下或咽后壁瘀血斑,偶有合并舌咽神经、迷走神经、副神经及舌下神经损伤。颅底骨折主要依据临床表现作出诊断,X线摄片不易显示骨折线,CT检查有重要的诊断价值。

【治疗原则】

1.颅底骨折合并脑脊液外漏的治疗原则

(1)促进硬脑膜破裂口愈合:安置床头抬高15°～30°,患侧卧位,借重力作用使脑组织移向颅底贴附于硬脑膜,逐渐粘连而封闭硬脑膜破口,待脑脊液漏停止3d后,可改其他卧位。

(2)预防颅内感染:①每日2次清洁、消毒鼻前庭、外耳道。②在鼻前庭、外耳道口放置干棉球吸附漏出的脑脊液。棉球浸湿后,随时更换,并由此估计漏出量的变化。③禁止患侧鼻腔、外耳道填塞、冲洗和滴药。④脑脊液鼻漏者,禁止经鼻腔置胃管、吸痰和鼻导管给氧。⑤告知患者勿挖耳、抠鼻,避免连续咳嗽、打喷嚏、擤鼻涕、屏气等可引起颅内压突然升降的动作。⑥遵医嘱给予抗生素和TAT。

2.手术指征

(1)合并脑损伤或大面积骨折片陷入颅腔,导致颅内压升高。

(2)骨折片压迫脑重要部位,引起神经功能障碍。

(3)非功能区部位的小面积凹陷骨折,无颅内压增高,但深度超过1cm者可考虑择期手术。

(4)开放性粉碎性凹陷骨折。

(三)脑损伤

【病因和分类】

1.根据脑损伤病理改变分类

(1)原发性脑损伤:暴力作用于头部后立即发生的脑损伤,导致脑震荡、脑挫裂伤。

(2)继发性脑损伤:头部受伤一段时间后出现的脑受损,出现脑水肿、颅内血肿。

2.根据脑组织是否与外界相通分类

(1)开放性脑损伤:硬脑膜破裂,脑组织与外界相通。

(2)闭合性脑损伤:硬脑膜完整,脑组织不与外界相通。

【临床表现】

1.脑震荡:头部受暴力作用后立即出现短暂的大脑功能障碍,但无器质性脑组织损害者称为脑震荡,是脑损伤中最轻的一种。其临床特点有:

(1)伤后立即出现意识障碍,不超过30min;同时伴有面色苍白、出汗、血压下降、肌张力减低等,但随意识的恢复很快趋于正常。

(2)清醒后,对受伤经过及伤前近期事物不能记忆,称逆行性遗忘;常伴头痛、头晕、呕吐等症状,短期内可好转。

(3)神经系统检查、脑脊液检查均无异常。

(4)无须特殊治疗和护理,一般卧床休息1～2周,给予镇静等对症治疗,多数预后良好。

2.脑挫裂伤:是指头部受到暴力作用后引起大脑的器质性损害。临床表现与脑损伤的部位、范围、程度及有无继发性脑损伤有关。其临床特点有:

(1)意识障碍:伤后多立即出现,一般在30min以上,可数小时到数月不等。

（2）生命体征的改变：由于脑水肿或颅内血肿，早期可出现血压升高、脉搏缓慢、呼吸深慢，严重者呼吸循环衰竭。

（3）神经系统体征：伤后立即出现局灶症状和体征（"哑区"除外），如脑皮质功能区受损，出现偏瘫、抽搐、失语等。

（4）脑膜刺激征：合并蛛网膜下隙出血时，患者有剧烈头痛、颈项强直、病理反射阳性，脑脊液检查有红细胞。

3.颅内血肿：不论哪一种外伤性急性颅内血肿，都有着大致相同的病理过程和临床表现，即先有头部受伤和原发性脑损伤症状，继而颅内出血和血肿形成，持续脑受压和局部激惹症状，最后发生脑疝，但各个部位血肿又有各自特点。

（1）急性硬脑膜外血肿：急性幕上血肿最常见，临床特点：①意识障碍有中间清醒期：因脑实质损伤较轻，故多数原发性昏迷时间很短，在血肿形成以前意识恢复清醒或好转，一段时间后血肿形成并逐渐扩大，引起颅内压增高并导致脑疝，患者再度持续昏迷，两次昏迷之间有明显的"中间清醒期"，这是硬膜外血肿的典型意识变化。②生命体征改变：如血压升高、脉搏缓慢、呼吸深慢等急性颅内压增高的生命体征改变。③小脑幕切迹疝：患侧瞳孔变化和对侧肢体瘫痪等。

（2）急性硬脑膜下血肿：脑实质损伤较重，原发性昏迷时间长，中间清醒期不明显，较早地出现颅内压增高和脑疝症状。

（3）急性脑内血肿：脑实质损伤重，昏迷呈进行性加重。病情变化快，容易引起脑疝。如血肿累及重要功能区，神经系统体征明显。

【治疗原则】

1.脑震荡：无须特殊治疗，一般卧床休息1～2周，可完全恢复。

2.脑挫裂伤：

（1）一般处理：保持呼吸道通畅，吸氧，对症支持治疗。

（2）防止脑水肿。

（3）手术治疗：脑减压术或局部病灶清除术。

3.颅内血肿：一经确诊，原则上手术治疗，手术清除血肿，并彻底止血。

二、常见脑血管疾病

（一）颅内动脉瘤

颅内动脉瘤 intracranial aneurysm 是颅内动脉壁的囊性膨出，是造成蛛网膜下隙出血的首要病因。本病好发于40～60岁中老年人，在脑血管意外的发病率中，仅次于脑血栓形成和高血压脑出血。

【临床表现】

1.动脉瘤破裂出血症状：表现为严重的蛛网膜下隙出血，发病急，头痛剧烈，频繁呕吐，颈项强直，克氏征阳性，也可出现意识障碍，昏迷。严重者可因急性颅内压增高而引发枕骨大孔疝，导致呼吸骤停。

2.局灶症状：动眼神经麻痹，如单侧眼睑下垂，瞳孔散大，内收、上、下视不能，直、间接反射消失；有时局灶症状出血在蛛网膜下隙出血之前，被视为动脉瘤出血的前兆症状：轻微偏头痛、眼眶痛，继之出现动眼神经麻痹。

【治疗原则】

1．非手术治疗：主要是防止出血或再出血，控制动脉痉挛。卧床休息，控制血压，降低颅内压。合并脑血管痉挛时，早期可试用钙离子拮抗剂等扩血管治疗。使用氨基乙酸，抑制纤溶酶形成，预防再出血，但肾功能障碍者慎用，副作用有血栓形成可能。

2．手术治疗：首先开颅夹闭动脉瘤蒂，也可采取动脉瘤介入栓塞治疗。

(二)颅内动静脉畸形

颅内动静脉畸形(arteriovenous malformations，AVM)是由一支或几支弯曲扩张的动脉供血或静脉引流而形成的一个血管团，畸形血管团内有脑组织，其周围脑组织因缺血而萎缩。其体积可随人体发育而生长。以 20～40 岁青壮年人发病率最高，男性稍多于女性。

【临床表现】

1．出血：畸形血管破裂可导致脑内、脑室内和蛛网膜下隙出血，出现意识障碍、头痛、呕吐等症状。但小的出血临床症状不明显。

2．抽搐：成人 21％～67％以抽搐为首发症状，一半以上发生在 30 岁前，多见于额、颞部 AVM。

3．头痛：一半 AVM 患者曾有头痛史。头痛可呈单侧局部，也可全头痛、间断性或迁移性。

4．进行性神经功能障碍：未破裂出血的 AVM 患者中，有 4％～12％为急性或进行性神经功能障碍。脑内出血可致急性神经功能障碍。

【治疗原则】

1．非手术治疗：对位于脑深部重要功能区如脑干、间脑等部位的 AVM，不适宜手术切除。手术切除后残存的 AVM，直径小于 3cm，可考虑伽马刀(γ 刀)或爱克斯刀(X 刀)治疗，使畸形血管内皮缓慢增生，血管壁增厚，形成血栓而闭塞；但在治疗期间，仍有出血可能。

2．手术治疗：手术切除为治疗颅内 AVM 的最根本方法，不仅能杜绝病变再出血，还能阻止畸形血管盗血现象，从而改善脑血流。只要病变位于手术可切除部位均应进行开颅切除。应用显微手术技术，颅内 AVM 手术切除效果满意。血管内介入栓塞联合手术切除在当前开展最广泛。

(三)脑卒中

脑卒中 stroke 又叫脑血管意外，是各种原因引起的脑血管疾病急性发作。造成脑内动脉狭窄、闭塞或破裂，引起急性脑血液循环障碍，临床上表现为一过性或永久性脑功能障碍的症状和体征。脑卒中分为缺血性脑卒中和出血性脑卒中。

【临床表现】

1．缺血性脑卒中：根据脑动脉狭窄和闭塞后神经功能障碍的轻重和症状持续时间，分为三种类型。

(1)短暂性脑缺血发作(transient ischemic attack，TIA)：神经功能障碍持续时间不超过 24h，颈内动脉缺血表现为，突然单侧肢体运动和感觉障碍、失语，单眼短暂失明等，少有意识障碍。椎动脉缺血表现为眩晕、耳鸣、听力障碍、复视、步态不稳和吞咽困难等。症状反复发作，可自行缓解，不留后遗症。脑内无明显梗死灶。

(2)可逆性缺血性神经功能障碍(reversible ischemic neurological dysfunction，RIND)：

临床表现与短暂性脑缺血发作(transient ischemic attack,TIA)基本相同,但神经功能障碍持续时间超过24h,有的患者可达数天或数十天,最后逐渐完全恢复。脑部可有小的梗死灶,大部分为可逆性病变。

(3)完全性卒中(cerebral stroke, CS):症状较 TIA 和 RIND 严重,不断恶化,常有意识障碍,脑部出现明显的梗死灶,神经功能障碍长期不能恢复。

2.出血性脑卒中:突然出现意识障碍和偏瘫,重症者可出现昏迷、完全性瘫痪、去皮质强直、生命体征紊乱。

【治疗原则】

1.缺血性脑卒中:一般先行非手术治疗,包括卧床休息、扩血管、抗凝、血液稀释疗法及扩容治疗等。脑血管完全堵塞者,在 24h 内行外科手术治疗,可行颈动脉内膜切除术、颅外-颅内动脉吻合术等,以改善病变区的血供情况。

2.出血性脑卒中:经绝对卧床休息、控制血压、止血、脱水降颅压等非手术治疗,病情仍继续加重时应考虑手术治疗。可选开颅血肿清除术或经颅穿刺血肿抽吸加尿激酶溶解引流术。对出血破入脑室及内侧型脑内血肿患者,手术效果欠佳,若病情加重,如深昏迷、双侧瞳孔散大或年龄过大、伴重要脏器功能不全者,不宜手术治疗。

(四)颅内压增高

颅腔是由颅骨围成的半封闭体腔,内有脑组织、脑脊液和血液。颅内容物的总体积与颅腔容积相适应,使颅内保持着稳定的压力。颅内压是指颅腔内容物对颅腔壁所产生的压力。通常以侧卧位腰穿测得的脑脊液压力来代表,成人正常值为 $70 \sim 200 mmH_2O$,儿童为 $50 \sim 100 mmH_2O$。当颅内压持续高于正常范围时,称为颅内压增高。

【临床表现】

1.颅内压增高"三主征":头痛、呕吐、视神经乳头水肿。

(1)头痛:是最常见的症状,多位于前额和颞部,尤以晚间、清晨较重。

(2)呕吐:呈喷射性,常与剧烈头痛相伴发。

(3)视神经乳头水肿:是颅内压增高的重要客观体征。急性期视力无明显下降,慢性期可因视神经萎缩而致失明。

2.意识障碍:是急性颅内压增高的重要临床表现之一,可表现为意识障碍,甚至昏迷。慢性颅内压增高的患者不一定出现昏迷,随着病情的发展,可出现表情淡漠、反应迟钝。

3.生命体征变化:典型的变化表现为库欣综合征(Cushing 综合征),即"两慢一高":血压升高,尤以收缩压增高明显,脉压增大,脉搏缓慢,宏大有力,呼吸深慢等。

4.并发症:颅腔被大脑镰和小脑幕分割成压力均匀、彼此相通的各分腔。小脑幕以上称为幕上腔,又分为左右两分腔,容纳左右大脑半球;小脑幕以下称为幕下腔,容纳小脑、脑桥和延脑。当某种原因引起某一分腔的压力增高时,脑组织即可从高压力区通过解剖间隙或孔道向低压力区移位,引起的临床综合征,称为脑疝。

(1)小脑幕切迹疝:幕上组织(颞叶海马回、沟回)通过小脑幕切迹被挤向幕下,称为小脑幕切迹疝。在颅内压增高的基础上出现进行性意识障碍,患侧瞳孔先短暂缩小,继之进行性散大、对光反射迟钝或消失,病变对侧肢体中枢性瘫痪,晚期出现生命体征严重紊乱,最后呼吸心跳停止。

(2)枕骨大孔疝:幕下小脑扁桃体及延髓,经枕骨大孔被挤向椎管内,称枕骨大孔疝,表现为剧烈头痛,频繁呕吐,颈项强直和生命体征改变。

意识障碍和瞳孔变化出现较晚而以呼吸改变明显和呼吸骤停发生较早为特点。

【治疗原则】

治疗原则是首先去除颅内压增高的病因;颅内压增高造成急性脑疝时,应紧急手术处理。

1.非手术治疗:脱水治疗、激素治疗、过度换气、冬眠低温治疗、抗感染等。

2.手术治疗:手术去除占位性病变。有脑积水者,行脑脊液分流术或脑室穿刺引流术。

复习思考题

一、名词解释

1.头皮 2.面部"危险三角" 3.腮腺床 4.咬肌间隙 5.翼下颌间隙 6.翼丛

二、问答题

1.试述面部"危险三角"的位置及其临床意义。

2.试述腮腺的位置、形态和毗邻关系。

3.穿经腮腺的结构由浅入深有哪些?

4.试述面侧深区的位置和内容。

5.试以翼外肌为标志,说明面侧深区血管、神经的局部位置关系。

6.试述咬肌间隙的位置和临床意义。

7.试述翼下颌间隙的位置、内容和临床意义。

8.试述下颌神经的分支及分布范围。

9.试述翼丛的位置、交通及其临床意义。

第三章 颈 部

【教学目的与要求】

1.掌握颈部的表面解剖、颈筋膜间隙及交通。

2.掌握颈动脉三角的境界、层次,颈动脉鞘的构成、内容及毗邻关系。掌握甲状腺的位置、被膜、毗邻和固定装置及其血管和神经。

3.掌握肩胛舌骨肌锁骨三角的境界和内容。

4.掌握胸锁乳头肌深面的结构及毗邻关系。

5.了解颈筋膜的层次;胸锁乳突肌区的范围及层次。

【教学重点与难点】

1.颈动脉三角的境界、层次。

2.颈动脉鞘的构成、内容及毗邻关系。

3.甲状腺的位置、被膜、毗邻和固定装置及其血管和神经。

第一节 概 述

颈部介于头与胸和上肢之间。前方正中有呼吸道和消化管的颈段,两侧有纵行排列的大血管和神经等,后方正中有脊柱颈部。颈根部有胸膜顶、肺尖,以及颈和上肢之间的血管、神经束。颈部肌肉可使头、颈灵活运动,并参与呼吸、吞咽和发音等。颈部淋巴结较多,主要沿浅静脉和深部血管、神经排列。

一、境界与分区

(一)境界

上界以下颌骨下缘、下颌角、乳突尖、上项线和枕外隆凸的连线与头部为界;下界以胸骨颈静脉切迹、胸锁关节、锁骨上缘和肩峰至第 7 颈椎棘突的连线,分别与胸部及上肢为界。

(二)分区(图 3-1)

颈部一般分为两大部分:固有颈部和项部。两侧斜方肌前缘之间和脊柱颈部前方的部分为固有颈部,即通常所指的颈部;两侧斜方肌前缘与脊柱颈部后方之间的部分为项部。固有颈部又以胸锁乳突肌前、后缘为界,分为颈前区(上界为下颌骨底,内侧界是颈前正中线,外侧界为胸锁乳突肌前缘)、胸锁乳突肌区(为胸锁乳突肌所占据和覆盖的区域)和颈外侧区(位于胸锁乳突肌后缘、斜方肌前缘和锁骨中 1/3 上缘之间)。颈前区又以舌骨为界分为舌骨上区和舌骨下区。肩胛锁骨肌下腹又将颈外侧区分为上部较大的枕三角和下部较小的锁骨上大窝。

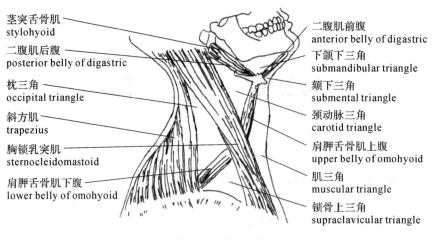

茎突舌骨肌
stylohyoid

二腹肌后腹
posterior belly of digastric

枕三角
occipital triangle

斜方肌
trapezius

胸锁乳突肌
sternocleidomastoid

肩胛舌骨肌下腹
lower belly of omohyoid

二腹肌前腹
anterior belly of digastric

下颌下三角
submandibular triangle

颏下三角
submental triangle

颈动脉三角
carotid triangle

肩胛舌骨肌上腹
upper belly of omohyoid

肌三角
muscular triangle

锁骨上三角
supraclavicular triangle

图 3-1　颈部的分区

二、表面解剖

1. 舌骨 hyoid bone 适对第 3、4 颈椎间盘平面；舌骨体两侧可扪到舌骨大角，是寻找舌动脉的标志。

2. 甲状软骨 thyroid cartilage 上缘平第 4 颈椎上缘，即颈总动脉分叉处。前正中线上的突起为喉结。

3. 环状软骨 cricoid cartilage 弓两侧平对第 6 颈椎横突，是喉与气管、咽与食管的分界标志，又可作计数气管环的标志。

4. 颈动脉结节 carotid tubercle 即第 6 颈椎横突前结节。颈总动脉行经其前方。平环状软骨弓向后压迫，可阻断颈总动脉血流。

5. 胸锁乳突肌 sternocleidomastoid 是颈部分区的重要标志。其起端两头之间称为锁骨上小窝。

6. 锁骨上大窝 greater supraclavicular fossa 又称锁骨上三角，是锁骨中 1/3 上方的凹陷，窝底可扪到锁骨下动脉的搏动、臂丛和第 1 肋。

7. 胸骨上窝 suprasternal fossa 位于颈静脉切迹上方的凹陷处，是触诊气管颈段的部位。

三、体表投影

1. 颈总动脉及颈外动脉 common carotid artery and external carotid artery：下颌角与乳突尖连线的中点，右侧至胸锁关节、左侧至锁骨上小窝的连线，即两动脉的投影线；甲状软骨上缘是两者的分界标志。

2. 锁骨下动脉 subclavian artery 右侧自右胸锁关节、左侧自锁骨上小窝向外上至锁骨上缘中点的弧线，最高点距锁骨上缘 1cm。

3. 颈外静脉 external jugular vein 位于下颌角至锁骨中点的连线上，是小儿静脉穿刺的常用部位。

4. 副神经 accessory nerve 自乳突尖与下颌角连线的中点，经胸锁乳突肌后缘上、中 1/3 交点，至斜方肌中、下 1/3 交点的连线。

5. 臂丛 brachial plexus 自胸锁乳突肌后缘中、下 1/3 交点至锁骨中、外 1/3 交点稍内侧的连线。

6.神经点是颈丛皮支浅出颈筋膜的集中点,约在胸锁乳突肌后缘中点处,是颈部皮神经阻滞麻醉的部位。

7.胸膜顶及肺尖 cupula of pleura and apex of lung 位于锁骨内 1/3 上方,最高点距锁骨上方 2~3cm。在此部进行手术或针灸时应注意勿损伤,以免造成气胸。

第二节　颈部层次结构

一、浅层结构(图 3-2、图 3-3)

颈部皮肤较薄,移动度较大,皮纹横向,手术时常做横切口,以利愈合。浅筋膜含有脂肪,在颈前外侧部脂肪层的深面,有颈阔肌 platysma,为一皮肌,起自胸大肌和三角肌筋膜,越过锁骨,其前部纤维止于下颌骨下缘,后部纤维止于腮腺咬肌筋膜,并移行于降下唇肌和笑肌。手术切断该肌时须对位缝合以免形成较大的疤痕。颈阔肌深面有浅静脉、颈外侧浅淋巴结、颈丛皮支以及面神经颈支等。

(一)浅静脉及浅淋巴结

1.颈前静脉 anterior jugular vein 沿颈前正中线两侧下行,至胸锁乳突肌下份前缘处,穿入胸骨上间隙,经该肌深面汇入颈外静脉。左、右颈前静脉在胸骨上间隙内的吻合支,称为颈静脉弓 jugular venous arch,横行于颈静脉切迹上方的胸骨上间隙内。颈前静脉有时仅有一条,位居中线,称颈前正中静脉。

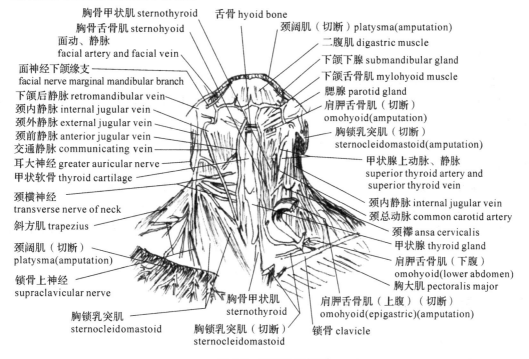

图 3-2　颈前浅层结构

2.颈外静脉 external jugular vein 由下颌后静脉后支与耳后静脉和枕静脉等汇合而成。沿胸锁乳突肌表面垂直下行,在锁骨上缘中点上方 2～5cm 处穿颈深筋膜,汇入锁骨下静脉或静脉角。该静脉末端虽有一对瓣膜,但不能阻止血液逆流,当上腔静脉血回心受阻时,可致颈外静脉曲张。颈外静脉穿深筋膜处,两者彼此紧密愈着,当静脉壁受伤破裂时,管腔不易闭合,可致气栓。

3.颈前浅淋巴结 superficial anterior cervical lymph node 沿颈前静脉排列,收纳舌骨下区的浅淋巴,其输出管注入颈外侧下深淋巴结或直接注入锁骨上淋巴结。

4.颈外侧浅淋巴结 superficial lateral cervical lymph nodes 位于胸锁乳突肌的表面及其后缘处,沿颈外静脉排列,收纳枕部、耳后部及腮腺淋巴结引流的淋巴,输出管注入颈外侧深淋巴结上群。

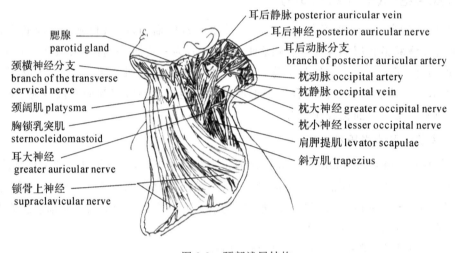

图 3-3　颈部浅层结构

(二)神经

此部浅神经有来自颈丛皮支(感觉神经)和面神经颈支(运动神经)。

1.颈丛皮支 在胸锁乳突肌后缘中点,有 4 条皮神经浅出,此点是颈丛皮支阻滞麻醉穿刺处。

(1)枕小神经 lesser occipital nerve(C2,3)勾绕副神经,沿胸锁乳突肌后缘行向后上,分布于枕部皮肤。

(2)耳大神经 greater auricular nerve(C2,3)分布于耳郭及腮腺区皮肤。

(3)颈横神经 transverse nerve of neck(C2,3)分布于颈前区皮肤。

(4)锁骨上神经 supraclavicular nerve(C3,4)分布于颈前外侧部、胸上部及肩部等处的皮肤。

2.面神经颈支 cervical branch of facial nerve 为运动神经,支配颈阔肌。

二、颈筋膜及筋膜间隙(图3-4)

(一)颈筋膜

颈筋膜 cervical fascia 可分为浅、中、深三层。

1.浅层 superficial layer 即封套筋膜 investing fascia,包绕整个颈部,包绕斜方肌和胸锁乳突肌,形成两肌的鞘;颈筋膜浅层在舌骨上部和面后部分为两层,分别包绕下颌下腺和腮腺,形成两腺的筋膜鞘。

2.气管前筋膜 pretracheal layer 又称颈深筋膜中层或内脏筋膜。此筋膜于甲状腺左、右侧叶的后外方分为前、后两层,包绕甲状腺,形成甲状腺鞘,在甲状腺与气管、食管上端邻接处,腺鞘后层增厚形成甲状腺悬韧带。

3.椎前筋膜 prevertebral layer 即椎前层,又称颈深筋膜深层,为覆盖颈椎、颈交感干及颈深部肌肉前面的一层筋膜。此筋膜上附于颅底,向下延至后纵隔。该筋膜向下外方包绕椎间孔神经形成的臂丛及锁骨下血管,形成腋鞘。

4.颈动脉鞘 carotid sheath 是颈筋膜在颈部大血管和迷走神经周围形成的筋膜鞘,内有颈总动脉、颈内动脉、颈外动脉、颈内静脉及迷走神经等。

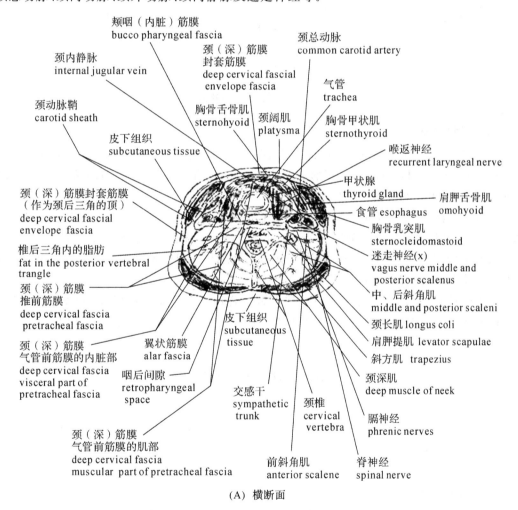

(A) 横断面

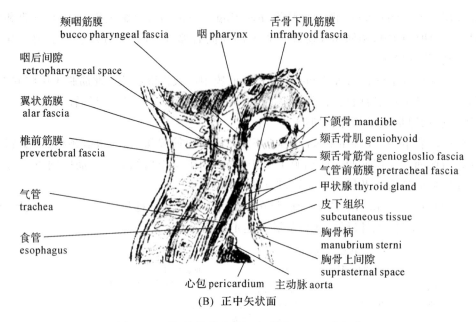

颊咽筋膜
bucco pharyngeal fascia

咽 pharynx

舌骨下肌筋膜
infrahyoid fascia

咽后间隙
retropharyngeal space

翼状筋膜
alar fascia

椎前筋膜
prevertebral fascia

气管
trachea

食管
esophagus

下颌骨 mandible

颏舌骨肌 geniohyoid

颏舌骨筋骨 geniogloslio fascia

气管前筋膜 pretracheal fascia

甲状腺 thyroid gland

皮下组织
subcutaneous tissue

胸骨柄
manubrium sterni

胸骨上间隙
suprasternal space

心包 pericardium   主动脉 aorta

(B) 正中矢状面

图 3-4 颈部的筋膜及其间隙(横断面和正中矢状面)

(二)筋膜间隙

1.胸骨上间隙 suprasternal space 是颈深筋膜浅层在距胸骨柄上缘 3～4cm 处分为两层,分别附着于胸骨柄的前、后缘所形成的筋膜间隙,内有颈静脉弓、颈前静脉下段、胸锁乳突肌胸骨头端、淋巴结及脂肪组织等。

2.气管前间隙 pretracheal space 位于气管前筋膜与气管颈部之间,内有甲状腺最下动脉、甲状腺下静脉和甲状腺奇静脉丛等。小儿还有胸腺上部、左头臂静脉和主动脉弓等。

3.咽后间隙 retropharyngeal space 位于椎前筋膜与颊咽筋膜之间。位于咽壁侧方的部分称为咽旁间隙,内有丰富的淋巴组织。

4.椎前间隙 prevertebral space 位于脊柱颈部、颈深肌群与椎前筋膜之间,颈椎结核脓肿多积于此间隙,向两侧可至颈外侧区,并经腋鞘扩散至腋窝;脓肿溃破后,可经咽后间隙向下至后纵隔。

第三节 颈前区

颈前区以舌骨为界分为舌骨上区 suprahyoid region 和舌骨下区 infrahyoid region(图 3-5)。

一、舌骨上区

(一)颏下三角

颏下三角 submental triangle 位于左、右二腹肌前腹与舌骨体之间。浅层覆以皮肤、浅筋膜和颈筋膜,深层由两侧的下颌舌骨肌及其筋膜所构成。主要结构是颏下淋巴结。

(二)下颌下三角(图 3-5)

1.境界:下颌下三角 submandibular triangle 位于二腹肌前、后腹与下颌骨体下缘之间,

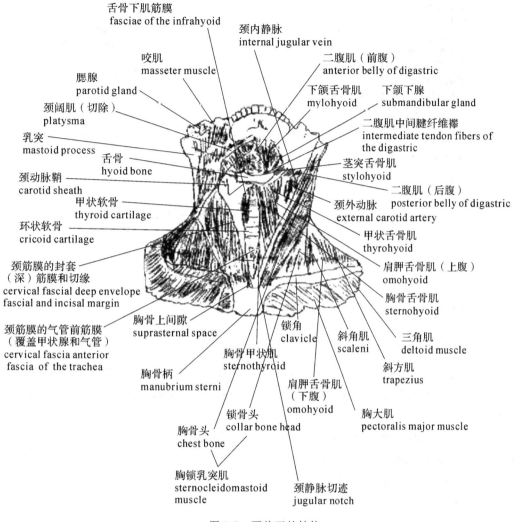

舌骨下肌筋膜
fasciae of the infrahyoid

颈内静脉
internal jugular vein

咬肌
masseter muscle

腮腺
parotid gland

颈阔肌（切除）
platysma

乳突
mastoid process

舌骨
hyoid bone

颈动脉鞘
carotid sheath

甲状软骨
thyroid cartilage

环状软骨
cricoid cartilage

颈筋膜的封套
（深）筋膜和切缘
cervical fascial deep envelope
fascial and incisal margin

颈筋膜的气管前筋膜
（覆盖甲状腺和气管）
cervical fascia anterior
fascia of the trachea

胸骨上间隙
suprasternal space

胸骨柄
manubrium sterni

胸骨头
chest bone

锁骨头
collar bone head

胸锁乳突肌
sternocleidomastoid
muscle

胸骨甲状肌
sternothyroid

锁角
clavicle

肩胛舌骨肌
（下腹）
omohyoid

颈静脉切迹
jugular notch

斜角肌
scaleni

二腹肌（前腹）
anterior belly of digastric

下颌舌骨肌
mylohyoid

下颌下腺
submandibular gland

二腹肌中间腱纤维襻
intermediate tendon fibers of
the digastric

茎突舌骨肌
stylohyoid

二腹肌（后腹）
posterior belly of digastric

颈外动脉
external carotid artery

甲状舌骨肌
thyrohyoid

肩胛舌骨肌（上腹）
omohyoid

胸骨舌骨肌
sternohyoid

三角肌
deltoid muscle

斜方肌
trapezius

胸大肌
pectoralis major muscle

图 3-5　颈前区的结构

又名二腹肌三角 digastric triangle。

2.内容：

（1）下颌下腺 submandibular gland：呈"U"形，分为浅、深两部，下颌下腺管由腺深部的前端发出，经下颌舌骨肌与舌肌之间前行，开口于口底黏膜的舌下阜。

（2）血管、神经和淋巴结：面动脉 facial artery 平舌骨大角起自颈外动脉，经二腹肌后腹深面进入下颌下三角；沿下颌下腺深面的沟前行，绕下颌骨下缘入面部。舌下神经 hypoglossal nerve 在下颌下腺的内下方，它与二腹肌中间腱之间有舌动脉及其伴行静脉。舌神经 lingual nerve 在下颌下腺上内上侧与舌骨舌肌之间前行入舌。下颌下神经节 submandibular ganglion 上方连于舌神经，向下发分支至下颌下腺及舌下腺，在下颌下腺的周围有下颌下淋巴结。

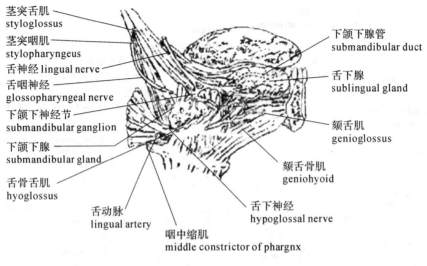

茎突舌肌 styloglossus
茎突咽肌 stylopharyngeus
舌神经 lingual nerve
舌咽神经 glossopharyngeal nerve
下颌下神经节 submandibular ganglion
下颌下腺 submandibular gland
舌骨舌肌 hyoglossus
舌动脉 lingual artery
咽中缩肌 middle constrictor of phargnx
下颌下腺管 submandibular duct
舌下腺 sublingual gland
颏舌肌 genioglossus
颏舌骨肌 geniohyoid
舌下神经 hypoglossal nerve

图 3-6　下颌下三角内结构

二、舌骨下区

(一)颈动脉三角(图 3-7)

1.境界:颈动脉三角 carotid triangle 位于胸锁乳突肌上份前缘、肩胛舌骨肌上腹和二腹肌后腹之间,其浅面为皮肤、浅筋膜、颈阔肌及颈筋膜浅层,深面为椎前筋膜,内侧为咽侧壁及其筋膜。

2.内容:三角内有颈内静脉 jugular vein 及其属支、颈总动脉 common carotid artery 及其分支、舌下神经 hypoglossal nerve 及其降支、迷走神经 vagus nerve 及其分支、副神经 accessory nerve 以及颈深淋巴结等(图 3-8)。

(1)动脉:

1)颈总动脉 common carotid artery 左、右各一,右侧发自头臂干,左侧直接发自主动脉弓。两侧颈总动脉分别经过左、右胸锁关节的后方,沿气管和喉的外侧上升,至甲状软骨上缘分为颈内动脉和颈外动脉。本干沿途无分支。颈总动脉的前方,下段被胸锁乳突肌和舌骨下肌群所遮盖,上段位于颈动脉三角内,位置表浅,于此可触及动脉的搏动。内侧与食管、气管、喉和甲状腺相邻。外侧与颈内静脉相邻,两者的后方有迷走神经。颈总动脉、颈内静脉和迷走神经共同包于颈动脉鞘内,鞘的前面有舌下神经襻及其分支跨过。胸锁关节的中点与下颌角至乳突连线的中点之间的连线,即为颈总动脉和颈外动脉的体表投影。

颈总动脉上行途中,平环状软骨高度(胸锁乳突肌前缘中点)经过第 6 颈椎横突的前方。当头、颈和面部大出血时,可在此将颈总动脉向后压于第 6 颈椎横突上,以达到临时急救止血的作用。

在颈总动脉分为颈内动脉与颈外动脉处,有两个重要的结构。在颈内动脉起始处略为膨大,称颈动脉窦 internal carotid sinus。窦壁内含有大量来自舌咽神经的感觉神经末梢,构成压力感受器,其作用与主动脉弓的压力感受器相同。另一重要结构为颈动脉体 carotid body(颈动脉小球 carotid glomus),由上皮细胞构成扁椭圆形的小体,位于颈总动脉分叉处

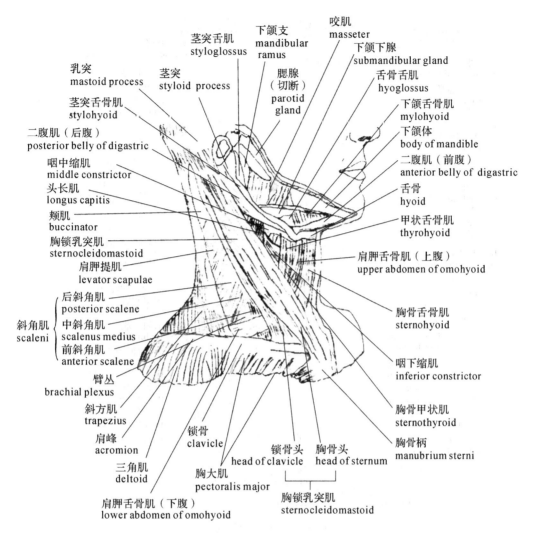

图 3-7　颈侧区的结构

的后方,借结缔组织连于后壁上,内含大量来自舌咽神经的感觉神经末梢,构成化学感受器,作用与主动脉体(球)相同。两者有调节血压和呼吸的作用。

2)颈外动脉 external carotid artery 是颈总动脉终支之一,主要分布于颈前部、面部、颅顶和硬脑膜;在颈动脉三角内,在甲状软骨上缘平面以上发自颈总动脉。其起始段在颈内动脉前内侧上升,在下颌后间隙即转至其外侧,穿经腮腺到达下颌颈后方,分为颞浅动脉和上颌动脉两终支。颈外动脉内侧为舌骨、咽侧壁和喉上神经的内支。颈外动脉借茎突咽肌和茎突舌肌与颈内动脉相隔,其浅面为面总静脉、舌下神经、二腹肌后腹和茎突舌骨肌等所越过。

颈外动脉的分支、分布如下:

①甲状腺上动脉 superior thyroid artery,多在舌骨大角末端平面稍下,发自颈外动脉前壁,沿甲状软骨侧缘,伴喉上神经外支行向前下,至甲状腺左、右叶上极上方5～23cm 处,其主干分为腺支分布于腺体上部。此外,甲状腺动脉还发出喉上动脉和肌支,前者伴喉上神经内支穿过甲状舌骨膜或甲状软骨板,分布于喉内;后者分布于环甲肌、舌骨下肌群和胸锁乳突肌。

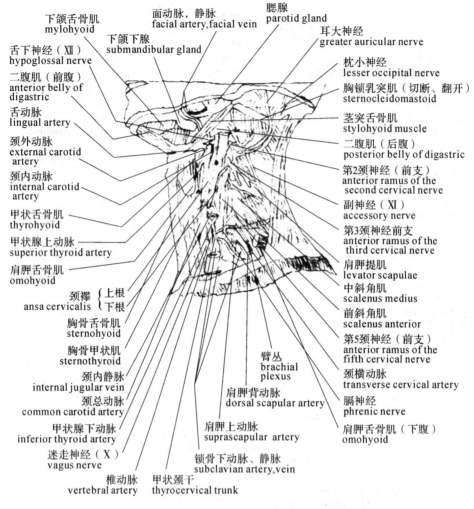

图 3-8　颈侧区深层的结构

②舌动脉 lingual artery,在舌骨大角平面发自颈外动脉,行向上前,分布于舌和口底。

③面动脉 facial artery,在舌动脉起点稍上方,发自颈外动脉,行向上前,绕过下颌骨下缘到达面部,分布于面部和腭扁桃体。

④枕动脉 occipital artery,于二腹肌后腹下缘处发自颈外动脉,行经胸锁乳突肌等深面,多在枕外隆凸外侧穿入枕部皮下,继行向上至颅顶枕部,沿途分支分布于项部肌和胸锁乳突肌,以及枕部皮肤和硬脑膜,并在头顶皮下组织内与其他动脉的支广泛吻合。到胸锁乳突肌的分支,有时直接发自颈外动脉。

⑤耳后动脉 posterior auricular artery,于二腹肌后腹上缘处发自颈外动脉,向上经腮腺深面至乳突与耳郭后面之间,分支分布于耳后的肌和皮肤以及颅顶枕部。它有时发一茎乳动脉经乳突孔分布于鼓室、乳突小房、面神经等。

⑥咽升动脉 ascending pharyngeal artery,分布于咽壁和软腭等。

⑦颞浅动脉 superficial temporal artery,颈外动脉终支之一,发出后,在下颌颈后方穿过腮腺上行,经外耳门前方越过颧弓根到达颞部,于眶上缘平面以上分为额、顶两终支,分布于

额部和顶部的肌和皮肤,与对侧同名动脉及枕动脉等的支广泛吻合。

⑧上颌动脉 maxillary artery,颈外动脉另一终支,发出后经下颌颈内侧行向前内,经颞下窝翼外肌深面或浅面入翼腭窝;它沿途分支分布于鼻腔、腭、颊、腭扁桃体、咀嚼肌、下颌牙和牙龈、外耳道、中耳和硬脑膜。其中最重要的是:脑膜中动脉经棘孔入颅中窝,广泛地分布于硬脑膜。下牙槽动脉,入下颌孔供应下颌牙等,其末支出颏孔,改名为颏动脉,分布于颏部。眶下动脉,由眶下裂入眶,经眶下沟、眶下管,分布供给上颌窦、上颌切牙、尖牙等,其末支出眶下孔分布于面部。

3)颈内动脉 internal carotid artery:平甲状软骨上缘自颈总动脉发出。先在颈外动脉的后外侧,然后转向后内侧上升至颅底,经颈动脉管入颅腔。该动脉在颈部无分支,在颅内分支主要分布于大脑的前 2/3 部和视器。甲状软骨的上缘与下颌颈的后缘之间的连线,即为颈内动脉的体表投影。

(2)静脉:颈内静脉 internal jugular vein 位于颈总动脉外侧,其属支自上至下依次为面静脉,舌静脉,甲状腺上、中静脉。

颈内静脉起始于颅底的颈静脉孔,为颅内乙状窦直接向下的延续。颈内静脉在颈动脉鞘内位于颈内-颈总动脉的前外侧,在颈内-颈总动脉与颈内静脉之间的后方有迷走神经下降。

颈内静脉下降至胸锁关节后方与锁骨下静脉汇合形成头臂静脉。此汇合点称为颈静脉角(jugular venous angulus)。

颈内静脉穿刺和插管是临床诊断、治疗方法之一,如用作测定中心静脉压和输入高价营养。由于右侧颈内静脉较粗,与头臂静脉 brachiocephalic vein、上腔静脉 superior vena cava 三者几乎成一直线,所以颈内静脉穿刺和插管术宜选在右侧进行。穿刺和插管的部位常选在胸锁乳突肌前缘中点或稍上方,也可在胸锁乳突肌后缘中、下 1/3 交界处,或在该肌的两头之间的三角形间隙内进行。结扎一侧颈内静脉,并不影响脑部的血液回流,故颈部癌肿清扫术时,可将其切除。有时也可切取一段作为血管移植的材料。自耳垂向下至胸锁关节的连线,可作为颈内静脉的体表投影。颈内静脉收集来自中枢神经系统和感觉器的颅内属支,以及面静脉、舌静脉、甲状腺中静脉、胸锁乳突肌静脉、咽静脉等颅外属支的静脉血流。

(3)神经:

1)舌下神经 hypoglossal nerve:经二腹肌后腹深面进入三角,越过颈内动脉及颈外动脉浅面,发出降支,称为颈襻上根,参与颈襻组成。舌下神经起源于延髓背侧部近中线的舌下神经核,其神经根从延髓锥体外侧的前外侧沟穿出,经舌下神经管到颅外,支配舌肌。舌向外伸出主要是颏舌肌的作用,舌向内缩回主要是舌骨舌肌的作用。舌下神经只接受对侧皮质延髓束支配。舌下神经的中枢性损害引起对侧中枢性舌下神经麻痹,舌肌无萎缩,常伴有偏瘫,多见于脑血管意外。周围性舌下神经麻痹时,舌显著萎缩。舌下神经核的进行性变性疾病还可伴有肌肉震颤。

2)副神经 accessory nerve:由颅根和脊髓根组成。颅根的纤维为特殊内脏运动神经纤维,起自疑核,自迷走神经根下方出脑后与脊髓根同行,经颈静脉孔出颅,加入迷走神经,支配咽喉肌。脊髓根的纤维为躯体运动神经纤维,起自脊髓颈部的副神经脊髓核,由脊神经前后根之间出脊髓,在椎管内上行,经枕骨大孔入颅腔,与颅根汇合一起出颅腔。出颅腔后,又与颅根分开,绕颈内静脉行向外下,经胸锁乳突肌深面继续向外下斜行进入斜方肌深面,分支支配此二肌。

3）迷走神经 vagus nerve：行于颈动脉鞘内，位于颈内动脉、颈总动脉与颈内静脉之间的后方，在颈动脉三角内的分支有喉上神经和心支。心支参与心丛的组成，为混合神经，其运动纤维起自疑核，与舌咽神经并行，穿出脑干后经颈静脉孔出颅腔，供应除软腭肌和茎咽肌以外的所有咽、喉、软腭的肌肉。感觉神经元在颈静脉孔附近的颈神经节和结神经节。颈神经节的周围支传导一部分外耳道、鼓膜和耳郭的一般感觉；中枢支入三叉神经的脑干脊髓核。结神经节的周围支传导咽、喉、气管、食管及各内脏的感觉，以及咽、软腭、硬腭会厌等部分的味觉；中枢支入弧束核。副交感神经起自第四脑室底部的迷走神经背核，分布于内脏器官。

（4）二腹肌后腹 posterior belly of digastric：是颈动脉三角与下颌下三角的分界标志，也是颈部及颌面部手术的主要标志。其表面有耳大神经、下颌后静脉及面神经颈支；深面有颈内动、静脉，颈外动脉，迷走神经，副神经，舌下神经及颈交感干；其上缘有耳后动脉和面神经及舌咽神经等；下缘有枕动脉和舌下神经。二腹肌的前腹和后腹皆为重要的解剖标志。二腹之间为中间腱，中间腱由坚韧的结缔组织固定于舌骨体和舌骨大角的交界处。当舌骨被固定时，此肌能拉下颌骨向下做张口运动，与升颌肌群作用相对抗。

（二）肌三角

1. 境界：肌三角 muscular triangle 由颈前正中线、胸锁乳突肌前缘和肩胛舌骨肌上腹围成。其浅面的结构由浅入深依次为皮肤、浅筋膜、颈筋膜、颈阔肌、颈前静脉与皮神经，以及颈筋膜浅层；其深面为椎前筋膜。

2. 内容：

（1）甲状腺 thyroid gland：

1）形态与被膜：甲状腺呈“H”形，有一峡部和两侧叶。气管前筋膜包绕甲状腺形成腺鞘 gland sheath，又称假被膜 false capsule。甲状腺的外膜称真被膜 true capsule，即纤维囊 fibrous capsule。两者之间为囊鞘间隙，假被膜在侧叶内侧和峡部后面与甲状软骨、环状软骨以及气管软骨环的软骨膜愈着并增厚，形成甲状腺悬韧带 suspensory ligaments of thyroid gland，将甲状腺固定于喉及气管壁上；因此，吞咽时，甲状腺可随喉上、下移动，为判断是否甲状腺肿大的依据之一。

2）位置与毗邻：甲状腺的两侧叶位于喉下部和气管上部的前外侧，上极平甲状软骨中点，下极至第 6 气管软骨。有时侧叶的下极可伸至胸骨柄的后方，称为胸骨后甲状腺。甲状腺峡位于第 2～4 气管软骨的前方。

甲状腺的前面，由浅入深有皮肤、浅筋膜、颈筋膜浅层、舌骨下肌群及气管前筋膜。侧叶的后内侧邻接喉与气管、咽与食管及喉返神经等；后外侧与颈动脉鞘及鞘内的颈总动脉、颈内静脉和迷走神经，位于椎前筋膜深面的颈交感干相邻，当甲状腺肿大时，如向后内方压迫，出现呼吸、吞咽困难和声音嘶哑；如向后外方压迫交感干时，可出现 Horner 综合征，即瞳孔缩小、眼裂变窄及眼球内陷等。

3）甲状腺的动脉与喉的神经：甲状腺上动脉 superior thyroid artery 起自颈外动脉起始部的前面，伴喉上神经外支行向前下方，侧叶上极附近分为前、后两支。沿途分支有胸锁乳突肌支、喉上动脉及环甲肌支等（图 3-9）。喉上动脉与喉上神经内支伴行，穿甲状舌骨膜，分布于喉内。

喉上神经 superior laryngeal nerve 在舌骨大角处分为两支:内支分布于声门裂以上的喉黏膜;外支伴甲状腺上动脉行向前下方,在距侧叶上极约 1cm 处,与动脉分开,变向内侧,发支支配环甲肌及咽下缩肌(图 3-10)。甲状腺次全切除术结扎甲状腺上动脉时,应紧贴腺的上极进行,以免伤及喉上神经外支而致声音低钝、呛咳等。

甲状腺下动脉 inferior thyroid artery 是甲状颈干的分支。

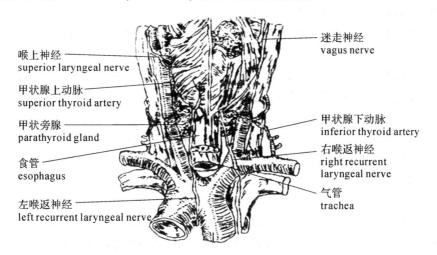

图 3-9 甲状腺的动脉与喉的神经(后面观)

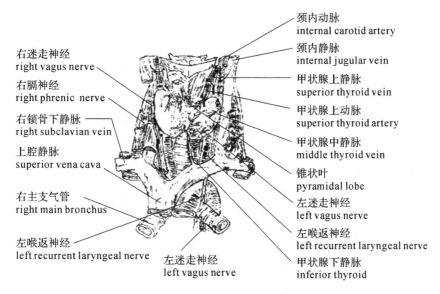

图 3-10 甲状腺的静脉

喉返神经 recurrent laryngeal nerve 是迷走神经的分支。左喉返神经勾绕主动脉弓,右喉返神经勾绕锁骨下动脉,两者均上行于气管与食管之间的沟内,至咽下缩肌下缘、环甲关节后方进入喉内,称为喉下神经 inferior laryngeal nerve,其运动支支配除环甲肌以外的所有喉肌,感觉支分布于声门裂以下的喉黏膜。两者入喉前都经过环甲关节后方,故甲状软骨下角可作为寻找喉返神经的标志。喉返神经多在甲状腺侧叶下极的后方与甲状腺下动脉有复杂的交叉关系。因此,施行甲状腺次全切除术时,应远离甲状腺下极结扎甲状腺下动脉,以免伤及喉返神经,引起声音嘶哑。

甲状腺最下动脉 arteriae thyreoidea ima 出现率约为 10%。此外,还有来自气管、食管的小血管经由甲状腺内侧面进入甲状腺。因而当切断、结扎甲状腺的 4 条主要血管进行甲状腺大部切除术后,残余腺体仍有血液供应。而做甲状腺手术时,甲状腺的内侧面不要进行游离,以免切断这部分供应甲状腺的血管。

4)甲状腺的静脉:甲状腺的静脉在腺体的表面吻合成丛,由甲状腺上、中、下三对静脉引流,分别汇入颈内静脉和头臂静脉。

甲状腺上静脉 superior thyroid vein 较小,与甲状腺上动脉伴行,注入颈内静脉。

甲状腺中静脉 middle thyroid vein 无伴行动脉,自甲状腺侧叶注入颈内静脉。

甲状腺下静脉 inferior thyroid vein 由数条静脉构成,不与甲状腺下动脉伴行,被甲状腺下极的韧带所包被,经气管食管间沟浅层,汇入头臂静脉。偶尔两侧甲状腺下静脉合成一条静脉注入左头臂干,即甲状腺最下静脉。甲状腺下静脉常在气管前方形成丛,称甲状腺奇静脉丛。行低位气管切开术时,应处理好这些血管以防因出血而影响手术。

(2)上、下甲状旁腺 superior and inferior parathyroid gland:为两对扁圆形小体,表面光滑,呈棕黄或淡红色,位于甲状腺侧叶后面,真、假被膜之间(图 3-11)。行甲状旁腺是调控钙、磷代谢的内分泌腺。行甲状腺手术时应呈楔形切除甲状腺,防止甲状旁腺被切除。

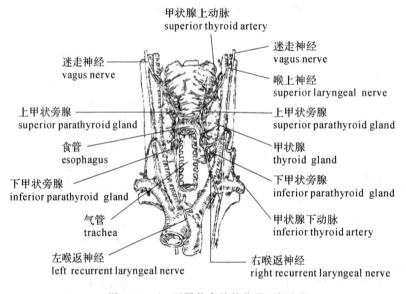

图 3-11　上、下甲状旁腺的位置(后面观)

(3)气管颈部 cervical part of trachea:平第 6 颈椎下缘接环状软骨,下方前平胸骨颈静脉切迹,后平第 7 颈椎下缘移行为气管胸部。常规施行气管切开术时,头应严格保持正中位置,并尽量后仰,使气管接近体表,以利手术的进行。

气管颈部的毗邻:前面由浅入深依次为皮肤、浅筋膜、颈筋膜浅层、胸骨上间隙及颈静脉弓、舌骨下肌群及气管前筋膜。

(4)食管颈部 cervical part of esophagus:上端前平环状软骨下缘与咽相接;下端平颈静脉切迹平面处移行为食管胸部。

第四节　胸锁乳突肌区及颈根部

一、胸锁乳突肌区

(一)境界

胸锁乳突肌区 sternocleidomastoid region 是指该肌在颈部所占据和覆盖的区域。上界至乳突,下界是胸骨柄上缘和锁骨内侧段,深达椎前筋膜。

(二)内容及毗邻

1. 颈襻 ansa cervicalis 由第1~3颈神经前支的分支组成。行甲状腺手术时,多平环状软骨切断舌骨下诸肌,可避免伤及颈襻的肌支(图3-12)。

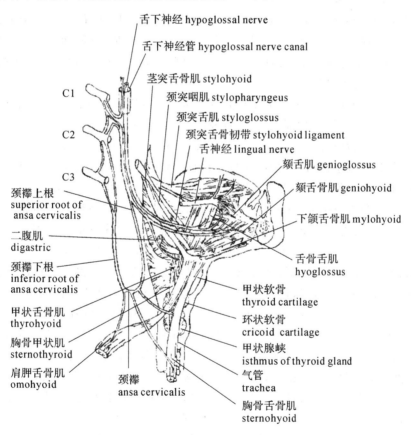

图3-12　颈襻及其支配的肌肉

2. 颈动脉鞘及其内容:颈动脉鞘 carotid sheath 上起自颅底,下续纵隔。鞘内有颈内静脉和迷走神经贯穿全长,颈内动脉行于鞘的上部,颈总动脉行经其下部。

3. 颈丛 cervical plexus 由第1~4颈神经前支构成,位于胸锁乳突肌上部深面,有皮支、肌支和膈神经。

4. 颈交感干 cervical sympathetic trunk 是交感干的颈段。节前纤维起自上胸段脊髓,经上胸部神经(主要是 T1~T3)及其白交通支至交感干,纵向走行于头长肌浅面,椎前筋膜深面,颈动脉鞘的后方,迷走神经干的内侧,行于中下颈椎时多位于横突的前方,节后神经元发出节后纤维,形成各节的分支,分布于血管和各器官。绝大部分颈椎每侧有 3~4 个交感神经节,即上、中(个数不定,0~3 个)、下神经节或颈胸神经节,椎动脉附近可出现椎神经节,又称颈中神经节。颈上、下神经节或颈胸神经节恒定出现,位置一般较为固定。颈中神经节在有些标本中缺如,且呈不对称缺如。颈胸神经节是由颈下神经节与第 1 胸神经节融合而成,也称为星状神经节 stellate ganglion,在颈下神经节缺如时恒定出现。

(1)颈上神经节 superior thyroid ganglia 位于胸锁乳突肌区,第 2、3 颈椎横突前方,最大,呈梭形或椭圆形,前侧被椎前筋膜、颈动脉鞘、迷走神经、耳大神经及枕小神经覆盖,后侧为颈长肌及其软组织筋膜。颈上神经节发出的节后纤维发出多个分支,主要包括颈内动脉神经、颈内静脉神经、颈外动脉神经、心上神经及咽喉支等,向椎动脉发出的分支较少。因位置较高且易于辨认,手术中该神经节损伤概率很小。

(2)颈中神经节 middle cervical ganglion 最小,位于 C5 或 C6 横突水平,有时缺如,有时多达 3 个,形状不规则,不易辨认,周围组织包括甲状腺下动脉、颈横动脉、斜角肌等重要结构。其节后支穿过椎前筋膜、颈长肌等组织进入椎间孔,终止于椎动脉中部,并在椎动脉表面与颈下节的交通支相吻合。

(3)颈下神经节 inferior cervical ganglion 多呈星形或椭圆形,由第 7、8 颈神经节合并而成,位于 C7 横突与第 1 肋骨颈部之间,位置较深,分支较多。

(4)颈深淋巴结:颈外侧上深淋巴结 deep superior lateral cervical lymph node 位于颈内静脉上段周围,其中位于颈内静脉前方的称为颈内静脉前淋巴结;位于二腹肌后腹下方,在静脉汇入颈内静脉交角处的淋巴结,称为颈内静脉二腹肌淋巴结 jugulodigastric lymph node,临床上又称角淋巴结 angular lymph node,收纳鼻咽部、腭扁桃体及舌根部的淋巴;鼻咽癌及舌根部癌常首先转移至该淋巴结。另有少数淋巴结在枕三角内沿副神经排列,称为颈内静脉外侧淋巴结 lateral jugular lymph node,又称副神经淋巴结 accessory lymph node。上述淋巴结收纳颈浅、腮腺、颏下、乳突、枕及肩胛上淋巴结引流的淋巴,也收纳咽、喉、甲状腺、气管、食管及舌根等的淋巴;输出管注入颈外侧下深淋巴结,或直接注入颈干。

颈外侧下深淋巴结 deep lateral subcervical lymph node 位于颈内静脉下段,臂丛及锁骨下血管周围;其中,位于颈内静脉与肩胛舌骨肌中间腱交角处的淋巴结,称为颈内静脉肩胛舌骨肌淋巴结 juguloomohyoid lymph node,收纳舌尖部的淋巴,舌尖部癌首先转移至该淋巴结。另有淋巴结沿颈横血管排列,称为锁骨上淋巴结 supraclavicular lymph node;其外侧的淋巴结位于斜方肌与肩胛舌骨肌下腹交角处,内侧部的淋巴结位于前斜角肌前方,紧邻静脉,即斜角肌淋巴结 scalenus lymph node。左侧斜角肌淋巴结又称 Virchow 淋巴结,当胃癌或食管下部癌转移时,常可累及该淋巴结;临床检查时,可在胸锁乳突肌后缘和锁骨上缘的交角处触到肿大的淋巴结。颈外侧下深淋巴结收纳颈外侧上深淋巴结引流的淋巴,也可直接收纳颈上部各淋巴结群引流的淋巴,以及耳、鼻、咽、喉、口腔和甲状腺等处的淋巴;其输出管合成颈干,左侧注入胸导管,右侧注入右淋巴导管。

二、颈根部(图 3-13、图 3-14、图 3-15)

(一)境界

颈根部 root of neck 是指颈部与胸部之间的接壤区,其中心标志是前斜角肌 anterior scalenus。

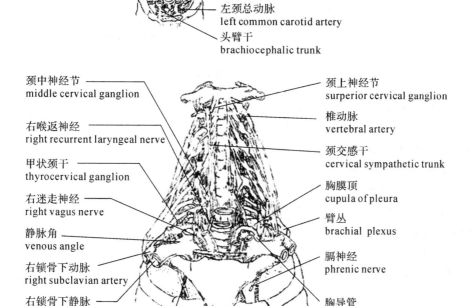

左锁骨下动脉
left subclavian artery

左头臂静脉
left brachiocephalic vein

左颈总动脉
left common carotid artery

头臂干
brachiocephalic trunk

颈中神经节
middle cervical ganglion

右喉返神经
right recurrent laryngeal nerve

甲状颈干
thyrocervical ganglion

右迷走神经
right vagus nerve

静脉角
venous angle

右锁骨下动脉
right subclavian artery

右锁骨下静脉
right subclavian vein

胸廓内动脉
internal thoracic

颈上神经节
surperior cervical ganglion

椎动脉
vertebral artery

颈交感干
cervical sympathetic trunk

胸膜顶
cupula of pleura

臂丛
brachial plexus

膈神经
phrenic nerve

胸导管
thoracic duct

图 3-13 颈根部

(二)内容及毗邻

1.胸膜顶 cupula of pleura 是覆盖肺尖部的壁胸膜,突入颈根部,高出锁骨内侧 1/3 上缘 2~3cm。前、中、后斜角肌覆盖其前、后及外方。从第 7 颈椎横突、第 1 肋颈和第 1 胸椎体连至胸膜顶的筋膜称为胸腔上膜,起悬吊作用。当行肺萎陷手术时,须切断上述筋膜,才能使肺尖塌陷。

2.锁骨下动脉 subclavian artery 左侧起自主动脉弓,右侧是头臂干的分支。前斜角肌将其分为三段:第 1 段经胸膜顶前上方,第 2 段在前斜角肌后方,第 3 段位于第 1 肋上面。该动脉于第 1 肋外侧缘续于腋动脉。其主要分支如下:

(1)椎动脉 vertebral artery 起于锁骨下动脉第一段上壁,发出后穿经第 6 颈椎以上的横突孔,在寰椎侧块后方向内侧弯曲,穿经枕骨大孔进入颅腔,在脑桥下缘与对侧椎动脉联合形成基底动脉。椎动脉第 1 段在颈长肌和前斜角肌之间向后上行,在颈总动脉和椎静脉后方与甲状腺下动脉相交叉。

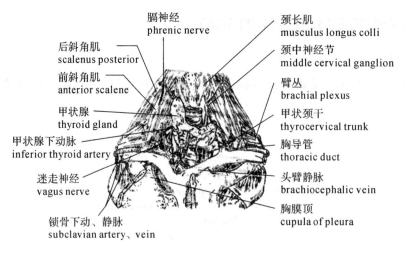

图 3-14　颈根部(前面观)

左侧动脉则被胸导管跨过,该动脉后方有第 7 颈椎横突、星状神经节及第 7、8 颈神经后支。椎动脉第 2 段穿经颈椎横突孔上升,并与星状神经节的分支和椎静脉构成的静脉丛伴行。此段椎动脉在 C6~C2 脊神经前支前方,几乎垂直上升至枢椎横突孔,继而转向外侧达寰椎横突孔,此处开始为椎动脉第 3 段,经头外侧直肌内侧弯曲向后行至寰椎侧块内后方、第 1 颈神经前

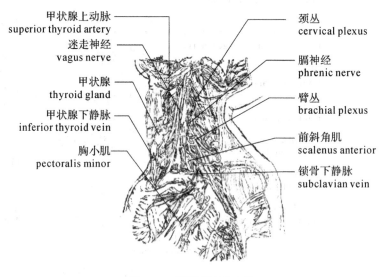

图 3-15　颈根部(侧面观)

支外侧,继而行于寰椎后弓上面的椎动脉沟,在寰枕后膜下缘穿入椎管。此段位于枕下三角内并由头半棘肌覆盖,在第 1 颈神经后支和该动脉与寰椎后弓之间。椎动脉第 4 段穿硬脑膜、蛛网膜在舌下神经根前方上行,在延髓前面斜上行至脑桥下缘处,与对侧动脉联合形成沿中线走行的基底动脉。

椎动脉型颈椎病是颈椎退行性改变引起椎-基底动脉供血不足导致以眩晕为主要症状的临床综合征,严重时可发生猝倒。

(2)胸廓内动脉 internal thoracic artery 与椎动脉的起始相对,由锁骨下动脉第 1 段的下壁发出,沿前斜角肌内缘向下内行,经锁骨内侧半后方与胸膜顶的前方进入胸腔,继而在胸前壁的内面、距胸骨侧缘之外约 1.25cm 下行,穿膈进入腹前壁的腹直肌鞘内,移行为腹壁上动脉,并与腹壁下动脉相吻合。胸廓内动脉沿途发出肋间支、穿支、心包膈动脉和肌膈动脉等分支,主要分布于胸前壁、乳房、心包、膈、胸膜和腹前壁以及腹膜等结构。

（3）甲状颈干 thyrocervical trunk 起自锁骨下动脉第 1 段，分为 3 支：甲状腺下动脉；肩胛上动脉，经膈神经和前斜角肌前方、锁骨后方至肩胛区；颈横动脉，经锁骨与前斜角肌、膈神经之间，向外入斜方肌深面。

（4）肋颈干 costocervical trunk 起自锁骨下动脉第 1 或第 2 段，分为颈深动脉和最上肋间动脉。

3. 胸导管 thoracic duct 先沿食管颈部左缘上升，平第 7 颈椎高度形成胸导管弓，经颈动脉鞘后方，椎血管和交感干前方，弯向下内注入左静脉角。右淋巴导管 right lymphatic duct 长约 1cm，由右颈干、右锁骨下干和右支气管纵隔干汇合而成，注入右静脉角。

4. 锁骨下静脉 subclavian vein 自第 1 肋外缘续于腋静脉。在第 1 肋上面，经锁骨与前斜角肌之间，向内侧与颈内静脉汇合成头臂静脉。锁骨下静脉壁与第 1 肋、锁骨下肌、前斜角肌的筋膜相愈着，故伤后易致气栓。临床上，可经锁骨内侧端下方和第 1 肋之间行锁骨下静脉穿刺，进行长期输液、心导管插管及中心静脉压测定等。

5. 迷走神经 vagus nerve 有左右两支。右迷走神经下行于右颈总动脉和右颈内静脉之间，经锁骨下动脉第 1 段前面时发出右喉返神经，绕经右锁骨下动脉的下面和后方返回颈部。左迷走神经在左颈总动脉和左颈内静脉之间下行入胸腔。

6. 膈神经 phrenic nerve 由第 3～5 颈神经前支组成。位于前斜角肌前面，椎前筋膜深面；其前方还有胸锁乳突肌、肩胛舌骨肌中间腱、颈内静脉、颈横动脉和肩胛上动脉；内侧有颈升动脉上行。该神经在胸膜顶的前内侧，迷走神经的外侧，穿锁骨下动、静脉之间进入胸腔。

7. 斜角肌 scalenus 颈部每侧 3 块，按位置排列命名为前、中、后斜角肌，均起自颈椎横突，纤维斜向外下，分别止于第一肋上面的斜角肌结节、第二肋骨外面（图 3-16）。在前、中斜角肌和第一肋骨之间，形成三角形间隙，称斜角肌间隙 scalene fissure，内有锁骨下动脉 subclavian artery 和臂丛 brachial plexus 神经通过，故临床上将麻药注入此间隙，进行臂丛神经阻滞麻醉。前斜角肌肥厚或痉挛，可压迫锁骨下动脉和臂丛，引起前斜角肌综合征。

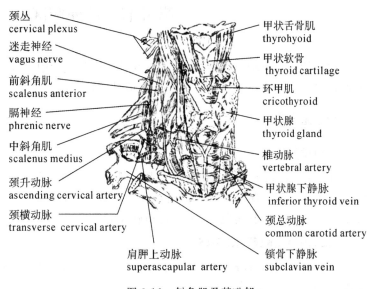

图 3-16 斜角肌及其毗邻

8. 椎动脉三角 triangle of the vertebral artery 外侧界为前斜角肌，内侧界为颈长肌，下界为底，即锁骨下动脉第 1 段，尖为第 6 颈椎横突前结节。椎动脉三角的后方有胸膜顶、第 7 颈椎横突、第 8 颈神经前支及第 1 肋颈；前方有颈动脉鞘及膈神经、甲状腺下动脉及胸导管等。三角内的主要结构有椎动、静脉，甲状腺下动脉，交感干及颈胸神经节等（图 3-17）。

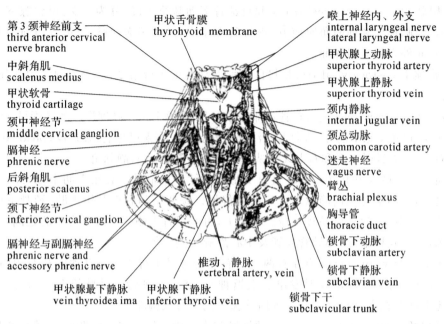

第3颈神经前支
third anterior cervical
nerve branch

中斜角肌
scalenus medius

甲状软骨
thyroid cartilage

颈中神经节
middle cervical ganglion

膈神经
phrenic nerve

后斜角肌
posterior scalenus

颈下神经节
inferior cervical ganglion

膈神经与副膈神经
phrenic nerve and
accessory phrenic nerve

甲状腺最下静脉
vein thyroidea ima

甲状腺下静脉
inferior thyroid vein

甲状舌骨膜
thyrohyoid membrane

椎动、静脉
vertebral artery, vein

锁骨下干
subclavicular trunk

喉上神经内、外支
internal laryngeal nerve
lateral laryngeal nerve

甲状腺上动脉
superior thyroid artery

甲状腺上静脉
superior thyroid vein

颈内静脉
internal jugular vein

颈总动脉
common carotid artery

迷走神经
vagus nerve

臂丛
brachial plexus

胸导管
thoracic duct

锁骨下动脉
subclavian artery

锁骨下静脉
subclavian vein

图 3-17　椎动脉三角的内容

第五节　颈外侧区

颈外侧区是由胸锁乳突肌后缘、斜方肌前缘和锁骨中 1/3 上缘围成的三角区；该区被肩胛舌骨肌下腹分为枕三角和肩胛舌骨肌锁骨三角。

一、枕三角

(一)境界

枕三角 occipital triangle 又称肩胛舌骨肌斜方肌三角,位于胸锁乳突肌后缘、斜方肌前缘与肩胛舌骨肌下腹上缘。其前面依次为皮肤、浅筋膜和颈筋膜浅层,深面为椎前筋膜及其覆盖下的前、中、后斜角肌等,头夹肌和肩胛提肌。

(二)内容及毗邻(图 3-18)

1. 副神经 accessory nerve:本干在胸锁乳突肌后缘上、中 1/3 交点处进入枕三角,有枕小神经勾绕,是确定副神经的标志。

2. 颈、臂丛支:肩胛背神经、肩胛上神经、胸长神经。

(1)肩胛背神经 dorsal scapular nerve 主要支配肩胛提肌,大小菱形肌。起自第 5 颈神经,也常接受一部分第 4 颈神经。在颈神经刚出椎间孔时发出,肩胛背神经为前斜角肌所掩盖,向后下方越过中斜角肌表面(或穿过该肌)与副神经并行,至肩胛提肌前缘,经该肌和菱形肌的深侧,沿肩胛骨内侧缘下降,到肩胛骨下角,分布于肩胛提肌及大小菱形肌。

肩胛背神经易卡压的部位有两处,一是当颈神经根特别是 C5 神经根受压时,常易累及肩胛背神经;二是肩胛背神经穿过中斜角肌时,部分腱性纤维从神经表面通过使其受到卡

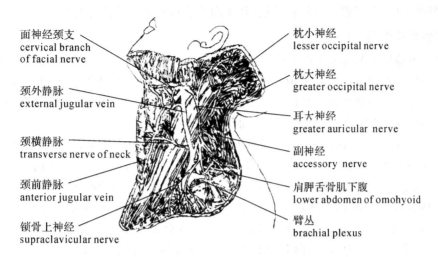

图 3-18　枕三角的内容

压。腱性纤维为极致密的胶原纤维,呈密集排列,互相交织,肩胛背神经在这种结构与前斜角肌之间穿出。当颈部慢性劳损、剧烈运动或受到外力打击时,肌肉强力收缩、痉挛、出血等,引起局部组织发生形态学改变,造成神经的机械性卡压。

(2)肩胛上神经 suprascapular nerve 起自臂丛上干,向后走行经肩胛上切迹进入冈上窝,继而伴肩胛上动脉一起绕行肩胛冈外缘转入冈下窝,分布于冈上肌、冈下肌和肩胛关节。肩胛上切迹处该神经最易损伤,损伤后表现出冈上肌和冈下肌无力,肩胛关节疼痛等症状。

(3)胸长神经 long thoracic nerve 主要支配前锯肌,起于第 5、6、7 颈神经。胸长神经支大多和肩胛背神经在 C5 的起始处合干,一起穿入中斜角肌斜行向下,出中斜角肌后,与肩胛背神经分开,继续下行与 C6 发出的胸长神经支合干,在锁骨水平与 C7 发出的胸长神经支合干,穿过锁骨下,于腋窝内侧壁的前锯肌表面下行,最后分成小支,分布到前锯肌。

由于胸长神经穿过中斜角肌(在 C5 起点)的腱性纤维组织,因此当中斜角肌劳损、无菌性炎症或肌肉痉挛时可导致起源于 C5 神经根的胸长神经支卡压。由于肩胛背神经和起源于 C5 神经根的胸长神经在起始部常合成干,所以两者可一同在干处被卡压。

胸长神经支配前锯肌,稳定肩胛骨,使肩胛骨外旋、外展,参与肩外展、肩上举。胸长神经卡压早期可表现肩部或肩胸部疼痛,后逐渐出现肩外展无力、肩上举受限和翼状肩胛。翼状肩胛并非在胸长神经卡压或损伤的早期即出现,是病变进一步发展的结果,多是由于胸长神经麻痹,前锯肌瘫痪,上肢前推时不能使肩胛骨紧贴胸壁,从而造成肩胛骨脊柱侧和肩胛骨下角耸起离开胸廓,形成翼状肩胛。

二、肩胛舌骨肌锁骨三角

(一)境界

肩胛舌骨肌锁骨三角 omoclavicular triangle 即锁骨上三角 supraclavicular triangle,位于锁骨中 1/3 上方,在体表呈明显凹陷,故又名锁骨上大窝 greater supraclavicular fossa,窝底可摸到锁骨下动脉的搏动、臂丛和第 1 肋,稍上方为臂丛阻滞麻醉的注射部位。由胸锁乳突肌后缘、肩胛舌骨肌下腹和锁骨围成。其浅面依次为皮肤,浅筋膜及位于其中的锁骨上神经、颈外静脉末段,颈阔肌及颈筋膜浅层;其深面为斜角肌下份及椎前筋膜。

(二)内容及毗邻(图 3-19)

1. 锁骨下静脉及静脉角 subclavian vein and venous angle:锁骨下静脉在第 1 肋骨外侧缘续于腋静脉。在该三角内位于锁骨下动脉第 3 段的前下方,有颈外静脉和肩胛背静脉汇入。该静脉在前斜角肌内侧与颈内静脉汇合成头臂静脉,两者间向上外开放的角,称为静脉角 venous angle。胸导管和右淋巴导管分别注入左、右静脉角。

2. 锁骨下动脉 subclavian artery:经斜角肌间隙进入此三角,走向腋窝。位于三角内的是该动脉第 3 段,其下方为第 1 肋,后上方有臂丛诸干,前下方为锁骨下静脉。在该三角内可见该动脉的直接和间接的分支:肩胛背动脉、肩胛上动脉和颈横动脉,分别至斜方肌深面及肩肌区。

3. 臂丛 brachial plexus:由第 5~8 颈神经和第 1 胸神经的前支组成臂丛的 5 个根,经斜角肌间隙,锁骨下动脉后上方进入此三角;其中颈 5,6 合成上干,颈 7 延续为中干,颈 8 和胸 1 合成下干。各干均分为前、后两股,根、干、股组成臂丛锁骨上部。锁骨中点上方,为锁骨上臂丛神经阻滞麻醉处。各股经锁骨中份的后下方进入腋窝,合成三束。在三角内,臂丛发出肩胛背神经、锁骨下肌神经和胸长神经等分支。臂丛与锁骨下动脉均由椎前筋膜形成的筋膜鞘包绕,续于腋鞘。

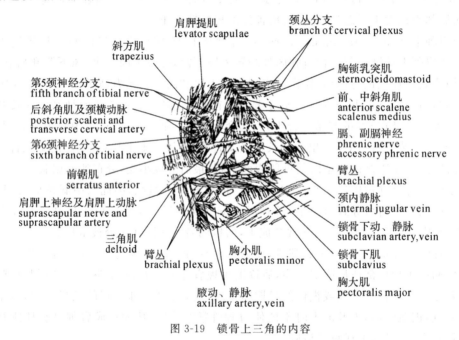

图 3-19 锁骨上三角的内容

第六节 颈部淋巴

一、颈上部淋巴结

颈上部淋巴结多为头部淋巴管的局部淋巴结,沿头、颈交界处排列,位置表浅,分为 5

组，其中枕淋巴结 occipital lymph node、乳突淋巴结 mastoid lymph node、腮腺淋巴结 parotid lymph node、下颌下淋巴结 submandibular lymph node（图 3-20）位于颌下腺附近，收纳眼、鼻、唇、牙、舌及口底的淋巴，注入颈外侧上、下深淋巴结。

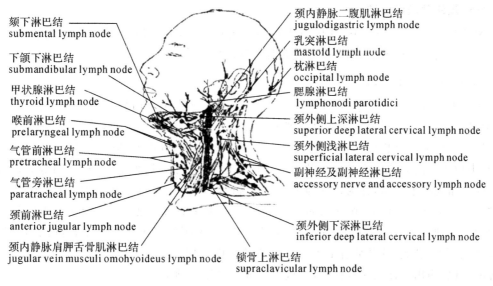

图 3-20　颈部的淋巴结

颏下淋巴结 submental lymph node 位于颏下三角内，收纳颏部、口底及舌尖等处的淋巴，注入下颌下淋巴结及颈内静脉二腹肌淋巴结。

二、颈前淋巴结

颈前淋巴结位于舌骨下方，两侧胸锁乳突肌、颈动脉鞘之间，分为浅、深两组。

（一）颈前浅淋巴结

颈前浅淋巴结 superficial anterior cervical lymph node 沿颈前静脉排列，收纳舌骨下区的浅淋巴，注入颈外侧下深淋巴结或直接注入锁骨上淋巴结。

（二）颈前深淋巴结

颈前深淋巴结 deep anterior cervical lymph node 位于颈部器官周围，分为 4 组。

1. 喉前淋巴结 prelaryngeal lymph node 位于喉的前方，收纳喉的淋巴；其中声门裂以上的淋巴注入颈外侧上深淋巴结，声门裂以下的淋巴注入气管旁淋巴结，然后注入颈外侧下深淋巴结。

2. 甲状腺淋巴结 thyroid lymph node 位于甲状腺峡前面，收纳甲状腺的淋巴，先注入气管前淋巴结和气管旁淋巴结，然后注入颈外侧上深淋巴结，或直接注入颈外侧上深淋巴结。

3. 气管前淋巴结 pretracheal lymph node 位于气管颈部前外侧，收纳甲状腺和气管颈部的淋巴，注入气管旁淋巴结和颈外侧下深淋巴结。

4. 气管旁淋巴结 paratracheal lymph node 沿喉返神经排列，收纳喉、甲状腺、气管与食管的淋巴，注入颈外侧下深淋巴结。

三、颈外侧淋巴结

颈外侧淋巴结以颈筋膜浅层为界分为浅、深两组。

(一)颈外侧浅淋巴结

颈外侧浅淋巴结 superficial lateral cervical lymph node 沿颈外静脉排列,收纳枕、耳后及腮腺淋巴结引流的淋巴,输出管注入颈外侧深淋巴结。

(二)颈外侧深淋巴结

颈外侧深淋巴结 deep lateral cervical lymph node 主要沿颈内静脉排列成纵行的淋巴结群,上自颅底,下至颈根部。通常以肩胛舌骨肌下腹为界,分为上、下两群。

1.颈外侧上深淋巴结 superior deep lateral cervical lymph node 位于颈内静脉上段周围,其中位于颈内静脉前方的称为颈内静脉前淋巴结;位于二腹肌后腹下方,面静脉汇入颈内静脉交角处的淋巴结,称为颈内静脉二腹肌淋巴结,临床上又称角淋巴结,收纳鼻咽部、腭扁桃体及舌根部的淋巴,鼻咽癌及舌根部癌常首先转移至该淋巴结。另有少数淋巴结在枕三角内沿副神经排列,称为颈内静脉外侧淋巴结,又称副神经淋巴结。上述淋巴结收纳颈浅、腮腺、颏下、乳突、枕及肩胛上淋巴结引流的淋巴,也收纳咽、喉、甲状腺、气管、食管及舌根等的淋巴;输出管注入颈外侧下深淋巴结,或直接注入颈干。

2.颈外侧下深淋巴结 inferior lateral cervical lymph node 位于颈内静脉下段,臂丛及锁骨下血管周围,其中位于颈内静脉与肩胛舌骨肌中间腱交角处的淋巴结,称为颈内静脉肩胛舌骨肌淋巴结,收纳舌尖部的淋巴,舌尖部癌首先转移至该淋巴结。另有淋巴结沿颈横血管排列,称为锁骨上淋巴结;其外侧的淋巴结位于斜方肌与肩胛舌骨肌下腹交角处,内侧部的淋巴结位于前斜角肌前方,紧邻静脉,即斜角肌淋巴结。左侧斜角肌淋巴结又称 Virchow 淋巴结,当胃癌或食管下部癌转移时,常可累及该淋巴结;临床检查时,可在胸锁乳突肌后缘和锁骨上缘的交角处触到肿大的淋巴结。颈外侧下深淋巴结收纳颈外侧上深淋巴结引流的淋巴,也可直接收纳颈上部各淋巴结群引流的淋巴,以及耳、鼻、咽、喉、口腔和甲状腺等处的淋巴;其输出管合成颈干,左侧注入胸导管,右侧注入右淋巴导管。

第七节　颈部手术学

一、甲状腺功能亢进

甲状腺功能亢进 hyperthyroidism,简称甲亢,是由各种原因所致正常甲状腺分泌反馈机制丧失,引起循环中甲状腺素异常增多,出现以全身代谢亢进和神经系统功能紊乱为主要特征的内分泌疾病。多见于女性,男女性之比约 1∶4。按引起原因分为原发性甲亢、继发性甲亢和高功能腺瘤。甲亢治疗有抗甲状腺药治疗、放射性碘治疗及甲状腺大部切除术。甲状腺大部切除术仍是目前治疗中度以上甲亢的一种常用而有效的方法,能使 90%～95% 的患者获得痊愈,手术死亡率低于 1%,主要缺点是有一定的并发症,术后甲亢复发率 4%～5%,少数患者有甲减的可能。

【临床表现】

患者病情轻重不一,典型表现有高代谢症候群、甲状腺肿及突眼征三大主要症状。

1.甲状腺激素分泌过多主要表现为性情急躁、易激动、失眠、双手颤动、怕热、多汗、易疲劳等;食欲亢进却体重减轻,肠蠕动亢进和腹泻,心悸,脉快有力(脉搏常在 100 次/min 以上,休息和睡眠时仍快),脉压增大,月经失调,阳痿,极个别患者伴有局限性额前黏液性水肿。

2.大多数患者有不同程度弥漫性、对称性甲状腺肿大,肿大程度与甲亢轻重无明显关系,多无局部压迫症状。由于腺体内血管扩张、血流加速,左、右叶下极可扪及震颤感和闻及血管杂音。

3.突眼征为重要且较特异的体征之一,突眼多与甲亢同时发生。典型者双侧眼球突出、眼裂增宽。严重者眼球向前突出、瞬目减少、上眼睑挛缩、睑裂宽;向前平视时,角膜上缘外露,向上看物时前额皮肤不能皱起;看近物时眼球辐辏不良,甚至伴眼睑肿胀肥厚,结膜充血、水肿等。

【治疗原则】

原发性甲亢首选抗甲状腺药治疗,若无效,则行放射性碘治疗或(和)甲状腺大部切除术;继发性甲亢、高功能腺瘤多选用手术治疗。术前需抗甲状腺药物有效控制症状,待血清 T_3、T_4 正常后,用复方碘溶液口服 2~3 周方可手术。

1.手术适应证:①继发性甲亢或高功能腺瘤;②中度以上原发性甲亢;③腺体较大,伴有压迫症状,或胸骨后甲状腺肿等类型的甲亢;④抗甲状腺药物或[131]I 治疗后复发或坚持长期用药有困难者。鉴于甲亢对妊娠可造成不良影响(流产、早产等),而妊娠又可能加重甲亢,因此妊娠早、中期的甲亢患者凡具有上述指征者,仍应考虑手术治疗。

2.手术禁忌证:①青少年患者;②症状较轻者;③老年患者或有严重器质性疾病不能耐受手术治疗者。

二、甲状腺癌

甲状腺癌 thyroid carcinoma 是甲状腺最常见的恶性肿瘤,约占全身恶性肿瘤的 1%,女性发病率高于男性。涉及预后的因素较多,以病理类型最为重要,分化良好的甲状腺癌患者,95% 可长期存活,特别是乳头状腺癌有良好的生物学行为,预后最好,但少数也可渐变为恶性程度极高的未分化癌。手术切除是除未分化癌以外各型甲状腺癌的基本治疗方式,并辅助应用放射性核素、甲状腺激素和放射性治疗。除髓样癌外,多数甲状腺癌起源于滤泡上皮细胞。

【病理分类】

按癌的病理类型可分为以下几种:

1.乳头状腺癌:约占成人甲状腺癌的 60% 和儿童甲状腺癌的全部,多见于中青年女性。属低度恶性,生长较缓慢,较早可出现颈淋巴结转移,但预后较好。

2.滤泡状腺癌:约占甲状腺癌的 20%,多见于中年人。肿瘤生长较迅速,属中度恶性,可经血液转移至肺、肝、骨和中枢神经系统,预后较乳头状腺癌差。

3.未分化癌:约占甲状腺癌的 15%,常见于老年人。肿瘤发展迅速,约 50% 早期发生颈部淋巴结转移,高度恶性。此外,常经血液转移至肺、骨等处,预后较差。

4.髓样癌:约占甲状腺癌的 7%,来源于滤泡旁降钙素分泌细胞。中度恶性,预后不如乳头状腺癌,稍好于未分化癌。

【临床表现】

1.发病初期:多无明显症状,仅在颈部出现单个、质地硬而固定、表面高低不平、随吞咽上下移动的肿块。未分化癌可在短期内迅速增大,并侵犯周围组织。因髓样癌组织可以产生激素样活性物质,患者可以出现腹泻、心悸、面色潮红和血清钙降低等症状,并伴其他内分泌腺体的增生。部分患者可与结节性甲状腺肿并存。

2.晚期:除伴有颈部淋巴结肿大外,常因喉返神经、气管或食管受压而出现声音嘶哑、呼吸困难或吞咽困难等;若颈交感神经节受压可以引起 Hormer 综合征;若颈丛神经受压出现耳、枕和肩部等处疼痛,颈肩部肌肉功能障碍。甲状腺癌远处转移多见于肺和扁骨(颅骨、椎骨、胸骨、骨盆等)。

【治疗原则】

手术切除是各型甲状腺癌的基本治疗方法,并辅助应用甲状腺素、放射性碘治疗和化疗等。

1.手术治疗:一般多行患侧腺体连同峡部全切、对侧腺体大部切除,并根据病理类型和情况决定是否行腺体全部切除加一侧或两侧颈部淋巴结清扫等。甲状腺良性肿瘤或结节性甲状腺肿,可行腔镜下甲状腺手术。

2.内分泌治疗:甲状腺癌行次全切除或全切除术后应终生服用甲状腺素,用药期间定期测定血清 T_3、T_4 和 TSH,以此调整用药剂量;控制 TSH 保持在低水平,但不引起甲亢为宜,老年人注意心脏功能。

3.放射性核素治疗:术后[131]I 治疗主要适用于 45 岁以上乳头状癌和滤泡状癌、多发病灶、局部侵袭、淋巴结转移及有远处转移者。

4.放射性治疗:主要适用于未分化型甲状腺癌。因其恶性程度高、发展迅速,常在发病2～3个月后即出现局部压迫或远处转移症状,故对该类型患者通常以外放射治疗为主,手术治疗仅为[131]I 治疗做准备或解除压迫症状。

三、颈部常见肿块

颈部肿块可以是颈部或非颈部疾病的共同表现。据统计,恶性肿瘤、甲状腺疾病及炎症、先天性疾病和良性肿瘤各占颈部肿块的 1/3。其中恶性肿瘤占有相当比例,所以颈部肿块的鉴别诊断具有重要意义。

【临床表现】

1.颈淋巴结结核多见于儿童和青年。临床表现为颈部单侧或双侧出现多个大小不等的肿大淋巴结,以单侧者居多,90%的患者仅累及一组淋巴结。早期,肿大淋巴结较硬、无痛,且能活动,随后融合成团或形成串珠状肿块,晚期,淋巴结发生干酪样坏死、液化,形成寒性脓肿,其或破溃形成经久不愈的窦道或慢性溃疡。少数患者可伴低热、盗汗、食欲不振和消瘦等全身症状。患者可通过胸部透视、结核菌素试验,必要时经淋巴结活组织病理学检查有助于明确诊断。

2.慢性淋巴结炎多为继发于头、面和颈部的炎性病灶。肿大的淋巴结常分散于颈侧区、颌下或颏下区,中等偏硬,但表面光滑,能活动,急性期有压痛或不适。

3.转移性肿瘤在颈部肿块中发病率仅次于慢性淋巴结炎和甲状腺疾病,约占颈部恶性肿瘤的 3/4。颈部的转移性肿瘤多见于鼻咽癌和甲状腺癌的转移;锁骨上窝转移性肿瘤的原发病灶大多位于胸腹部。肿瘤转移性淋巴结质地较硬,初起常为单发、无痛,尚可被推动;以后迅速增大,肿块呈结节状、表面不平、固定,且伴局部或放射性疼痛;晚期,肿块可发生坏死、破溃、感染和出血,且分泌物带有恶臭。

4. 恶性淋巴瘤为源于淋巴组织恶性增生的实体瘤(包括霍奇金病和非霍奇金淋巴瘤),多见于男性青壮年。肿大淋巴结常先出现于一侧或双侧颈侧区,散在、稍硬、尚活动、无压痛;继之病情迅速发展,淋巴结逐渐融合成团,伴腋窝、腹股沟淋巴结和肝脾肿大及不规则高热。血常规检查和淋巴结病理学检查可确诊本病。

5. 甲状腺舌管囊肿是与甲状腺发育有关的先天性畸形,多见于 15 岁以下儿童。表现为位于颈前区中线、舌骨下方的 1～2cm 圆形肿块,边界清楚,表面光滑,有囊性感,无压痛,并随吞咽或伸、缩舌面上、下活动。囊肿可多年无变化和无症状;若并发感染,可出现红、肿、热、痛及全身感染症状。感染性囊肿破溃后,形成经久不愈的瘘管。

6. 腮腺多形性腺瘤(混合瘤)是一种含有腮腺组织、黏液和软骨样组织的腮腺肿瘤。肿瘤外层为一层很薄的包膜,由腮腺组织受压变形而成,并非真性包膜。多见于青壮年,肿瘤位于耳垂下方,较大时可伸向颈部。该病有潜在恶性生物学行为,故临床将其视为临界瘤。

【治疗原则】

颈部常见肿块的治疗原则依肿块性质而不同。

1. 结核治疗包括全身和局部治疗。全身治疗包括加强休息、营养和抗结核药物治疗综合措施。局部治疗:对少数较大且能推动的淋巴结,在药物治疗的同时可予以手术切除,尚未破溃的寒性脓肿可穿刺抽脓,再注入抗结核药物;继发化脓性感染的寒性脓肿,先切开引流,待感染控制后,必要时再行刮除术,对无继发感染的窦道或溃疡,行刮除术,并开放引流。

2. 慢性淋巴结炎本身无须治疗,检查时应注意寻找原发感染灶。一般原发灶的感染控制后,肿大淋巴结多自行消退;对长期淋巴结肿大者,必要时可切除肿大淋巴结,并做病理学检查,以排除结核或肿瘤等病变。

3. 除恶性淋巴瘤以放、化疗为首选治疗方法外,肿瘤的治疗仍以早期手术为原则;若疑为转移性肿瘤,在全面查找原发病灶的同时,应早期行活组织检查,以早期明确诊断和治疗。

4. 先天性畸形:彻底切除囊肿及其残留的管状结构,合并急性感染者,需在控制感染后手术。

复习思考题

一、名词解释

1. 椎前筋膜　　2. 颈动脉鞘　　3. 静脉角　　4. 甲状腺悬韧带　　5. 斜角肌间隙　　6. 胸膜顶

7. Virchow 淋巴结　　8. 椎前间隙

二、问答题

1. 试述下颌下腺的毗邻关系。

2. 二腹肌后腹深面的结构是如何排列的?

3.根据甲状腺的毗邻关系,甲状腺肿大时可能引起哪些主要症状?

4.做甲状腺次全切除时,切口需经过哪些层次?根据解剖学知识,术中应注意哪些问题?

5.气管切开需经哪些层次?术中应注意哪些问题?

6.在枕三角区行淋巴结摘除术时,应注意勿损伤哪条神经?该神经在此区走行有何特点?损伤后将会出现什么症状?

7.试述颈动脉鞘的内容及其毗邻关系。

8.试以前斜角肌为标志总结颈根部结构的配布。

9.颈椎结核脓肿,可经何途径蔓延至腋窝?

10.鼻咽癌、舌根癌、胃癌、食管下部癌可转移至哪些颈部淋巴结?这些肿大的淋巴结在何处可以触到?

11.试述臂丛锁骨上部的组成,各部的构成和位置,主要分支名称。

第四章　胸　　　部

【教学目的与要求】

1.掌握体表标志和标志线；女性乳房的位置、结构特点和淋巴回流。

2.掌握肋间动脉和胸廓内动脉的行程及临床意义；掌握膈的位置和形态结构。

3.掌握胸膜腔的构成，胸膜的配布，胸膜窦的位置及临床意义。掌握胸膜和肺的体表投影。

4.掌握主动脉弓及其三大分支；掌握心包窦的位置和体表投影；掌握食管、胸主动脉、胸导管的毗邻关系及其临床意义。

5.了解胸部的境界与区分；心的位置和体表投影。

【教学重点与难点】

1.女性乳房的位置、结构特点和淋巴回流。

2.食管、胸主动脉、胸导管的毗邻关系及其临床意义。

第一节　概　　述

胸部有许多结构，从发生的过程来看大部分的浅层肌肉是从上肢转移到躯干的，心脏是从颈部下降到胸腔的，而肋骨及肋间肌等则为胸部所固有的，因此它们的血管和神经的供应具有不同的来源，前者的节段性已消失，而后者的节段性很明显。骨性胸廓虽然形成比较完整的骨架，可是它的活动性很大。为了研究方便，把胸部分为胸壁、胸膜、肺和纵隔内脏器，但它们是相互联系的，在解剖生理方面它们是统一的整体，而且有许多器官结构直接延伸到邻接区，所以在疾病发展的过程中常常是相互影响的。如肺部疾病会改变胸廓的外形；胸壁的变形会影响肺的功能；下位肋间神经的病变会引起腹壁肌的反应；继发性纵隔炎往往是食管、气管周围间隙炎性病变的延续。

一、境界与分区

（一）境界

胸部上界自颈静脉切迹、胸锁关节、锁骨上缘、肩峰至第 7 颈椎棘突的连线与颈部分界；下界以剑突、肋弓、第 11 肋前端、第 12 肋下缘和第 12 胸椎棘突的连线与腹部分界；上部两侧以三角肌前后缘与上肢分界。

(二)分区

胸部由胸壁、胸腔及其内在的器官、结构所组成。

1. 胸壁 chest wall 一般划分为胸前区、胸外侧区和胸背区。胸前区又称胸前部,内侧界为前正中线,外侧界为三角肌前缘上份和腋前线,上界为颈静脉切迹、胸锁关节和锁骨上缘,下界为剑胸结合和肋弓前部;胸外侧区又称侧胸部,介于腋前、后线之间,上界平腋前、后壁下缘中点连线高度,下界为腋前、后线之间的肋弓后部和第 11 肋前部。胸背区上界即项区下界(第 7 颈椎棘突至两侧肩峰的连线),下界为第 12 胸椎棘突、第 12 肋下缘、第 11 肋前份的连线。

2. 胸腔由胸壁和膈肌围成,分为中部和两侧的左、右部,即中部的纵隔和容纳肺及胸膜囊的左、右部。

二、表面解剖

(一)体表标志

1. 颈静脉切迹 jugular notch 是胸骨柄上缘中份凹陷,平第 2 胸椎体下缘,临床上常以此切迹为标志检查颈段气管是否移位。

2. 胸骨角 sternal angle 两侧连接第 2 肋软骨,是计数肋和肋间隙的标志。胸骨角平主动脉弓起始处、气管杈、左主支气管与食管交叉和第 4 胸椎体下缘。

3. 剑突 xiphoid process 为胸骨体下端的突出部分,呈三角形,其底部与胸骨体相连。正常人剑突的长短存在很大的差异。平第 9 胸椎,上端两侧与第 7 肋软骨相接,下端游离并伸至腹前壁上部。

4. 锁骨和锁骨下窝 infraclavicular fossa。锁骨下窝位于锁骨中、外 1/3 交界处下方,该窝深方有腋血管和臂丛通过。

5. 在锁骨下方首先摸到第 2 肋,依次向下可触及下部的肋和肋间隙 intercostal space。两者可作为胸、腹腔上部器官的定位标志。肋骨 rib 共 12 对,于背部与相应的胸椎相连,由后上方向前下方倾斜,其倾斜度,上方略小,下方稍大。第 1~7 肋骨在前胸部与各自的肋软骨连接,第 8~10 肋骨与 3 个联合一起的肋软骨连接后,再与胸骨相连,构成胸廓的骨性支架。第 11~12 肋骨不与胸骨相连,其前端为游离缘,称为浮肋 floating ribs。肋间隙为两个肋骨之间的空隙,用以标记病变的水平位置。第 1 肋骨下面的间隙为第 1 肋间隙,第 2 肋骨下面的间隙为第 2 肋间隙,其余以此类推。大多数肋骨可在胸壁上触及,唯第 1 对肋骨前部因与锁骨相重叠,常未能触到。

6. 肋弓 costal arch 和胸骨下角 infrasternal angle。剑突与肋弓构成剑肋角 xiphocostal angle,左侧剑肋角是心包穿刺常用进针部位之一。

7. 男性乳头 papillae 在锁骨中线与第 4 肋间隙交界处,女性乳头略低且偏向外下方。

8. 肩胛骨 scapula 位于后胸壁第 2~8 肋骨之间。肩胛冈及其肩峰端均易触及。肩胛骨的最下端称肩胛下角。被检查者取直立位,两上肢自然下垂时,肩胛下角可作为第 7 或第 8 肋骨水平的标志,或相当于第 8 胸椎的水平。此可作为后胸部计数肋骨的标志。

9. 脊柱棘突 spinous process 是后正中线的标志。位于颈根部的第 7 颈椎棘突最为突出,其下即为胸椎的起点,常以此处作为计数胸椎的标志。

10.肋脊角 costovertebral angle 为第12肋骨与脊柱构成的夹角。其前为肾脏和输尿管上端所在的区域。

(二)标志线（图4-1）

1.前正中线 anterior midline 即胸骨中线，为通过胸骨正中的垂直线，即其上端位于胸骨柄上缘的中点，向下通过剑突中央的垂直线。

2.胸骨线 sternal line（左、右）为沿胸骨边缘与前正中线平行的垂直线。

3.锁骨中线 midclavicular line（左、右）为通过锁骨的肩峰端与胸骨端两者中点的垂直线，即通过锁骨中点向下的垂直线。

4.胸骨旁线 parasternal line（左、右）为通过胸骨线和锁骨中线之间的垂直线。

5.前正中线 anterior midian line 即胸骨中线，为通过胸骨正中的垂直线，即其上端位于胸骨柄上缘的中点，向下通过剑突中央的垂直线。

6.腋前线 anterior axillary line（左、右）为通过腋窝前皱襞沿前侧胸壁向下的垂直线。

7.腋后线 postcrior axillary line（左、右）为通过腋窝后皱襞沿后侧胸壁向下的垂直线。

8.腋中线 midaxillary line（左、右）为自腋窝顶端于腋前线和腋后线之间向下的垂直线。

9.肩胛线 scapular line（左、右）为双臂下垂时通过肩胛下角与后正中线平行的垂直线。

10.后正中线 posterior midian line 即脊柱中线，为通过椎骨棘突或沿脊柱正中下行的垂直线。

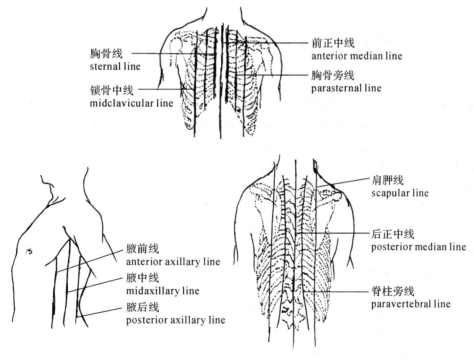

图4-1　胸部的标志线

第二节　胸　壁

一、浅层结构（图 4-2）

（一）皮肤

胸前、外侧区皮肤较薄，尤以乳头、胸骨前面和两侧部最薄。除胸骨表面部分外，均有较大的活动性。

（二）浅筋膜

胸前、外侧区的浅筋膜与颈、腹部和上肢浅筋膜相延续，内含脂肪、浅血管、淋巴管、皮神经和乳腺。其厚度个体差异较大，胸骨前面较薄，其余部分较厚。

1. 胸前、外侧区的皮神经来自颈丛和上部的肋间神经分支。锁骨上神经 3～4 支，自颈丛发出后经颈部向下跨越锁骨前面，分布于胸前区上部和肩部皮肤。肋间神经的前、外侧皮支：胸前、外侧区皮肤除锁骨上神经分布区外，其余均由肋间神经的前、外侧皮支分布。肋间神经在腋前线附

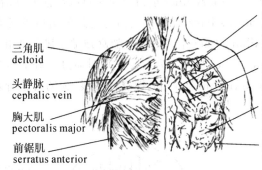

图 4-2　胸壁浅层结构

近发出外侧皮支，分布于胸外侧区和胸前区外侧部皮肤，在胸骨两侧发出前皮支，分布于胸前区内侧部皮肤。肋间神经的皮支分布呈明显的节段性，自上而下按神经序数排列，呈环形条带状。第 2 肋间神经分布于胸骨角平面皮肤，其外侧皮支尚分布至臂内侧部；第 4 肋间神经至乳头平面；第 6 肋间神经至剑胸结合平面；第 8 肋间神经至肋弓平面。根据皮神经的分布可测定麻醉平面和诊断脊髓损伤节段。相邻皮神经的分布互相重叠，共同管理一带状区的皮肤感觉。如第 4 肋间平面的皮肤除接受第 4 肋间神经皮支外，尚接受来自第 3、5 肋间神经的皮支。因此一条肋间神经受损，其分布区的感觉障碍不明显，当相邻两条肋间神经均受损时，才出现这一共同管理带状区感觉的丧失。

2. 浅血管主要由胸廓内动脉、肋间后动脉和腋动脉等分支供血。静脉汇入胸腹壁静脉和上述动脉的伴行静脉等。胸廓内动脉的穿支：细小，在距胸骨侧缘约 1cm 处穿出，分布至胸前区内侧部。女性的第 2～4 穿支较大，发分支至乳房，在施行乳癌根治术时应注意结扎这些血管。肋间后动脉的前、外侧皮支与肋间神经的同名分支伴行，分别分布至胸前、外侧区肌肉、皮肤和乳房。上述两动脉的分支均有伴行静脉，分别汇入胸廓内静脉和肋间后静脉。胸腔壁静脉（静脉脐周静脉网→胸腹壁静脉→胸外侧静脉→腋静脉）：起自脐周静脉网，沿胸前区外侧部斜向外上行，汇入胸外侧静脉，收集腹壁上部、胸前外侧区浅层的静脉血。此静脉是沟通上、下腔静脉的重要通道之一，当门静脉血回流受阻时，借此静脉建立门腔静脉的侧支循环，血流量加大而曲张。

（三）乳房（图 4-3）

乳房 mamma 为女性性征器官，由表皮的皮肤、皮下的纤维结缔组织以及乳腺组织共同组成。乳头位于乳房中央并向前突起，周围皮肤色素沉着区为乳晕。

乳腺是一个外分泌器官，受下丘脑-垂体-肾上腺、性腺的影响，尤其受雌激素、孕激素和泌乳素的影响大。雌激素主要作用于乳腺导管系统，刺激导管增殖。孕激素主要作用于腺泡，刺激腺泡和小叶的发育。泌乳素促进乳汁分泌与排出。育龄期女性乳腺随月经周期性更替，在激素影响下呈周期性生理变化。绝经后腺体逐渐萎缩，为脂肪组织所替代。乳腺具有分泌乳汁的功能，也是一种性征器官，具有体现女性第二性征和参与性活动的功能，它是女性身体曲线的组成部分，是女性形体美的重要元素。

1. 位置和形态结构：乳房在儿童和男性不发达，青春期未授乳女性的乳房呈半球形。乳房位于第 2～6 肋高度，浅筋膜浅深二层之间，胸肌筋膜表面，自胸骨旁线向外可达腋中线。乳房内含乳腺和脂肪。乳腺被结缔组织分隔为 15～20 个腺叶，每个腺叶又分若干小叶。每一腺叶有一输乳管，以乳头为中心呈放射状排列，末端开口于乳头。乳腺脓肿切开引流时，宜作放射状切口，以免切断输乳管，并注意分离结缔组织间隔，以利引流。腺叶间结缔组织中有许多与皮肤垂直的纤维束，一端连于皮肤和浅筋膜浅层，一端连于浅筋膜深层，称乳房悬韧带或 Cooper 韧带。由于韧带两端固定，无伸展性，乳腺癌时，该处皮肤出现凹陷。浅筋膜深层与胸肌筋膜

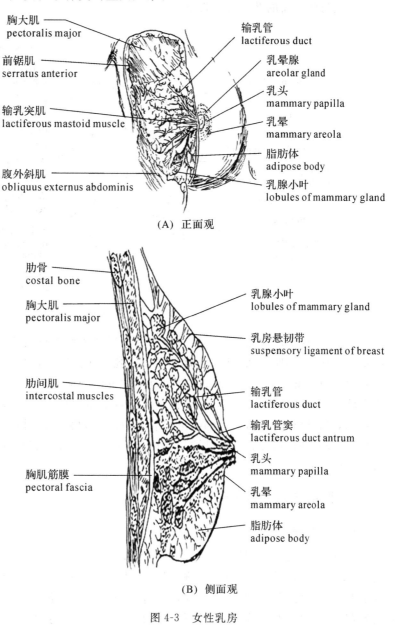

胸大肌 pectoralis major
前锯肌 serratus anterior
输乳突肌 lactiferous mastoid muscle
腹外斜肌 obliquus externus abdominis
输乳管 lactiferous duct
乳晕腺 areolar gland
乳头 mammary papilla
乳晕 mammary areola
脂肪体 adipose body
乳腺小叶 lobules of mammary gland

（A）正面观

肋骨 costal bone
胸大肌 pectoralis major
肋间肌 intercostal muscles
胸肌筋膜 pectoral fascia
乳腺小叶 lobules of mammary gland
乳房悬韧带 suspensory ligament of breast
输乳管 lactiferous duct
输乳管窦 lactiferous duct antrum
乳头 mammary papilla
乳晕 mammary areola
脂肪体 adipose body

（B）侧面观

图 4-3　女性乳房

间有一间隙,称乳房后隙,内含疏松结缔组织、脂肪和淋巴管,后者收纳乳房深部的淋巴,乳腺癌时可自此向深部转移。此隙炎症时容易向下扩展,宜作低位切开引流术。

2.淋巴回流(图 4-4):女性乳房淋巴管丰富,分为浅、深两组。浅组位于皮内和皮下,深组位于乳腺小叶周围和输乳管壁内,两组间广泛吻合。乳房的淋巴主要注入腋淋巴结,部分至胸骨旁淋巴结、胸肌间淋巴结和膈淋巴结等。

(1)乳房外侧部和中央部的淋巴管注入胸肌间淋巴结,这是乳房淋巴回流的主要途径。

(2)乳房上部的淋巴管注入腋淋巴结的尖淋巴结和锁骨上淋巴结。

(3)乳房内侧部的淋巴管注入胸骨旁淋巴结,并与对侧乳房淋巴管相吻合。

(4)乳房内下部的淋巴管注入膈上淋巴结,并与腹前壁上部及膈下的淋巴管相吻合,从而间接地与肝上面的淋巴管相联系。

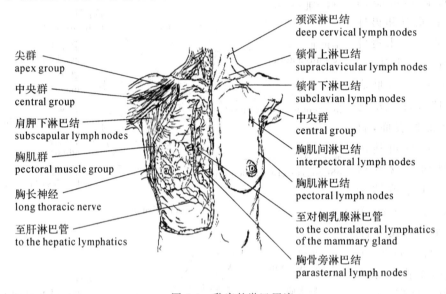

图 4-4　乳房的淋巴回流

(5)乳房深部的淋巴管经乳房后隙穿胸大肌注入胸肌间淋巴结或尖淋巴结。胸肌间淋巴结位于胸大、小肌之间,乳腺癌时常受累。乳房浅淋巴管网广泛吻合,两侧相互交通。当乳腺癌累及浅淋巴管时,可导致所收集范围的淋巴回流受阻,发生淋巴水肿,使局部皮肤出现点状凹陷,呈"橘皮样"改变,这是诊断乳腺癌的重要依据。另外,乳房内侧部的浅淋巴管与对侧乳房淋巴管交通,内下部的淋巴管通过腹壁和膈下的淋巴管与肝的淋巴管交通。乳腺癌淋巴转移时,可侵犯腋淋巴结和胸骨旁淋巴结。如果淋巴回流受阻,肿瘤细胞可转移至对侧乳房或肝。

二、深层结构 (图 4-5、图 4-6)

(一)深筋膜

胸前外侧区的深筋膜分为浅、深两层。浅层覆盖于胸大肌表面,较为薄弱,向上附于锁骨,向下与腹部深筋膜相移行,内侧与胸骨骨膜相连,外侧在胸外侧壁处增厚,向后接胸背部深筋膜浅层。深层位于胸大肌深面,上端附于锁骨,向下包裹锁骨下肌和胸小肌,并覆盖在前锯肌表面,其中张于喙突、锁骨下肌和胸小肌上缘的部分,称锁胸筋膜 clavipectoral fascia。

锁胸筋膜深面有胸内、外侧神经和胸肩峰动脉的分支穿出至胸大、小肌,头静脉和淋巴管穿经此筋膜入腋腔。手术切开锁胸筋膜时应注意保护胸内、外侧神经,以免损伤而导致胸大、小肌瘫痪。

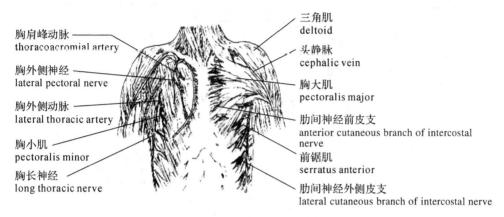

图 4-5　胸壁深层的结构

(二)肌层 (图 4-7、图 4-8)

胸前、外侧区肌层由胸肌和部分腹肌所组成。自浅至深大致分为四层,第一层为胸大肌、腹外斜肌和腹直肌上部,第二层为锁骨下肌、胸小肌和前锯肌,第三层为肋间肌,第四层为贴于胸廓内面的胸横肌。胸大肌位于胸前区,按起始部位不同而分为锁骨部、胸肋部和腹部,由胸内、外侧神经支配。血供主要来自胸肩峰动脉的胸肌支和胸廓内动脉的穿支,前者与胸外侧神经、后者与肋间神经前皮支组合成血管神经束。前锯肌

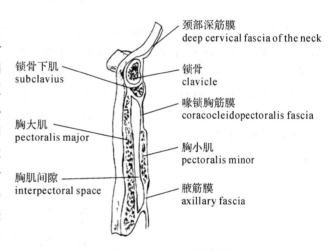

图 4-6　胸壁深层的结构(纵切面)

位于胸外侧区,为一薄扁肌,由胸长神经支配,主要由胸背动脉供血。若手术不慎损伤胸长神经,可出现"翼状肩"。

(三)肋间隙 (图 4-7)

12 对肋参与围成胸廓,肋与肋之间的间隙为肋间隙,隙内有肋间肌、血管、神经和结缔组织膜等结构。肋间隙的宽窄不一,上部肋间隙较宽,下部肋间隙较窄;肋间隙前部较宽,后部较窄,但可随体位变化而改变。肋弯曲而有弹性,第5～8肋曲度大,易发生骨折。骨折断端如向内移位,可刺破胸膜和肋间血管、神经,甚至刺破肺而引起血胸、气胸或肺不张。

1.肋间肌位于相邻两肋之间。

(1)肋间外肌 intercostales externi 位于肋间隙浅层,从肋结节至肋骨前端接肋间外膜。后者向内侧至胸骨侧缘。肌纤维斜向前下。

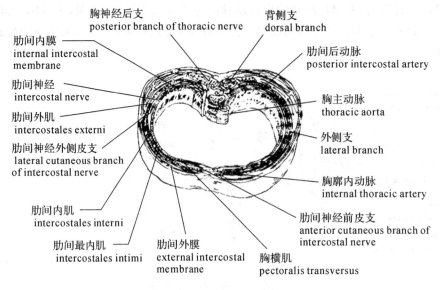

图 4-7　胸壁的结构(水平切面)

（2）肋间内肌 intercostales interni 位于肋间外肌深面,肌纤维斜向前上。自胸骨侧缘向后至肋角处接肋间内膜,后者向内侧与脊柱相连。肋骨切除术时,应沿肋缘顺肋间内、外肌纤维方向剥离骨膜,即沿肋下缘从前向后,沿肋上缘从后向前剥离。

（3）肋间最内肌 intercostales intimi 位于肋间内肌深面,肌纤维方向与肋间内肌相同,二肌间有肋间血管、神经通过。该肌薄弱不完整,仅存在于肋间隙中 1/3 部,而前、后部无此肌,故肋间血管神经直接与其内面的胸内筋膜相贴,当胸膜感染时,可刺激神经引起肋间神经痛。

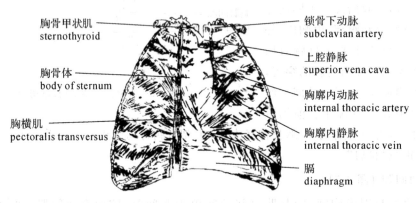

图 4-8　胸前壁的后面观

2.肋间隙内有肋间后血管和肋间神经（图 4-9）。第 1、2 肋间隙的动脉来自锁骨下动脉的分支,第 3～11 肋间隙来自肋间后动脉。肋间后动脉 posterior intercostal artery 起自胸主动脉,有同名静脉和肋间神经伴行。三者并行于肋间隙内,在肋角内侧血管神经无一定的排列顺序。在肋角附近,肋间血管神经均发一较小的下支沿着下肋骨的上缘向前,本干又称上支,循肋沟前行。在肋角前方三者排列顺序自上而下为静脉、动脉、神经。肋间后动脉的上、下支于肋间隙前部与胸廓内动脉的肋间前支吻合,下三对肋间后动脉不分上、下支。肋间后静脉前端与胸廓内静脉交通，后端注入奇静脉、半奇静脉或副半奇静脉。

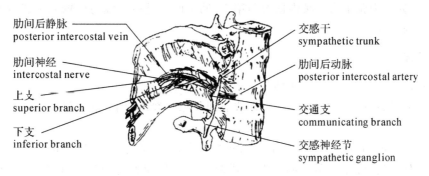

肋间后静脉 posterior intercostal vein
肋间神经 intercostal nerve
上支 superior branch
下支 inferior branch
交感干 sympathetic trunk
肋间后动脉 posterior intercostal artery
交通支 communicating branch
交感神经节 sympathetic ganglion

图 4-9　肋间后动、静脉和肋间神经

肋间神经 intercostal nerve 共 11 对，在相应肋间隙内沿肋沟前行，至腋前线附近发出外侧皮支。第 2 肋间神经外侧皮支较粗大，称肋间臂神经 intercostobrachial nerve，横经腋窝，

分布于腋窝和臂内侧皮肤，乳腺癌根治术应注意保护。肋间神经本干继续前行，上 6 对至胸骨侧缘、下 5 对和肋下神经经肋弓前面至白线附近浅出，易名为前皮支。手术时应注意保护跨越肋弓的肋间神经，以免损伤导致腹前外侧肌瘫痪和皮肤感觉障碍。根据肋间血管神经行经肋间隙的部位，胸膜腔穿刺宜在肋角外侧进针，稍靠但不宜紧靠肋骨上缘；在肋间隙前部进针时，应在肋间隙中部穿入（图 4-10）。

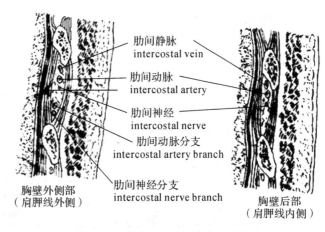

肋间静脉 intercostal vein
肋间动脉 intercostal artery
肋间神经 intercostal nerve
肋间动脉分支 intercostal artery branch
肋间神经分支 intercostal nerve branch
胸壁外侧部（肩胛线外侧）
胸壁后部（肩胛线内侧）

图 4-10　胸壁层次及胸膜腔穿刺部位

第三节　膈

一、位置和分部

（一）位置

膈 diaphragm 为一向上隆凸的薄肌，位于胸、腹腔之间，封闭胸廓下口。膈穹窿右高左低，最高点分别位于右第 4、左第 5 肋间隙。膈上面覆以膈胸膜筋膜、壁胸膜或心包壁层，隔着胸膜与肺底相邻，中央部与心包愈着。膈下面右半与右半肝相邻，膈下面左半与肝左外叶、胃和脾相邻。

膈中央部为腱膜，称中心腱，周围部为肌纤维。根据肌纤维起始部位不同分为胸骨部、肋部和腰部。腰部内侧份的肌纤维形成左脚和右脚，中间份纤维起自第 2 腰椎体侧面，外侧份纤维起自内、外侧弓状韧带。内侧弓状韧带为张于第1、2腰椎体侧面与第1腰椎横突之间,外侧弓状韧带为张于第1腰椎横突与第12肋之间的腱弓。膈与胸壁间夹成的窄隙是形成肋膈隐窝的基础。

(二)分部

膈的腱性部分为中心腱,肌性部分为胸骨部、肋部和腰部。

膈的各部起始点间缺乏肌纤维,常形成肌间裂隙。裂隙的上、下面仅覆以筋膜和胸膜或腹膜,是膈的薄弱区。

腰肋三角 lumbocostal triangle 位于膈的腰部与肋部起点之间,呈三角形,尖向上,底为第12肋。腹腔器官可经三角突向胸腔形成膈疝。三角前方与肾后面相邻,后方有肋膈隐窝,故行肾手术时应注意保护胸膜,以免撕破导致气胸。

胸肋三角 sternocostal triangle 位于膈的胸骨部与肋部起点之间,有腹壁上动脉和来自腹壁与肝上面的淋巴管通过。

二、裂孔 (图 4-11)

(一)腔静脉孔

腔静脉孔 vena caval foramen 平第8胸椎,有下腔静脉和右膈神经的分支通过。

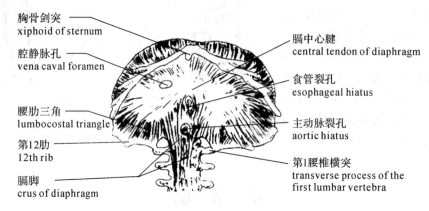

图 4-11　膈肌的下面观

(二)食管裂孔

食管裂孔 esophageal hiatus 平第10胸椎,有食管、迷走神经前干、迷走神经后干、胃左血管的食管支和来自肝后部的淋巴管通过。

(三)主动脉裂孔

主动脉裂孔 aortic hiatus 平第12胸椎,有主动脉、胸导管和来自胸壁的淋巴管通过。奇静脉和半奇静脉也可通过主动脉裂孔。

三、血管、淋巴和神经

(一)血管

膈的血液供应主要来自膈上、下动脉 superior and inferior phrenic arteries,心包膈动脉 pericardiacophrenic artery,肌膈动脉 musculophrenic artery 和下位肋间后动脉 posterior intercostal artery,有伴行静脉,最终分别注入上、下腔静脉。

(二)淋巴

膈的上、下面均有丰富淋巴管,注入膈上、下淋巴结。膈上淋巴结位于膈的上面,分为前、中、后组,分别位于剑突后方、膈神经穿膈处和主动脉裂孔附近,收纳膈、心包下部和肝上面的淋巴管,其输出管注入胸骨旁淋巴结和纵隔后淋巴结。肝癌可经膈上淋巴结向胸部转移。膈下淋巴结沿膈下动脉排列,收纳膈下面后部的淋巴管,而膈下面前部的淋巴管穿过膈肌注入膈上前淋巴结。

(三)神经

膈由膈神经 phrenic nerve 支配。膈神经起自颈丛,在锁骨下动、静脉之间经胸廓上口入胸腔,继而在上纵隔下行,经肺根前方、心包与纵隔胸膜间达膈。右膈神经穿中心腱或腔静脉孔,左膈神经穿肌部,沿途发出胸骨支、肋支、心包支和胸膜支,其运动纤维支配膈,感觉纤维分布至胸膜、心包和膈下中央部腹膜,膈神经尚有纤维至肝上面和胆囊。有时尚有副膈神经,该神经多在膈神经外侧,经锁骨下静脉后方下行,与膈神经相汇合。当膈神经封闭或手术时,应注意副膈神经存在的可能性。

第四节 胸膜和胸膜腔

一、胸膜的配布 (图 4-12)

胸膜 pleura 分为脏胸膜 visceral pleura 和壁胸膜 parietal pleura。脏胸膜被覆于肺的表面,与肺紧密结合,并伸入叶间裂内。壁胸膜贴附于胸内筋膜内面、膈上面、纵隔侧面,并突至颈根部。根据壁胸膜配布部位不同,分为肋胸膜 costal pleura、膈胸膜 diaphragmatic pleura、纵隔胸膜 mediastinal pleura 和胸膜顶 cupula pleura。壁胸膜与胸内筋膜间疏松连接易于分离,在肺切除术中如脏、壁胸膜粘连,可将壁胸膜与胸内筋膜分离,将肺连同壁胸膜一并切除。胸膜顶上面覆以胸膜上膜,有固定和保护作用。脏、壁胸膜在肺根处互相延续共同围成左、右各一密闭窄隙,为胸膜腔。肺根下方脏、壁胸膜的移行部分,形成双层的肺韧带,有固定肺的作用。当人工气胸时,由于韧带的附着,肺固定于纵隔而被压向内侧。

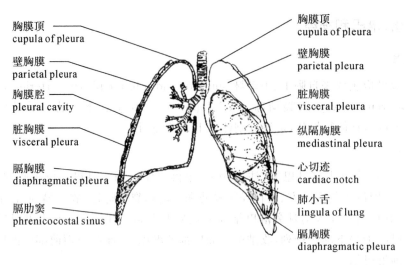

图 4-12 胸膜的分部

二、胸膜腔及隐窝

脏、壁胸膜在肺根处相互延续移行形成潜在性间隙，为胸膜腔 pleural cavity。壁胸膜与脏胸膜之间大部分互相贴近，故胸膜腔是潜在的腔隙，但在壁胸膜各部相互转折处，肺缘不能伸入其内，这些部位的胸膜腔称为胸膜隐窝 pleural recess，主要有肋膈隐窝和肋纵隔隐窝。

肋膈隐窝 costodiaphragmatic recess 位于肋胸膜下缘与膈胸膜转折处，呈半环形，自剑突向后下至脊柱两侧，后部较深，是胸膜腔的最低点，深吸气时肺缘不能伸入其内，胸膜腔积液首先积聚于此处。胸膜腔穿刺时，刺针进入此隐窝内。

肋纵隔隐窝 costomediastinal recess 位于肋胸膜前缘与纵隔胸膜前缘转折处下部，以左侧较为明显，在胸骨左侧第 4～5 肋间隙后方，心包前方，肺的心切迹内侧。

三、胸膜反折线的体表投影（图 4-13）

胸膜反折线的体表投影系指壁胸膜各部互相反折部位在体表的投影，有实用意义者为胸膜前界和下界。

胸膜前界为肋胸膜前缘与纵隔胸膜前缘的反折线。两侧起自锁骨内侧 1/3 上方 2～3cm 处，向内下方经胸锁关节后面至第 2 胸肋关节高度两侧靠拢，在中线偏左垂直向下，右侧直达第 6 胸肋关节移行为下界，左侧至第 4 胸肋关节高度略转向外下，在胸骨侧缘外侧 2～2.5cm 下行，达第 6 肋软骨中点处移行为下界。两侧胸膜前界在第 2～4 胸肋关节高度靠拢，向上、下分开，形成两个三角形无胸膜区，上方者为上胸膜区，又称胸腺三角 thymus triangle，内有胸腺，下方者为下胸膜区，又称心包三角 pericardium triangle，内有心和心包。

胸膜下界为肋胸膜下缘与膈胸膜的反折线。右侧起自第 6 胸肋关节后方，左侧起自第 6 肋软骨中点处，两侧均向外下行，在锁骨中线与第 8 肋相交，在腋中线与第 10 肋相交，在肩胛线与第 11 肋相交，近后正中线处平第 12 胸椎棘突。右侧胸膜下界略高于左侧。

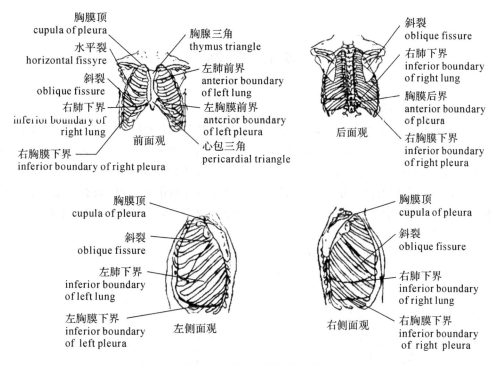

图 4-13　肺和胸膜的体表投影

四、胸膜的血管、淋巴和神经

1.血管：壁胸膜的血液供应主要来自肋间后动脉 posterior intercostal artery、胸廓内动脉 internal thoracic artery 和心包膈动脉 pericardiacophrenic artery 的分支，脏胸膜则来自支气管动脉 bronchial artery 和肺动脉 pulmonary artery 的分支。静脉与同名动脉伴行，最终注入上腔静脉和肺静脉。

2.淋巴：胸膜的淋巴管位于间皮深面的结缔组织中。脏胸膜的淋巴管与肺的淋巴管吻合，注入支气管肺淋巴结。壁胸膜各部的淋巴管回流不同，分别注入胸骨旁淋巴结、肋间淋巴结、膈淋巴结、纵隔前后淋巴结和腋淋巴结。

3.神经：脏胸膜由肺丛的内脏感觉神经支配，肺丛位于肺根前、后方。脏胸膜对触摸、温度等刺激不敏感，定位不准确，但对牵拉敏感，故行肺手术时可经肺根进行局部麻醉，以阻滞肺丛的传入冲动。壁胸膜由脊神经的躯体感觉神经支配，肋间神经分布至肋胸膜和膈胸膜周围部，膈神经分支分布至膈胸膜中央部、纵隔胸膜和胸膜顶。壁胸膜对机械性刺激敏感，痛阈低，定位准确，当患胸膜炎时，常可引起牵涉性痛，如出现胸腹部痛或颈肩部痛等。

第五节　肺

(一)位置和分叶(图 4-14)

肺 lung 位于胸腔内,纵隔两侧,左右各一,借肺根和肺韧带与纵隔相连。肺似半圆锥体,上为肺尖,下为肺底,外侧面为肋面,朝向肋和肋间隙,内侧面为纵隔面,对向纵隔和脊柱。在胸肋面、纵隔面、膈面这三面交界处为肺的前、后、下缘。肺尖向上突至颈根部,在锁骨内侧 1/3 上方 2～3cm 处。左肺由斜裂分为上、下两叶。左肺除有相应的斜裂外,尚有一水平裂而分为上、中、下三叶。肺裂可能不完全,使肺叶之间有肺实质融合,也可以有额外肺裂和肺叶。

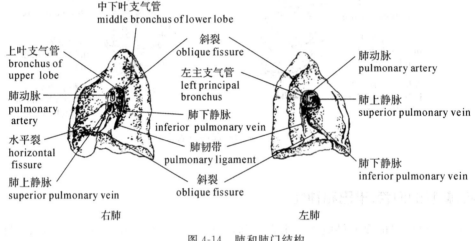

图 4-14　肺和肺门结构

(二)体表投影 (图 4-13)

1. 肺的前、下界 anterior and inferior borders of the lung:肺的前界几乎与胸膜前界一致,仅左肺前缘在第 4 胸肋关节高度沿第 4 肋软骨急转向外至胸骨旁线处弯向外下,呈略凸向外侧的弧形线下行,至第 6 肋软骨中点续为肺下界。两肺下界较胸膜下界稍高,平静呼吸时,在锁骨中线与第 6 肋相交,在腋中线越过第 8 肋,在肩胛线与第 10 肋相交,近后正中线处平第 10 胸椎棘突。小儿肺下缘比成人约高一肋。

2. 肺裂 fissures of lung:左、右肺斜裂为自第 3 胸椎棘突向外下方,绕过胸侧部至锁骨中线与第 6 肋相交处的斜线。右肺水平裂为自右第 4 胸肋关节向外侧,至腋中线与斜裂投影线相交的水平线。

3. 肺根 root of lung:前方平对第 2～4 肋间隙前端,后方平第 4～6 胸椎棘突高度,在后正中线与肩胛骨内侧缘连线中点的垂直线上。

(三)肺门和肺根

肺门 hilum of the lung 为两肺纵隔面中部的凹陷,又称第一肺门,有主支气管、肺动静脉、支气管动静脉、淋巴管和肺丛等出入。各肺叶的叶支气管和肺血管的分支或属支等结构出入肺叶处,称第二肺门。肺根为出入肺门各结构的总称,外包以胸膜。肺根的主要结构的位置关系有一定规律,由前向后为肺上静脉、肺动脉、主支气管和肺下静脉;自上而下,左肺根为肺动脉、主支气管、肺上静脉和肺下静脉,右肺根为上叶支气管、肺动脉、中下叶支气管、肺上静脉和肺下静脉。左、右肺下静脉位置最低,在肺手术中切断肺韧带时,应注意保护。此外,两肺门处尚有数个支气管肺淋巴结。两肺根前方有膈神经和心包膈血管,后方有迷走神经,下方有肺韧带。右肺根前方尚有上腔静脉、部分心包和右心房,后上方有奇静脉勾绕;左肺根上方尚有主动脉弓跨过,后方有胸主动脉。

(四)支气管肺段(图 4-15、图 4-16)

肺由肺实质和间质构成,表面覆以胸膜脏层。肺实质主要包括肺内各级支气管和肺泡,

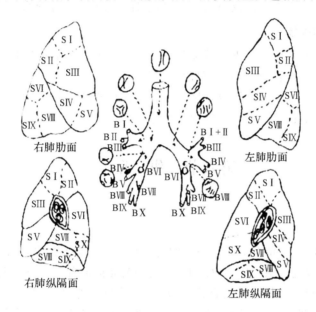

右肺
尖段 S I 上段 S VI
后段 S II 内侧底段 S VII
前段 S III 前底段 S VIII
外侧段 S IV 外侧底段 S IX
内侧段 S V 后底段 S X

左肺
尖后段 S I+II 内侧底段 S VII
前段 S III 前底段 S VIII 内侧前底段 S VII+VIII
上舌段 S IV 外侧底段 S IX
下舌段 S V 后底段 S X
上段 S VI

图 4-15 肺段

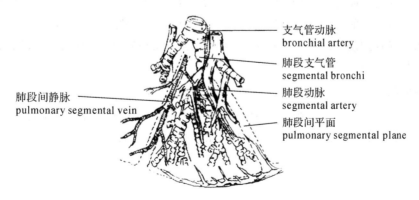

支气管动脉 bronchial artery
肺段支气管 segmental bronchi
肺段动脉 segmental artery
肺段间平面 pulmonary segmental plane
肺段间静脉 pulmonary segmental vein

图 4-16 肺段内结构及肺段间静脉

间质是肺内血管、淋巴管、神经和结缔组织的总称。主支气管进入肺反复分支,越分越细,呈树枝状,称支气管树。主支气管是气管的一级分支,肺叶支气管为二级分支,肺段支气管为三级分支。临床作气管镜检查时,在气管、主支气管和叶支气管腔内,可见到主支气管、叶气管和段支气管的开口。每一肺叶支气管及其所属的肺组织为一肺叶。每一肺段支气管及其所属的肺组织为一支气管肺段 bronchopulmonary segment,简称肺段。肺段呈锥形,尖朝向肺门,底朝向肺表面。肺段内有段支气管、肺段动脉和支气管血管支伴行。肺段间有少量结缔组织和段间静脉通行,收集相邻肺段的血液,是肺段切除的标志。右肺有 10 个肺段,左肺有 8 个肺段。左肺上叶的尖段支气管与后段支气管、下叶的内侧底段支气管与前底段支气管常共干,故肺段合并为尖后段或内侧前底段,这样左肺只有 8 个肺段。

(五)血管、淋巴和神经

1.血管:肺的血管有肺血管和支气管血管两个系统,肺血管为功能性血管,参与气体交换;支气管血管为营养性血管,供给氧气和营养物质。

2.淋巴:肺的淋巴注入肺淋巴结或直接注入支气管肺淋巴结。

3.神经:来自肺丛的迷走神经和交感神经的分支。

第六节　纵　隔

一、概述

在切除左、右两肺之后,留在胸腔中间部的这个长条的结构就是纵隔 mediastinum,它是许多器官以疏松组织包绕的综合体。纵隔的左、右侧两面被覆着一层纵隔胸膜,有些器官或器官的某些部分与胸膜紧密相贴。在脊柱前方,主动脉与食管之间,左、右侧的纵隔胸膜非常接近,如此即形成所谓的食管系膜。这些都是外科手术时必须特别注意的地方。

(一)境界与位置

纵隔是左、右纵隔胸膜之间的器官、结构和结缔组织的总称。纵隔位于胸腔正中偏左。纵隔的前界为胸骨,后界为脊柱,两侧为纵隔胸膜,上为胸廓上口,下为膈。

(二)分区

解剖学通常采用四分法,以胸骨角与第 4 胸椎体下缘平面,将纵隔分为上纵隔和下纵隔。下纵隔又以心包的前、后壁为界分为前、中、后纵隔三部(图 4-17)。临床多采用三分法,即以气管和支气管的前壁以及心包后壁为界分为前纵隔和后纵隔,前纵隔又以胸骨角平面分为上纵隔和下纵隔。

(三)侧面观

1.左侧面观(图 4-18):左锁骨下动脉、脊柱和主动脉弓围成食管上三角,内有胸导管和食管上份。心包、胸主动脉和膈围成食管下三角,内有食管下份。

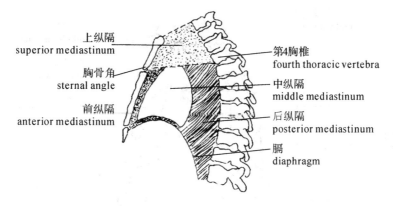

图 4-17 纵隔分区

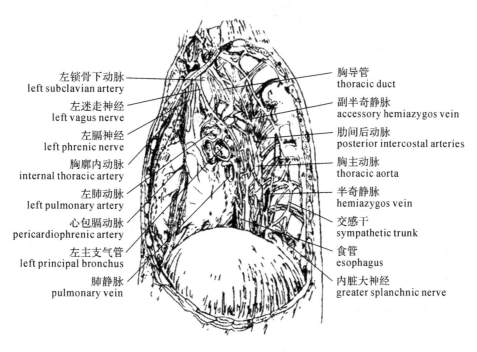

图 4-18 纵隔左侧面观

2. 右侧面观(图 4-19):奇静脉弓绕肺根的上方,在奇静脉弓的上方由前向后为上腔静脉、气管及食管。在膈上方则可见一短的下腔静脉。

二、上纵隔

上纵隔 superior mediastinum (图 4-20、图 4-21)的器官较多,由前向后大致可分为三层,前层主要有胸腺,左、右头臂静脉和上腔静脉,中层有主动脉弓及其三大分支、膈神经和迷走神经,后层有气管、食管、左喉返神经和胸导管等气管旁淋巴结。神经来自颈交感干和迷走神经的分支。

(一)上腔静脉及其属支

上腔静脉 superior vena cava 位于上纵隔右前部,由左、右头臂静脉在右第 1 胸肋结合处

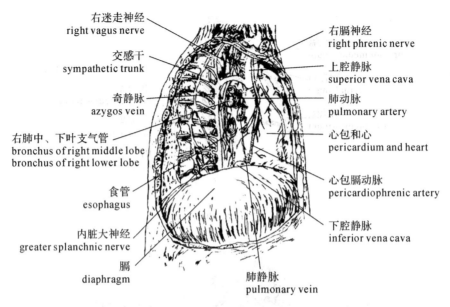

图 4-19　纵隔右侧面观

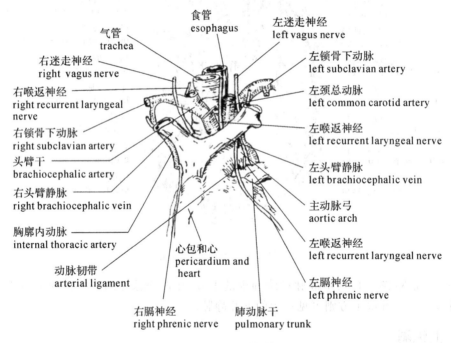

图 4-20　上纵隔的前面观

后方合成,沿第 1~2 肋间隙前端后面下行,穿心包至第 3 胸肋关节高度注入右心房,长约 7cm。该静脉左侧有升主动脉和主动脉弓,右侧有右膈神经、心包膈血管和纵隔胸膜,前方有胸膜和肺,后方有气管、右迷走神经和奇静脉,后者在左肺根上方汇入上腔静脉,后下方有左肺根。头臂静脉由锁骨下静脉和颈内静脉在胸锁关节后方合成。左头臂静脉长 6~7cm,位于胸骨柄和胸腺后方,斜向右下越过主动脉三大分支前面。有时高于胸骨柄,贴在气管颈

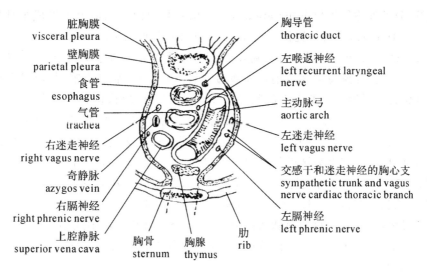

图 4-21　上纵隔的上面观

部的前面,尤以儿童多见,故行气管切开术时,应注意存在高位左头臂静脉的可能。右头臂静脉长 2～3cm,其后方有右迷走神经,内后方有头臂干。

(二)主动脉弓及其分支

1.位置:主动脉弓 aortic arch 平右第 2 胸肋关节后方接升主动脉,呈弓形向左后行,至脊柱左侧第 4 胸椎下缘续为胸主动脉。弓的上缘平胸骨柄中部或稍上方,下缘平胸骨角,小儿主动脉弓位置略高。弓的上缘发出三大分支。新生儿主动脉弓在左锁骨下动脉与左颈总动脉起始部之间至动脉导管相对的部位常有一明显的窄带,称主动脉峡,其位置平对第 3 胸椎。

2.毗邻:主动脉弓左前方有左纵隔胸膜、肺、左膈神经、心包膈血管、迷走神经及其发出的心支等。左膈神经和迷走神经在主动脉弓与纵隔胸膜间下行,两神经间尚有来自左迷走神经和左颈交感干的心支,向下形成心浅丛;右后方有气管、食管、左喉返神经、胸导管和心深丛。主动脉弓上缘由右向左有头臂干、左颈总动脉和左锁骨下动脉。弓的上份和三大分支根部前方有左头臂静脉和胸腺,下方有肺动脉、动脉韧带、左喉返神经、左主支气管和心浅丛。

(三)动脉导管三角

动脉导管三角 arterial duct triangle 位于主动脉弓的左前方,前界为左膈神经,后界为左迷走神经,下界为左肺动脉。三角内有动脉韧带、左喉返神经和心浅丛。该三角是手术寻找动脉导管的标志。

动脉韧带 arterial ligament 为一纤维结缔组织索,长 0.3～2.5cm,是胚胎时期动脉导管的遗迹,连于主动脉弓下缘与肺动脉干分为左、右肺动脉分叉处稍左侧。动脉导管于生后不久闭锁,若满一周岁仍未闭锁,即为动脉导管未闭症,常须手术治疗,手术在动脉导管三角内进行操作,注意勿损伤左喉返神经。

(四)气管胸部及其分支

1.位置:气管胸部位于上纵隔中央,上端平第 7 颈椎下缘,下端平第 4、5 胸椎间分为左、右主支气管,分叉处称气管权 bifurcation of trachea,其内面下缘向上突形成半月形的气管隆嵴 carina of trachea,是气管镜检辨认左、右主支气管起点的标志。

2.毗邻:气管胸部前方为胸骨柄、胸腺、左头臂静脉、主动脉弓及其分支、心丛。头臂干自前向右跨越气管,左颈总动脉自前向左越过。后方有食管,后外有喉返神经,左侧尚有左迷走神经和锁骨下动脉。右侧有奇静脉弓,右前方有右头臂静脉和上腔静脉。

3.左、右主支气管:右主支气管粗短而陡直,为气管的向下延续,长约2cm,其下缘与气管中线的交角为23°,气管内异物多坠入右主支气管。右主支气管前方有升主动脉、右肺动脉和上腔静脉,后上方有奇静脉弓勾绕,平第5胸椎体高度进入右肺门。在左支气管细长而倾斜,长约4.5cm,其下缘与气管中线的交角为37.5°。其前方有左肺动脉,后方有胸主动脉,上方有主动脉弓跨过其中段,平第6胸椎高度进入左肺门。

4.体表投影:气管胸部自颈静脉切迹中点向下,至胸骨角处居中线稍右。右主支气管自气管下端向右下,至右第3肋软骨的胸骨端,左主支气管自气管下端向左下,至第3肋软骨距中线3.5cm处。

(五)食管和胸导管(图4-22、图4-23)

两器官行经上纵隔后部和后纵隔。

食管 esophagus 是消化道的一部分,上连咽,沿脊柱椎体下行,穿过膈肌的食管裂孔通胃,全长约25cm。依食管的行程可将其分为颈部、胸部和腹部三段。食管主要由环节肌层(内层)和纵行肌层(外层)组成。由于这两种肌肉的收缩蠕动,迫使食物进入胃,故其主要作用是向胃内推进食物。

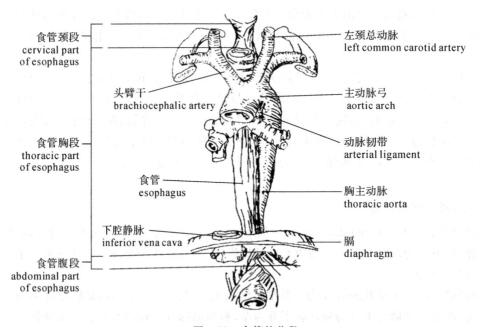

图4-22　食管的分段

颈部长约5cm,其前壁借疏松的结缔组织与气管贴近,后方与脊柱相邻,两侧有颈部的大血管。胸部长18～20cm,前方自上而下依次有气管、左主支气管和心包,并隔心包与左心房相邻。该部上段的左前侧有主动脉弓,主动脉胸部最初在食管的左侧下降,以后逐渐转到

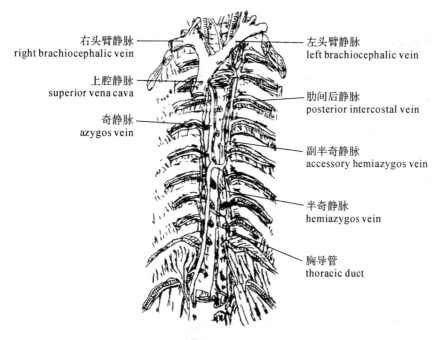

右头臂静脉
right brachiocephalic vein

左头臂静脉
left brachiocephalic vein

上腔静脉
superior vena cava

肋间后静脉
posterior intercostal vein

奇静脉
azygos vein

副半奇静脉
accessory hemiazygos vein

半奇静脉
hemiazygos vein

胸导管
thoracic duct

图 4-23　胸壁的后面观

食管的右后方。腹部最短,长 1～2cm,与贲门相续。

　　食管全长有三处狭窄和三个压迹。第一处狭窄位于食管的起始处,距切牙约 15cm,第二处在食管与左主支气管的交叉处,距切牙约 25cm,第三处在食管穿膈处,距切牙约 40cm。上述三个狭窄常是食管损伤、炎症和肿瘤的好发部位,异物也易在此滞留。食管全长还有三处压迹:①主动脉弓压迹,为主动脉弓自食管的左前方挤压而成,压迹的大小,随年龄而增加。②左主支气管压迹,紧靠主动脉弓压迹的下方,与食管第二处狭窄的位置一致,是左主支气管压迫食管的左前壁所致。③左心房压迹,长而浅,为左心房向后挤压食管所致,压迹可随体位和心的舒缩而变化。

　　吞咽动作是按顺序连续发生的,前一期的活动可引起后一期的活动。吞咽反射的传入神经包括来自软腭(三叉神经、舌咽神经)、咽后壁(舌咽神经)、会厌(迷走神经)等处的脑神经的传入纤维。吞咽的基本中枢位于延髓内,支配舌、喉、咽部肌肉动作的传出纤维在三叉神经、舌咽神经、舌下神经中;支配食管的传出神经是迷走神经。

　　胸导管 thoracic duct 是体内最大的淋巴管,又称左淋巴导管。全长 30～40cm,一般在第 1～2 腰椎前面由左、右腰干和肠干汇合而成。起始部呈囊状膨大,称为乳糜池。胸导管起始后,紧贴脊柱的前面,沿腹主动脉右后方上行,穿膈的主动脉裂孔进入胸腔的后纵隔内,沿脊柱的右前面继续上行,至第 5 胸椎高度经主动脉弓和食管的后方斜行转至脊柱的左前方,再沿食管的左侧上升,出胸廓上口达颈根部,并呈弓形弯向左前下方注入左静脉角,在入口处有一对瓣膜,以防止淋巴逆流。在未注入静脉角以前,胸导管又接纳左侧的颈干、锁骨下干和左支气管纵隔干。这三个干的入口处一般无瓣膜,这是胸腹腔脏器患肿瘤时,癌细胞可经胸导管转移到颈根部淋巴结的重要原因之一。

　　胸导管收集左侧上半身和整个下半身的淋巴,即人体的 3/4 区域的淋巴都是经胸导管流入静脉。

三、下纵隔

下纵隔 inferior mediastinum 分为前、中、后纵隔。

(一)前纵隔

前纵隔是位于胸骨体内心包前壁之间的窄隙,内有胸膜囊前部、部分纵隔前淋巴结和疏松结缔组织。

(二)中纵隔

中纵隔是以心包前、后壁为界的区域,平第5~8胸椎,内有心、心包、出入心的大血管根部和膈神经等。

1. 心包:心包包裹心及出入心的大血管根部(图 4-24),分为外层的纤维心包和内层的

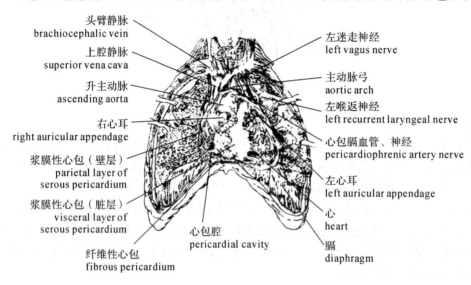

图 4-24　胸腔的结构

浆膜心包。纤维心包为一底大口小的锥形囊,囊口在心的右前方与出入心的血管外膜相移行,囊底朝向膈中心腱并与之愈着。纤维心包坚韧而缺乏伸展性,当心包腔积液时,腔内压力升高,可压迫心脏。浆膜心包分为脏、壁两层,壁层与纤维心包紧密愈着,在出入心大血管根部稍上方反折为脏层,即心外膜。慢性炎症时,脏、壁层可粘连愈着,限制心脏舒缩。心包腔为浆膜心包脏、壁层围成的狭窄而密闭的腔隙,腔内有少量浆液。

位于升主动脉、肺动脉与上腔静脉、左心房之间的部分,称心包横窦,其大小可容一指,是心血管手术阻断血流的部位。位于两侧肺上、下静脉,下腔静脉、左心房后壁与心包后壁之间的部分,称心包斜窦,心包腔积液常积聚于此而不易引流。浆膜心包壁层前部与下部移行处所夹的腔,深1~2cm,是心包腔之一部,称心包前下窦,位置较低,心包积液常先积聚于此。心包前壁隔着胸膜和肺与胸骨和第2~6肋软骨为邻,但在第4~6肋软骨高度因胸膜前界形成心包三角,使心包直接与左第4~6肋软骨前部、第4~5肋间隙及胸骨下左半部相邻,为心包裸区,可经此部位进行心包穿刺。心包前壁有结缔组织连于胸骨,称胸骨心包韧

带,起固定心包作用。心包后面有主支气管、食管、胸导管、胸主动脉、奇静脉和半奇静脉等,两侧邻接纵隔胸膜,并有膈神经和心包膈血管自上而下行于心包与纵隔胸膜之间。心包下面邻下腔静脉和膈,与膈中心腱紧密愈合,周围部尚易分离。心包上方有升主动脉、肺动脉干和上腔静脉。心包由心包膈动脉、肌膈动脉和食管动脉等供血,静脉与动脉伴行,分别汇入胸廓内静脉、奇静脉或半奇静脉等。心包的淋巴注入纵隔前、后淋巴结和膈上淋巴结。心包的神经来源较多,来自心丛、肺丛和食管丛,也来自膈神经、肋间神经和左喉返神经,传递感觉冲动,行心包手术时需进行麻醉。

　　2.心包内大血管:心包内近心底处有出入心的大血管(图4-25)。升主动脉居中,其左前方为肺动脉,右侧有上腔静脉,右后下方有下腔静脉。右肺上、下静脉在上腔静脉和右心房的后方,左肺上、下静脉在胸主动脉的前方向内行,汇入左心房。

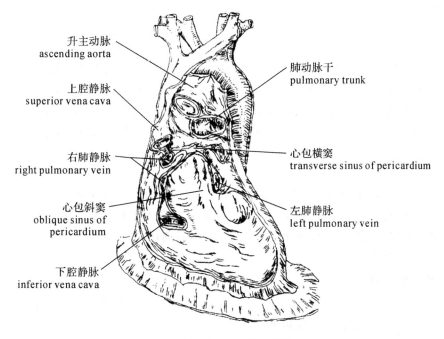

图 4-25　心包和心包窦

　　3.心形似倒置的圆锥体,前后略扁,底朝向右后上方,尖向左前下方。心的胸肋面对向胸前壁,主要由右心室和右心房构成,左心房和左心室仅占小部。膈面朝向膈肌,大部由左心室,小部由右心室构成。左侧面对向左肺,主要由左心室构成。心右缘垂直向下,由右心房构成。左缘钝圆,界于胸肋面与外侧面之间,斜向左下,大部由左心室,小部由左心耳构成。下缘近水平位,由右心室和心尖构成。心的长轴与正中矢状面约成45°角,并由于在发育中轻度旋转,使右半心大部在右前方,左半心在左后方。

　　(1)位置和毗邻:心位于纵隔内,被心包所包裹,前方对胸骨体下部和第2～6肋软骨,后方平第5～8胸椎,约2/3在前正中线左侧,1/3在右侧。其毗邻关系大致与心包相似,但其上界低于心包上界,出入心的大血管和肺根结构位于心的上方,并与之相毗邻。

　　(2)体表投影心界 (图4-26):心在胸前壁的投影可用四点的连线来表示。左上点,在左第2肋软骨下缘,距胸骨侧缘约1.2cm。右上点,在右第3肋软骨上缘距胸骨侧缘1cm。左下点,在左第5肋间隙距前正中线7~9cm或锁骨中线内侧1~2cm。右下点,在右第6胸肋关节处。左、右上点的连线为心上界,左、右下点的连线为心下界,右

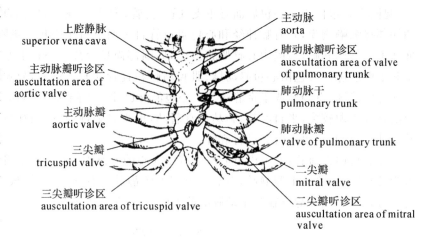

图4-26 心的体表投影

上、下点间作一微向右凸的弧形线为心右界,左上、下点间作一微向左凸的弧形线为心左界。心尖的投影即左下点。房室瓣和动脉瓣:左房室瓣在左第4胸肋关节平面,脊柱左侧。右房室瓣在前正中线与第4肋间隙交点处,左房室瓣的右下方,脊柱的正前方。主动脉瓣在胸骨左缘第3肋间隙,对向脊柱左缘。肺动脉瓣在左第3胸肋关节处,脊柱的稍左侧。

四、纵隔间隙

纵隔间隙 mediastinal space 为纵隔器官间的窄隙,其内填充以疏松结缔组织,适应器官活动和胸腔容积的变化。间隙内的结缔组织与颈部器官周围和腹膜后隙的结缔组织相延续,因此颈部血肿或炎症积液可向下蔓延至纵隔,胸部创伤空气可向上扩散至颈部,炎症积液也可向下蔓延至腹膜后隙。

(一)胸骨后间隙

胸骨后间隙 retrosternal space 位于胸骨后方,胸内筋膜前方,向下至膈。该间隙的炎症可向膈蔓延,甚至穿破膈扩散至腹膜外脂肪层。

(二)气管前间隙

气管前间隙 pretracheal space 位于上纵隔内,气管胸部、气管杈与主动脉弓之间,向上通颈部同名间隙。

(三)食管后间隙

食管后间隙 retroesophageal space 位于上纵隔内,食管与胸内筋膜间,内有奇静脉、胸导管和副半奇静脉等器官。向上通咽后间隙,向下与心包食管间的疏松结缔组织相连,并通过膈的裂隙与腹膜后隙相通。

五、纵隔内的淋巴

(一)纵隔前淋巴结

纵隔前淋巴结位于上纵隔前部和前纵隔内,在头臂静脉、上腔静脉、主动脉弓及其分支、心包前方和动脉韧带周围。收纳胸腺、心包前部、心、纵隔胸膜、膈前部和肝上面的淋巴,其

输出管注入支气管纵隔干。其中位于动脉韧带周围者,称动脉韧带淋巴结,左肺上叶的癌肿常转移至此结。

(二)气管支气管淋巴结

气管支气管淋巴结位于气管杈和主支气管周围,收纳肺、主支气管、气管杈和食管的淋巴,其输出管注入气管旁淋巴结。

(三)气管旁淋巴结

气管旁淋巴结位于气管周围,收纳气管胸部和食管的部分淋巴,其输出管注入支气管纵隔淋巴结。

(四)纵隔后淋巴结

纵隔后淋巴结位于上纵隔后部和后纵隔内,在心包后方,食管两侧,胸主动脉前方,收纳食管胸部、心包后部、膈后部和肝的部分淋巴,其输出管多注入胸导管。

(五)心包外侧淋巴结和肺韧带淋巴结

心包外侧淋巴结位于心包与纵隔胸膜之间,沿心包膈血管排列。肺韧带淋巴结位于肺韧带两层胸膜间,肺下静脉的下方,收纳肺下叶底部的淋巴,其输出管注入气管支气管淋巴结,肺下叶的癌肿常转移到此结。

第七节　胸部手术学

一、乳腺非肿瘤疾病

1.多乳头、多乳房畸形:多乳头、多乳房畸形又称副乳头和副乳腺,一般位于腋窝到同侧腹股沟中点的两条连线上,尤以腋窝和腋前皱襞处最多见。副乳较小或仅有乳头乳晕时影响不大,如较明显,影响美观时可手术切除,极少数副乳可以发生腺瘤或癌变。

2.急性乳腺炎:一般指乳腺的急性化脓性感染性炎症,不同于浆细胞性乳腺炎等慢性乳腺炎的急性表现和脓肿形成。大多数急性乳腺炎发生在产后哺乳期妇女,尤以初产妇多见,常发生在产后 3～4 周,故称哺乳期乳腺炎。停止哺乳、全身抗感染治疗、脓肿切开引流可治愈。

3.乳腺囊性增生:是妇女常见病和多发病,多见于 30～45 岁女性,该病被认为是乳腺正常的增生和退变失常引起的乳腺结构紊乱,表现为乳腺腺体和间质增生伴大小不等的囊肿形成。若出现导管和腺泡上皮的不典型增生,则有恶变的可能。

【临床表现】

1.多乳头、多乳房畸形多见于一侧或双侧腋下隆起,伴或不伴胀痛,有或无乳头。

2.急性乳腺炎

(1)局部:患侧乳房胀痛,局部红、肿、热,并有压痛性包块,常伴患侧腋窝淋巴结肿大和触痛。

(2)全身:随炎症发展,患者可有寒战、高热和脉搏加快等感染中毒症状。

3.乳腺囊性增生有周期性乳房胀痛和团块。

(1)乳房胀痛:特点是具有周期性,月经来潮前疼痛加剧,月经结束后减轻或消失,有时整个月经周期都有疼痛。

(2)乳房肿块:一侧或双侧乳腺有弥漫性增厚,可呈局限性改变,多位于乳房外上象限,轻度触痛,也可分散于整个乳房。团块呈结节状或片状,大小不一,质韧而不硬,增厚区与周围乳腺组织分界不清。

(3)乳头溢液:少数患者可有乳头溢液,呈无色或淡黄色。

【治疗原则】

1.根据病情选择治疗方式:多乳头、多乳房畸形影响美观,以及发生腺瘤或恶变者宜手术切除,对副乳癌应行根治性清扫和术后辅助治疗。

2.急性乳腺炎

(1)局部治疗:患侧停止哺乳,局部热敷、理疗或外敷药物,以促进炎症消散。

(2)全身抗感染治疗:早期、足量、有效的抗生素应用,首选青霉素类抗生素。

(3)手术治疗:一旦形成脓肿,应及时切开引流。

(4)对感染严重者,应采取措施终止乳汁分泌。

3.乳腺囊性增生:以非手术治疗为主,每半年复查 1 次,如发现有恶变可能则应及时手术确诊。

二、乳腺癌

乳腺癌 breast cancer 是女性最常见的恶性肿瘤之一,在我国占全身各种恶性肿瘤的7%～10%,近年来乳腺癌的发病率呈逐年上升且年轻化趋势,部分大城市报告乳腺癌占女性恶性肿瘤首位。

【病理生理】

1.乳腺癌的病理类型:乳腺癌的病理表现复杂多样,分类也不统一,国内一般分为非浸润性癌、早期浸润性癌、浸润性特殊癌和浸润性非特殊癌。乳腺癌的病理类型及其分子生物学特性是影响治疗及预后的重要因素。

2.乳腺癌的转移途径

(1)直接浸润:癌细胞沿导管或筋膜间隙蔓延,进而侵及皮肤、胸大肌被膜、胸肌等周围组织。

(2)淋巴转移:约75%转移至腋窝淋巴结,20%～30%转移至胸骨旁乳淋巴,部分转移至对侧乳腺。

(3)血行转移:最常见部位是骨、肺、肝和脑。

【临床表现】

1.肿块多为单发,患者常在无意中(洗澡、更衣)发现。乳房外上象限较多,质硬,与周围分界不清;早期活动度良好,晚期侵及皮肤或胸大肌被膜,活动度差。较小肿块常在超声检查时发现,临床可触不到肿块。

2.早期皮肤可无改变。晚期可出现浅静脉显露、酒窝征、橘皮样改变、皮肤红肿、卫星结节、溃烂,以及"铠甲胸"。"铠甲胸"即癌细胞侵犯大片乳房皮肤时表面出现多个坚硬小结或条索,呈卫星样围绕原发病灶,结节彼此融合、弥漫成片,可延伸至背部及对侧胸壁,至胸壁紧缩呈铠甲状时,呼吸受限。

3.乳头乳晕改变:乳头歪斜、凹陷或回缩,乳头糜烂,乳头溢液,湿疹样变。

4.转移征象:腋窝淋巴结肿大、融合,上肢水肿、疼痛,锁骨上、对侧腋窝淋巴结肿大,骨转移性疼痛;若有肺、肝和脑转移则出现相应症状。

【治疗原则】

乳腺癌是一种全身性疾病,其治疗原则是以手术治疗为主的综合治疗,包括局部手术和放射等治疗。全身治疗主要是化疗、内分泌治疗、靶向和生物治疗。

1894 年,Halsted 提出的乳腺癌根治术是治疗乳腺癌的标准术式,目前主张缩小手术范围,同时加强术后综合辅助治疗。

1.乳腺癌改良根治术是目前国内最常用的手术方式,即全乳切除加腋下淋巴结清扫。与乳腺癌根治术的区别在于保留胸大、小肌。又分两种术式,一种是胸大、小肌均保留,另一种是保留胸大肌、切除胸小肌。

2.乳腺癌保乳术(乳腺肿瘤广泛切除加或不加腋下淋巴结清扫)完整切除肿块及肿块周围一定范围内正常乳腺组织,加腋下淋巴结清扫或前哨淋巴结活检不清扫腋下淋巴结。乳腺癌保乳术为目前提倡应用的术式。

3.乳腺癌根治术切除整个乳腺、胸大肌、胸小肌、腋窝及锁骨下淋巴结,适用于晚期乳腺癌,该术式目前应用较少。

4.单纯乳腺切除整个乳腺,包括腋窝部及胸大肌筋膜,适用于原位癌、微小癌变前哨淋巴结活检无转移、乳头湿疹样癌,以及年老体弱不宜做改良根治术或晚期乳腺癌尚能局部切除者。

5.乳腺癌扩大根治术在传统根治术的基础上再行胸廓内动、静脉及其周围淋巴结清扫。该术式目前较少应用,近淘汰。

三、肋骨骨折

肋骨骨折是指暴力直接或间接作用于肋骨,使肋骨的完整性和连续性中断,是最常见的胸部损伤。第 1~3 肋骨较短,且有锁骨、肩胛骨和肌肉的保护,较少发生骨折;第 4~7 肋骨长而薄,最易折断;第 8~10 肋骨虽较长,但前段与胸骨连成肋弓,弹性较大,不易折断;第 11~12 肋骨前端游离、不固定,较少发生骨折。

【临床表现】

1.症状:肋骨骨折时局部疼痛,尤其是深呼吸、咳嗽或变动体位时疼痛。根据伤情的轻重可以出现不同程度的呼吸困难。

2.体征:受伤的胸壁局部有时有肿胀,按之有压痛,也可出现骨摩擦感。用手挤压前后胸廓,可使局部疼痛加重甚至产生骨摩擦音,可帮助判断肋骨骨折,从而与软组织挫伤相鉴别。多根多处肋骨骨折,伤侧胸壁可以有反常呼吸运动。

【治疗原则】

治疗原则为镇痛、清理呼吸道分泌物、固定胸廓、恢复胸壁功能和防治并发症。

1.单纯闭合性肋骨骨折的治疗:单纯性肋骨骨折的治疗原则是止痛、固定和预防肺部感染。骨折两端因有上下肋骨和肋间肌支撑,多能自动愈合。固定胸廓的主要目的是减少骨折端活动和减轻疼痛,方法有:宽胶条固定、多带条胸布固定或弹力胸带固定。可口服或必要时肌注止痛剂。

2.连枷胸的治疗:纠正反常呼吸运动,抗休克,防治感染和处理合并损伤。当胸壁软化范围小或位于背部时,反常呼吸运动可不明显或不严重,可采用局部夹垫加压包扎。但当浮动幅度达 3cm 以上时可引起严重的呼吸与循环功能紊乱,当超过 5cm 或为双侧连枷胸时,可迅速导致死亡,必须进行紧急处理。

3.开放性骨折的治疗:应及早彻底清创治疗。清除碎骨片及无生机的组织,咬平骨折断端,以免刺伤周围组织。如有肋间血管破损者,应分别缝扎破裂血管远近端。剪除一段肋间神经,有利于减轻术后疼痛。胸膜破损者按开放性气胸处理。术后常规注射破伤风抗毒血清和给予抗生素防治感染。

四、气胸

胸膜腔内积气称为气胸。在脑部损伤中,气胸的发生率仅次于肋骨骨折。气胸是因利器或肋骨断端刺破胸膜、肺及气管后,空气进入胸膜腔所致;或因胸壁伤口穿破胸膜,外界空气进入胸膜腔所致。气胸一般分为闭合性、开放性和张力性三类。

【临床表现】

1.闭合性气胸轻者出现胸闷、胸痛,重者出现呼吸困难,主要取决于胸膜腔内积气的量及肺萎陷的程度。肺萎陷 30% 以下者为小量气胸,多无明显症状;肺萎陷在 30%～50% 者为中量气胸;肺萎陷在 50% 以上者为大量气胸,可出现胸闷、胸痛和气促等,气管及纵隔向健侧移位,伤侧胸部叩诊呈鼓音,听诊呼吸音减弱或消失。

2.开放性气胸患者有明显的呼吸困难、口唇发绀,重者伴有休克症状。胸部伤口处能听到空气出入胸膜腔的吹风声。胸部及颈部皮下可触及捻发音,伤侧胸部叩诊呈鼓音,听诊呼吸音减弱或消失,纵隔向健侧移位。

3.张力性气胸患者主要表现为极度呼吸困难、大汗淋漓、烦躁、意识障碍、发绀、休克,甚至窒息。患侧胸部饱满,叩诊呈鼓音;呼吸幅度减小,听诊呼吸音消失;气管明显移向健侧,颈静脉怒张,多有皮下气肿。

【治疗原则】

1.闭合性气胸

(1)小量闭合性气胸可自行吸收,不需特别处理。

(2)中、大量闭合性气胸肺萎陷在 30% 以上者需做胸腔穿刺抽气,必要时需行全身麻醉或需用机械通气等,均应放置胸腔闭式引流并使用抗生素预防感染。

2.开放性气胸

(1)紧急处理:将开放性气胸立即变为闭合性气胸,赢得挽救生命的时间。

(2)进一步处理:①给氧,补充血容量,纠正休克;②清创、缝合胸壁伤口;③闭式胸腔引流;④若怀疑有胸腔内脏器损伤或进行性出血,则需开胸探查;⑤给予抗生素,鼓励患者咳嗽排痰,早期活动,预防感染。

(3)现场急救:可用多层清洁布块或厚纱布垫,在伤员深呼气末敷盖创口并包扎固定,如有大块凡士林纱布或无菌塑料布则更为合适,然后穿刺胸膜腔,抽气减压,暂时缓解呼吸困难。

3.张力性气胸

(1)立即排气减压:在危急状况下可用一粗针头在伤侧第 2 肋间锁骨中点连线处刺入。

(2)胸膜腔排气,以降低胸膜腔内压力。

（3）胸膜腔闭式引流术：在积气最高部位放置胸腔引流管（通常在第 2 肋间锁骨中点处），连接水封瓶。一般肺裂口多在 3～7d 内闭合，待漏气停止 24h，经 X 线检查证实肺已膨胀后拔除引流管。

（4）剖胸探查：若胸腔闭式引流管内不断有大量气体溢出、呼吸困难未见好转，提示可能有肺及支气管严重损伤，应行剖胸探查并修补裂口。

（5）应用抗生素，预防感染。

五、血胸

胸部损伤引起胸膜腔内积血成为血胸。血胸可与气胸同时存在，称为血气胸。体循环动脉、心脏或肺门部大血管损伤可导致大量血胸。胸膜腔积血来自：①肺组织裂伤出血；②肋间血管或胸廓内血管破裂出血；③心脏、大血管破裂出血。

【临床表现】

根据出血速度、出血量和患者体质不同，而有不同的临床表现。

1．少量出血（成人 0.5L 以下），可无明显症状。

2．中量（0.5～1L）和大量（1L 以上）出血，尤其是急性失血时，可出现面色苍白、脉搏细速、血压下降、四肢湿冷等低血容量性休克症状，同时伴有呼吸急促等胸腔积液征象，如肋间隙饱满，气管向健侧移位，伤侧胸部叩诊浊音，呼吸音减弱或消失。血胸患者多并发感染，表现为高热、寒战、出汗和疲乏等全身表现。

【治疗原则】

1．非进行性血胸：行胸膜腔穿刺抽血或胸腔闭式引流，并给予抗生素预防感染。

2．进行性血胸：需在抗休克的同时，行剖胸探查止血。

3．凝固性血胸：应在出血停止数日内清除血块，清除胸膜表面凝血块机化形成的包膜。

4．已感染的血胸：应及时行胸膜腔闭式引流，尽快排出感染性积血和脓液。

六、脓胸

脓胸是指脓性渗出液积聚于胸膜腔内的化脓性感染。根据感染波及的范围，脓胸可分为局限性脓胸和全脓胸；按引起感染的致病菌不同，脓胸可分为化脓性、结核性和特异病原性脓胸；按病理发展过程不同，脓胸可分为急性脓胸和慢性脓胸。

【临床表现】

1．急性脓胸患者：常有高热、脉快、胸痛、咳嗽、咯痰（合并支气管胸膜瘘者咯脓痰）、呼吸急促、食欲不振、全身乏力，严重者可出现呼吸困难、发绀，甚至休克等。查体可见患侧肋间饱满，呼吸运动减弱，气管和纵隔移位，叩诊浊音，呼吸音减弱或消失。

2．慢性脓胸患者：常有长期低热、慢性咳嗽、脓痰、胸闷不适、消瘦、贫血、低蛋白血症等。查体可见患者胸壁塌陷，呼吸活动受限制，叩诊浊音，听诊呼吸音减弱或消失，气管向患侧移位。

【治疗原则】

1．急性脓胸

（1）依据致病菌对药物的敏感性，选用有效抗生素，足量使用，至体温正常后 2 周以上。

（2）控制原发感染，全身支持治疗，给予高热量、高蛋白及富含维生素的饮食，注意水和电解质平衡,矫正贫血等。

(3)彻底排净脓液,使肺早日复张。排净脓液的方法有:

1)反复胸腔穿刺,并向胸膜腔内注入抗生素。

2)胸膜腔闭式引流术:若脓液稠厚不易抽出,或经过治疗脓量不见减少,患者症状无明显改善,或发现有大量气体,疑伴有气管、食管瘘或腐败性脓胸等,均宜及早施行。

2.慢性脓胸

(1)改善引流:消除引流不畅的原因,如引流管过细、引流位置不在脓腔最低位等。

(2)消除脓腔,促使肺早日复张。

1)胸膜纤维板剥除术:剥除壁、脏胸膜上的纤维板,使肺得以复张,消灭脓腔,改善肺功能和胸廓呼吸运动,是较为理想的手术。

2)胸廓成形术:目的是切除胸廓局部的肋骨等坚硬组织,使胸壁内陷,以消灭两层胸膜间的无效腔。

3)胸膜肺切除术:慢性脓胸合并肺内严重病变,如支气管扩张或结核性空洞或伴有不易修补成功的支气管胸膜瘘,可将纤维板剥除加病肺切除一次完成。

(3)全身支持治疗:如补充营养和维生素,注意水和电解质平衡,纠正贫血等。

七、原发性支气管肺癌

肺癌多数起源于支气管黏膜上皮,亦称支气管肺癌。50多年来,世界各国特别是工业发达国家,肺癌的发病率和病死率均迅速上升,肺癌目前是全世界癌症死因的第一位。肺癌患者多数是男性,男女之比约为3∶1~5∶1,但近年来,女性肺癌的发病率也明显增加。发病年龄大多在40岁以上。

【病理和分类】

肺癌的分布以右肺多于左肺,上叶多于下叶。起源于主支气管、肺叶支气管的肿瘤,位置靠近肺门者称为中心型肺癌。起源于肺段支气管以下的肿瘤,位置在肺的周围者称周围型肺癌。

1.按细胞类型将肺癌分为四种类型

(1)鳞状细胞癌(鳞癌):在肺癌中最为常见,约占50%。50岁以上的男性占大多数。鳞癌大多起源于较大的支气管,常为中心型;生长速度缓慢,病程较长,对放射和化学药物治疗较敏感,通常先经淋巴转移,血行转移发生较晚。

(2)小细胞癌:发病率比鳞癌低,发病年龄较轻,多见于男性。一般起源于较大支气管,多为中心型;恶性程度高,生长快,较早出现淋巴和血行转移,对放射和化学药物治疗虽较敏感,但在各型肺癌中预后最差。

(3)腺癌:发病年龄较小,女性相对多见。多数起源于较小的支气管上皮,多为周围型,少数起源于大支气管。一般生长较慢,但少数在早期即发生血行转移,淋巴转移则较晚发生。

(4)大细胞癌:较少见,多为中心型;癌细胞分化程度低,常在发生脑转移后才被发现,预后很差。

2.转移途径

(1)直接转移:癌肿沿支气管壁并向支气管内生长,可以造成支气管腔部分或全部阻塞。

癌肿亦可直接侵入邻近肺组织,并穿越肺叶间裂侵入相邻的其他肺叶。肺癌侵犯胸膜,造成胸膜转移及胸膜腔播散也较为常见。此外,还可侵犯胸壁、胸内其他组织和器官。

(2)淋巴转移:是常见的扩散途径。癌细胞经支气管和肺血管周围的淋巴管,先侵入邻近的肺段或肺叶支气管周围的淋巴结,然后到达肺门或气管隆凸下淋巴结,或侵入纵隔和气管旁淋巴结,最后累及锁骨上淋巴结和颈部淋巴结。纵隔和气管旁以及颈部淋巴结转移一般发生在肺癌同侧,但也可以在对侧。肺癌侵入胸壁或膈肌后,可自腋下或主动脉旁淋巴结转移。

(3)血行转移:多发生在肺癌晚期,通常癌细胞直接侵入肺静脉,然后经左心随大循环血流转移到其他器官和组织,常见有肝、骨骼、脑、肾上腺等。

【临床表现】

肺癌的临床表现与肿瘤的部位、大小、是否压迫和侵犯邻近器官以及有无转移等密切相关。

1.早期:多数患者无典型症状,尤其是周围型肺癌往往无任何症状,大多在胸部 X 线检查时发现。癌肿增大后,常出现刺激性咳嗽,痰中带血丝、血点或持续地少量咯血;大量咯血则很少见。少数患者由于肿瘤造成较大的支气管不同程度的阻塞,可出现胸闷、哮鸣、气促、发热和胸痛等症状。

2.晚期:癌肿压迫侵犯邻近器官、组织或发生远处转移时,可产生以下征象:

(1)压迫或侵犯膈神经:同侧膈肌麻痹

(2)压迫或侵犯喉返神经:声带麻痹、声音嘶哑

(3)压迫上腔静脉:肿瘤压迫或侵犯上腔静脉,静脉回流受阻,产生头面、颈、上肢水肿,上腔静脉压升高。

(4)侵犯胸膜:胸膜腔积液,常为血性;大量积液可引起气促。

(5)侵犯纵隔,压迫食管,引起吞咽困难。

(6)上叶顶部肺癌:亦称 Pancoast 肿瘤,可侵入纵隔和压迫位于胸廓上口的器官或组织,如第 1 肋间、锁骨下动静脉、臂丛神经、颈交感神经等而产生剧烈胸肩痛、上肢水肿、臂痛、上腔静脉怒张和运动障碍,同侧上眼睑下垂、瞳孔缩小、眼球内陷、面部无汗等颈交感神经综合征(Horner 综合征)等。肺癌血行转移后,侵入不同的器官而产生不同症状。

少数患者可出现非转移性全身症状,如骨关节病综合征(杵状指、骨关节痛、骨膜增生等)、Cushing 综合征、重症肌无力、男性乳腺增大、多发性肌肉神经痛等。

【治疗原则】

应根据患者的机体状况、肿瘤的病理类型、侵犯的范围和进展合理选用个体化的综合治疗方法。非小细胞癌以手术治疗为主,辅以化学治疗和放射治疗,小细胞癌则以化学治疗和放射治疗为主。基本的手术方式为肺切除术加淋巴结清扫,肺切除的范围取决于病变的部位和大小。

八、食管癌

食管癌是较常见的消化道恶性肿瘤,发病率仅次于胃癌。发病年龄多在 40 岁以上,男性多于女性。

【临床表现】

1.早期:症状多不明显,偶有异常感觉,如吞咽食物哽咽感、停滞感、异物感,胸骨后闷胀不适或灼烧样、针刺样疼痛,时轻时重,常被忽略。

2.中期:典型症状是进行性吞咽困难。先是难咽下干硬食物,继而半流质及流质食物也难以下咽。患者逐渐出现消瘦、乏力、营养不良等症状。

3.晚期:主要是恶病质和侵犯或转移症状。患者体重明显减轻,贫血,表现恶病质状态。癌肿侵犯喉返神经,患者声音嘶哑;侵犯颈交感神经节,引起霍纳综合征;侵犯气管,引起食管气管瘘;侵犯主动脉,引起大量呕血。波及锁骨上淋巴结,引起淋巴结肿大。远处转移可引起胸水、腹水等症状。食管癌手术后可出现吻合口瘘、乳糜胸、脓胸、肺炎等并发症。

【治疗原则】

1.手术切除是治疗本病的首选方法,食管癌的部位越低,手术切除率越高,疗效越好。早期患者做根治性切除术,切除癌肿及上下 5cm 的食管和所属区域淋巴结,以胃、结肠或空肠做食管重建术;晚期患者可行姑息性手术,如食管腔内置管术、胃造瘘术等。

2.放射性治疗适用于食管上段癌肿或晚期癌肿,也可用于手术前后,增加手术切除率,提高远期生存率。

3.化学药物治疗作为术后辅助治疗。

九、先天性心脏病

先天性心脏病(congenital heart disease,CHD)简称先心病,是胎儿心脏及大血管在母体内发育异常造成的先天畸形,是小儿先天性畸形中最常见的一类。轻者无症状,查体时发现,重者可有活动后呼吸困难、发绀、晕厥等,年长儿可有生长发育迟缓。症状有无与表现还与疾病类型和有无并发症有关。

根据血流动力学结合病理生理变化,可发为以下三类:

1.无分流型(无青紫型)。心脏左、右两侧或动、静脉之间无异常分流,无发绀,如肺动脉口狭窄、主动脉缩窄、原发性肺动脉高压或右位心等。

2.左至右分流型(潜伏青紫型)。在左、右心腔或主、肺动脉间有异常通道,正常情况下体循环高于肺循环,平时血液从左向右分流而不出现青紫,如心房间隔缺损、心室间隔缺损、动脉导管未闭等。一般无发绀,若在晚期发生肺动脉高压,有双向或右到左分流时,则出现发绀,又叫晚期发绀型。

3.右至左分流型(青紫型)。右心腔或肺动脉内压力异常增高,血流通过异常通道流入左心腔或主动脉。一般出生后不久即有发绀,如法洛四联症、法洛三联症、三尖瓣闭锁、大血管转位等。

(一)动脉导管未闭

动脉导管未闭(patent ductus arteriosus,PDA)较多见,占先天性心脏病发病率的12%~15%,女婴多见。动脉导管是胎儿血液经肺动脉流至主动脉间的通道,出生后若未闭锁,则为动脉导管未闭。婴儿出生后 10~20h,动脉导管即开始功能性闭合。85%的足月产婴儿在出生后 2 个月内动脉导管闭合,2 个月后仍未闭合者即为动脉导管未闭。

【临床表现】

1.症状:导管细、分流量小者,可无自觉症状,反之,由于肺部充血,易患感冒或呼吸道感染,甚至可出现左心衰竭。早产婴儿易引起呼吸窘迫症。

2.体征:

(1)胸骨左缘第二肋间听到响亮、粗糙、连续性机器样杂音,向左锁骨下窝或颈部传导,局部触及震颤。

(2)周围血管体征:脉压增宽,颈部血管搏动增强,四肢动脉可触到水冲脉,听到枪击音。

【治疗原则】

以手术治疗为主,手术最适年龄为学龄前(2～6岁),自然寿命不超过50岁。

1.手术适应证:早产儿、婴幼儿反复发生肺炎、呼吸窘迫、呼吸衰竭、合并肺动脉高压者应及早手术;并发细菌性心内膜炎者,抗生素控制感染2个月后施行手术。

2.手术禁忌证:出现艾森曼格(Eisenmenger)综合征(肺动脉压力超过主动脉压力,右向左分流,发绀等)禁忌手术。

(二)房间隔缺损

房间隔缺损(atrial septal defect,ASD)是左、右心房之间的间隔发育不全,遗留缺损造成血流相通的先天性畸形。房间隔缺损的发病率约为0.07%,占先天性心脏病的5%～10%,其中男女比例约为1∶(2～3)。

【临床表现】

1.症状:继发性房间隔缺损分流量较小的患者,儿童期可无明显症状,一般到了青年期,才出现劳力性气促、乏力、心悸等症状,易出现呼吸道感染和右心衰竭。原发性房间隔缺损伴有严重二尖瓣关闭不全者,早期可出现心力衰竭及肺动脉高压等症状,严重肺动脉高压者,可引起右向左分流,出现发绀或杵状指(趾)。

2.体征:

(1)视诊:心脏明显增大,心前区隆起。可出现发绀、杵状指(趾)。

(2)触诊:心前区有抬举冲动感,少数可触及震颤。

(3)听诊:肺动脉瓣区可闻及Ⅱ～Ⅲ级吹风样收缩期杂音,伴第二心音亢进和固定分裂。

【治疗原则】

以手术治疗为主,手术最适年龄为2～5岁。

(1)手术适应证和禁忌证:原发性房间隔缺损、继发性房间隔缺损合并肺动脉高压者应尽早手术。艾森曼格综合征是手术禁忌证。

(2)手术方法:手术切开直接缝合或修补缺损;近年来也可通过介入性心导管术,应用双面蘑菇伞关闭缺损,此方法具有创伤小、术后恢复快的特点,但费用较高。

(三)室间隔缺损

室间隔缺损(ventricular septal defect,VSD)指室间隔在胎儿期发育不全,左右两室间出现异常交通,在心室水平产生左向右的血液分流。室间隔缺损在所有先天性心脏病中发病率最高,约占先天性心脏病的20%～30%;大多数是单一畸形,也可为复合心脏畸形的一个组成部分,如见于法洛四联症、完全性房室通道等。

【临床表现】

1.症状:若缺损小,可无症状。缺损大、分流量大者在出生后即出现症状,婴儿期可表现为反复发生呼吸道感染、充血性心力衰竭、喂养困难和发育迟缓;能度过婴幼儿期的较大室间隔缺损则表现为活动耐力较同龄人差,有劳累后气促、心悸;发展为进行性梗阻性肺动脉高压者,逐渐出现发绀和右心衰竭。

2.体征:

(1)胸骨左缘 2~4 肋间闻及Ⅲ级以上粗糙、响亮的全收缩期杂音,向四周广泛传导。

(2)分流量大者,心前区轻度隆起,收缩期杂音最响的部位可触及收缩期震颤,心尖部可闻及柔和的功能性舒张中期杂音。

【治疗原则】

1.非手术治疗:缺损小、无血流动力学改变者。

2.手术治疗:

(1)适应证和禁忌证:缺损大和分流量大或伴肺动脉高压的婴幼儿,应尽早手术;缺损较小,已有房室扩大者需在学龄前手术;合并心力衰竭或细菌性心内膜炎者需控制症状后方能手术。艾森曼格综合征者禁忌手术。

(2)手术方法:低温体外循环下行心内直视修补术;导管伞封堵法。

(四)法洛四联症

法洛四联症(tetralogy of Fallot,TOF)是右室漏斗部或圆锥动脉干发育不全引起的一种心脏畸形,是最常见的发绀型先天性心脏病,约占先天性心脏病的 12%~14%。主要包括四种解剖畸形,即肺动脉狭窄、室间隔缺损、主动脉骑跨和右心室肥厚,其中以肺动脉狭窄为主要畸形。肺动脉狭窄使肺血减少,右室收缩期压力增高,右室血分流至左室、主动脉,产生发绀。

【临床表现】

1.症状:发绀、喜爱蹲踞和缺氧发作是法洛四联症的主要症状。

(1)发绀:新生儿即发绀,多在出生后 3~6 个月出现,也有少数到儿童或成人期才出现。发绀在运动和哭闹时加重,平静时减轻。

(2)蹲踞:为法洛四联症患儿临床上一种特征性姿态。蹲踞可缓解呼吸困难和发绀。

(3)呼吸困难和缺氧性发作:多在出生后 6 个月开始出现,由于组织缺氧,活动耐力较差,动则呼吸急促,严重者可出现缺氧性发作、意识丧失或抽搐。

2.体征:患儿生长发育迟缓,常有杵状指(趾),多在发绀出现数月或数年后发生。胸骨左缘第 2~4 肋间可听到粗糙的喷射样收缩期杂音,常伴收缩期细震颤。极严重的右心室流出道梗阻或肺动脉闭锁病例可无心脏杂音。肺动脉瓣第二心音明显减弱或消失。

【治疗原则】

手术是唯一的治疗方法,包括姑息手术和矫治手术。绝大多数肺动脉及左、右分支发育正常者均应在 1 岁内行矫治手术;少数症状严重、婴幼儿严重缺氧、频发呼吸道感染和晕厥者,可先行姑息性分流术,待条件成熟后再行矫治性手术。

十、二尖瓣狭窄

二尖瓣狭窄 mitral stenosis 指二尖瓣瓣膜受损,瓣膜结构和功能异常所致的瓣口狭窄。发病率女性较高。在儿童和青年期发作风湿热后,往往在 20~30 岁以后才出现临床症状。

【临床表现】

1.症状:取决于狭窄程度,轻者静息时无症状,重者可出现气促、咳嗽、咯血、发绀等症状。

2.体征：二尖瓣面容，面颊和口唇轻度发绀。右心衰竭患者可见肝大、腹水、颈静脉怒张、双下肢水肿等。多数病例在心尖区能扪及舒张期震颤。心尖部第一心音亢进和舒张中期隆隆样杂音是风湿性二尖瓣狭窄的典型杂音。在胸骨左缘第3、4肋间可闻及二尖瓣开放拍击音。肺动脉高压和右心衰竭者，肺动脉瓣区第二心音亢进，轻度分裂。

【治疗原则】

外科治疗的目的是扩大二尖瓣瓣口，矫治瓣膜病变，解除左心房排血障碍，缓解症状，改善心功能。

1.代偿期治疗：适当避免过度的体力劳动及剧烈运动，保护心功能；对风湿性心脏病患者应积极预防链球菌感染与风湿活动以及感染性心内膜炎。

2.失代偿期治疗：出现临床症状者，宜口服利尿剂并限制钠盐摄入。右心衰竭明显或出现快速心房颤动时，用洋地黄类制剂可缓解症状，控制心室率。出现持续性心房颤动一年以内者，应考虑药物或电复律治疗。对长期心力衰竭伴心房颤动者可采用抗凝治疗，以预防血栓形成和动脉栓塞的发生。

常采用的手术方法有：

1.经皮穿刺球囊导管二尖瓣交界扩张分离术：适用于单纯隔膜型和隔膜增厚型二尖瓣狭窄，瓣叶活动好、无钙化、无房颤及左心房内无血栓者。

2.直视手术：在体外循环直视下行二尖瓣交界切开及瓣膜成形术，漏斗型者瓣膜重度纤维化、硬化、挛缩或钙化，已无法成形修复，需切除瓣膜行二尖瓣置换术。临床上使用的人工瓣膜有机械瓣膜和生物瓣膜两大类。

十一、二尖瓣关闭不全

二尖瓣关闭不全 mitral regurgitation 指二尖瓣瓣膜受损害、瓣膜结构和功能异常所导致的瓣口关闭不全。收缩期二尖瓣关闭依赖二尖瓣装置（瓣叶、瓣环、腱索、乳头肌）和左心室结构和功能的完整性，其中任何部分的异常均可致二尖瓣关闭不全。半数以上的二尖瓣关闭不全患者常合并二尖瓣狭窄。

【临床表现】

1.症状：病变轻者无明显症状。病变重或病程长可出现乏力、心悸、劳累后气促。

2.体征：心尖区可听到全收缩期杂音，向左侧腋中线传导。肺动脉瓣区第二心音亢进，第一音减弱或消失。晚期患者可出现心衰等体征。

【治疗原则】

1.非手术治疗：主要为药物治疗，包括洋地黄制剂、血管扩张剂和利尿剂等，改善心功能和全身情况。

2.手术治疗：症状明显、心功能改变、心脏扩大者均应及时在体外循环下实施直视手术。

常采用的手术方法有：

（1）二尖瓣修复成形术：适用于瓣膜病变轻，瓣叶无钙化，瓣环有扩大，但瓣下腱索无严重增厚者。

（2）二尖瓣置换术：瓣叶钙化，瓣下结构病变严重，感染性心内膜炎或合并二尖瓣狭窄者必须置换人工瓣。

十二、主动脉瓣狭窄

主动脉瓣狭窄 aortic stenosis 是由于风湿热累及主动脉,导致瓣叶增厚、粘连和挛缩,使瓣口狭窄。单纯主动脉瓣狭窄较少见,常合并主动脉瓣关闭不全和二尖瓣病变等。

【临床表现】

1.症状:出现较晚。呼吸困难、心绞痛和晕厥为典型主动脉瓣狭窄常见的三联征。

2.体征:胸骨右缘第2肋间能扪及收缩期震颤。第一心音正常。主动脉瓣区可闻及收缩期喷射性杂音,向颈部传导。主动脉瓣区第二心音延迟并减弱。重度者血压偏低、脉压小和脉搏细弱。

【治疗原则】

1.非手术治疗:主要目的为确定狭窄程度,观察狭窄进展情况,为有手术指征的患者选择合理手术时间及治疗措施。

2.手术治疗:主动脉瓣膜置换术为治疗成人主动脉瓣狭窄的主要方法。通过手术可以消除主动脉瓣跨压差,减轻左心室后负荷,缓解左心室肥厚。

(1)适应证:重度狭窄(平均跨瓣压差＞50mmHg)伴心绞痛、晕厥或心力衰竭症状为手术的主要指征。无症状的重度狭窄患者,如伴有进行性心脏增大和(或)明显左心室功能不全,也应考虑手术。

(2)手术方法:①直视主动脉瓣切开术,适用于瓣膜柔软、弹性较好的患者;②主动脉瓣置换术,切除病变的瓣膜,进行人工瓣膜替换,适用于严重瓣膜病变或伴关闭不全的成年患者。

十三、主动脉瓣关闭不全

主动脉瓣关闭不全 aortic incompetence 指主动脉瓣膜受损害引起的瓣叶纤维化、增厚和缩短,影响舒张期瓣叶边缘对合而导致的瓣口关闭不全,常伴有不同程度的主动脉瓣狭窄。

【临床表现】

1.症状:轻者可无症状,重者出现急性左心衰竭和低血压。

2.体征:

(1)心脏体征:心界向左下方增大,心尖部可见抬举性搏动;胸骨左缘第3、4肋间和主动脉瓣区闻及叹息样舒张早、中期或全舒张期杂音,向心尖传导。

(2)周围血管征:重度关闭不全者出现周围血管征,包括颈动脉搏动明显,水冲脉,股动脉枪击音,口唇、甲床毛细血管搏动等征象。

【治疗原则】

手术治疗主要为主动脉瓣置换术。若患者出现以下临床征象,如心绞痛、左心衰竭或心脏逐渐扩大,可在数年内死亡,故应尽早施行手术。

复习思考题

一、名词解释

1.乳房悬韧带　2.乳房后隙　3.锁胸筋膜　4.胸腔　5.胸膜腔　6.动脉韧带　7.肋膈隐窝　8.心包斜窦　9.肺根　10.心包裸区　11.支气管肺段　12.纵隔

二、问答题

1.乳腺脓肿切开引流,应选择什么方向切口？为什么？乳房后脓肿如何切开引流？为什么？

2.乳房的淋巴回流途径如何？乳房外侧部癌肿时,癌细胞常先侵犯哪些淋巴结群？临床检查在何处能触到这些肿大的淋巴结？

3.患乳癌时,为何会出现肿瘤表面皮肤下陷、"橘皮样变"及乳头回缩现象？

4.肋间血管、神经如何走行？在胸壁的前部、后部行胸膜腔穿刺何处是适宜的进针部位？需经哪些层次(浅→深)结构方可到达胸膜腔？

5.试述肺根的构成与毗邻,左、右肺根的结构排列位置关系。

6.试述纵隔的分区,纵隔各部的内容及主要器官的毗邻关系。

7.试述动脉导管三角的境界、内容及临床意义。

8.试述胸部、胸腔、胸膜腔的区别,肋膈隐窝的位置及临床意义。

9.根据心的毗邻心内注射应在何处进行？应避免损伤什么结构？

10.试述心包的构成。何谓心包裸区？心包穿刺应在何处进针？穿入何处？

第五章　腹　　部

【教学目的与要求】

1. 掌握腹部的分区、体表标志及主要脏器的体表投影。了解腹部的境界。

2. 掌握浅筋膜的特点、移行和附着;浅静脉的回流及皮神经的节段性分布概况。

3. 掌握腹直肌鞘的构成,三层扁肌的配布特点,腹前外侧壁的血管和神经。

4. 掌握腹股沟管的位置、构成、体表投影、内容物及临床意义。

5. 掌握海氏三角的位置、构成和临床意义。

6. 掌握腹部形成的韧带的名称、位置及内容。掌握小网膜和大网膜的位置、分部及内容,网膜孔的位置。

7. 掌握小肠系膜、阑尾系膜、横结肠系膜、乙状结肠系膜的位置和内容。

8. 掌握胃的形态、位置、毗邻、血供。掌握十二指肠的形态、位置、分部、血供。掌握肝的位置、毗邻、体表投影、肝蒂的组成,输胆管道的组成,胆囊的位置、分部、血供。

9. 掌握胰和脾的形态、位置、血供。

10. 掌握空、回肠的位置及血供。

11. 掌握盲肠和阑尾的形态、位置及血供,结肠各部的血供。

12. 掌握门静脉的组成、位置与毗邻、特点。

13. 掌握肾的位置、毗邻、被膜,肾蒂的组成,输尿管的分部、行径和毗邻。

14. 掌握腹腔干、肠系膜上、下动脉、肾动脉、睾丸动脉的起始、行径、分支和分部。

15. 掌握下腔静脉的位置,肾静脉、睾丸静脉的行径和注入部位。

【教学重点与难点】

1. 腹股沟管的位置、构成、体表投影、内容物及临床意义。

2. 海氏三角的位置、构成和临床意义。

3. 胃、十二指肠、肝、胰的血供、形态、结构、

4. 腹腔干的主要分支及分布范围。

第一节　概　　述

腹部 abdomen 位于胸部与骨盆之间,包括腹壁、腹膜腔、腹膜腔内脏器和腹膜后间隙及其器官、结构和组织。

一、境界与分区

(一)境界

腹壁的上界是胸阔下口,由剑突、肋弓、第11肋前端、第12肋下缘和第12胸椎围成;下界是耻骨联合上缘、耻骨嵴、耻骨结节、腹股沟韧带、髂嵴至第5腰椎下缘的连线。

腹壁在两侧以腋后线为界,分为腹前外侧壁和腹后壁。

腹腔 abdominal cavity 的境界与腹部的体表境界不一致,上为膈穹,下方通过骨盆上口突向盆腔。腹腔的实际范围要大于腹部体表境界。

(二)分区(图5-1)

通常用两条水平线及两条垂直线将腹部分为九个区(九分法)。

1. 九分法

九分法于腹部前面,以两条纵线和两条横线分腹部成九个区。上水平线一般采用经过两侧肋弓下缘最低点的连线;下水平线取左、右侧髂嵴结节的连线(结节间平面);

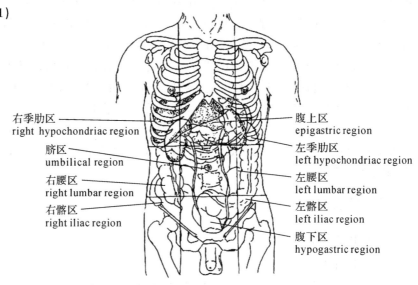

右季肋区 right hypochondriac region
脐区 umbilical region
右腰区 right lumbar region
右髂区 right iliac region

腹上区 epigastric region
左季肋区 left hypochondriac region
左腰区 left lumbar region
左髂区 left iliac region
腹下区 hypogastric region

图 5-1 腹部分区

垂直线为分别通过左、右腹股沟韧带中点向上的纵向线。以上四条线划分所成的九个区是:左侧自上而下的左季肋区 left hypochondriac region、左腰区 left lumbar region 和左腹股沟区(左髂区)left iliac region;右侧自上而下的右季肋区 right hypochondriac region、右腰区 right lumbar region 和右腹股沟区(右髂区)right iliac region 以及中间为自上而下的腹上区 epigastric region、脐区 umbilical region 和腹下区(耻骨区)hypogastric region。

腹腔主要脏器的所在区:

(1)右季肋区:肝右半、结肠肝曲、胆囊和右肾的一部分。

(2)腹上区:肝左半大部分、胆囊一部分、胃幽门部和部分胃体、小网膜、胆总管、肝动脉、门静脉、十二指肠上部和降部、十二指肠空肠曲、胰体、左右肾的一部分、肾上腺、部分腹主动脉、下腔静脉、腹腔神经节和腹腔丛。

(3)左季肋区:肝左半小部分、胃贲门、胃底、部分胃体、脾、胰尾、结肠脾曲、左肾的一部分。

(4)右腰区:升结肠、部分回肠襻。

(5)脐区:胃大弯、横结肠、大网膜、十二指肠横部、部分空回肠襻、右肾小部分、双侧输尿管、部分腹主动脉和下腔静脉。

（6）左腰区：降结肠、部分空肠襻、左肾下部。

（7）右腹股沟区：盲肠和阑尾、回肠末段。

（8）腹下区：回肠襻、充盈的膀胱、妊娠子宫、乙状结肠的一部分、部分输尿管。

（9）左腹股沟区：乙状结肠与回肠襻。

以上只是腹腔脏器在腹腔内的大致位置，它们的确切位置可随体型、体位、年龄、器官的生理、病理状态以及腹肌张力等多种因素而有变化。

2.四分法

以前正中线和脐平线将腹部划分为左上腹部、左下腹部、右上腹部、右下腹部四个区。四区法分区简单，应用方便，临床叙述中常用，如"左上腹包块""右下腹按压痛"等。

临床联系：常用的腹部手术切口有正中切口、旁正中切口、肋下斜切口、右下腹斜切口等。正中切口是沿腹部正中线所作的切口，主要经白线打开腹腔，手术视野开阔，且不损伤重要的血管和神经，是腹部常用的手术切口之一。右肋下斜切口常见于胆囊手术（胆囊切除）。而在脐周出现的圆形疤痕可能是腹腔镜胆囊切除术留下的，这种情况较少见。脾的手术常采用左侧肋下斜切口。盆腔脏器如膀胱或子宫手术（子宫切除术）常用耻骨上切口。右下腹斜切口为阑尾手术时常用的切口。一侧或双侧腹股沟区手术后疤痕，可能是生前做了腹股沟疝手术。如果脐区与腹股沟区的皮肤出现白色条纹，常见于过度肥胖或生前妊娠留下的"妊娠纹"。

二、表面解剖

（一）体表标志

1.骨性标志

剑突 xiphoid process 大多位于中线，偶尔可偏向一侧。

肋弓 costal arch 由第 8～10 肋软骨的前端依次与上位肋软骨相连而成。

髂前上棘 anterior superior iliac spine 髂嵴的前端向前下方突出。

髂嵴 iliac crest 髂骨翼的上缘明显凸隆。

耻骨结节 pubic symphysis 位于中线，其与剑突的连线即为腹前正中线。

2.软组织标志

脐 umbilicus 位于腹前正中线上，其后方一般平对第 3,4 腰椎间隙。在脐平面上方约 2.5cm 为肠系膜下动脉，起始于腹主动脉处。

腹前正中线有不明显的纵行沟，其深面即为白线 linea alba，两侧为腹直肌，腹直肌的外侧呈凸向外的弧形，称半月线 semilunar line。

腹股沟韧带 inguinal ligament 的体表投影为耻骨结节与髂前上棘的连线。其中点下方可触及股动脉的搏动。

（二）体表投影

成年人腹腔内主要器官在腹前壁的投影，随着年龄、体型、体位、胃肠道的充盈状况以及腹肌的紧张程度等而有所改变。矮胖者腹部上宽下窄，膈、肝、盲肠及阑尾等位置较高，胃常趋于横位；瘦长型的人则与此相反。成年人的腹肌较为发达，老年人则因肌肉乏力、韧带松弛而常有内脏下垂。体位的改变对腹腔内器官位置的影响也较明显，卧位时器官上移，膈升高,直立位时则相反,因此,在心肺疾病时,多由于呼吸困难而不能平卧。发育异常也会引起器官位置的改变。

第二节　腹前外侧壁

一、浅层结构(图 5-2)

(一)皮肤

皮肤薄而富有弹性,腹股沟附近的皮肤移动性较小,其他部位移动性较大。

(二)浅筋膜

浅筋膜由脂肪及疏松结缔组织构成。在腹壁肋下份浅筋膜分为两层:浅层,含有脂肪组织,又称脂肪层,向下与股部的浅筋膜相连续;深层即 Scarpa 筋膜,为富有弹性纤维的膜样层,在中线处附着于白线,

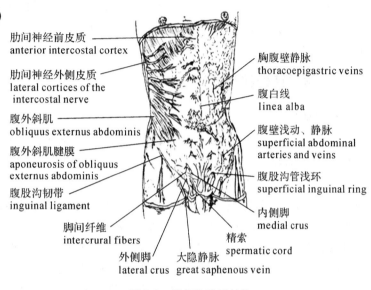

图 5-2　腹部的浅层结构

向下于腹股沟韧带下方约一横指处,附着于股部深筋膜;但在左、右耻骨结节间越过耻骨联合继续向下至阴囊,与浅会阴筋膜相连。

临床联系:腹前壁下部 Scarpa 筋膜与外生殖器浅筋膜的延续关系具有重要的临床意义。尿道海绵体部损伤(例如交通事故或骑跨伤)可致尿液渗入阴囊,向上可蔓延至腹前壁下部 Scarpa 筋膜与腹外斜肌腱膜之间的潜在间隙内。由于 Scarpa 筋膜与大腿的阔筋膜融合,所以尿液不能蔓延至大腿。

腹壁浅静脉与胸腹壁静脉的吻合管构成上、下腔静脉之间的交通途径。当下腔静脉或肝门静脉阻塞导致静脉血液不能回心时,静脉血可通过该吻合部位建立侧支循环,导致腹壁的浅静脉,尤其是脐周的浅静脉曲张,此种病理现象称“海蛇头”,具有重要的诊断价值。

浅筋膜内有腹壁浅动、静脉,浅淋巴管和皮神经。

腹前壁上半部的浅动脉细小,是肋间后动脉 posterior intercostal arteries 的分支。腹前壁下半部有两条较大的浅动脉:腹壁浅动脉 superficial epigastric artery 起自股动脉,越过腹股沟韧带中、内 1/3 交界处走向脐部,其外径约 1mm;在腹壁浅动脉的外侧,尚有起自股动脉走向髂嵴的旋髂浅动脉 superficial iliac circumflex artery,其外径约为 1.2mm。由于腹前壁的浅动脉行于浅筋膜的浅、深两层之间,并与同名静脉伴行,故常在腹下部切取带蒂或游离皮瓣。

腹前外侧壁的浅静脉较为丰富,彼此吻合成网,尤其在脐区更为丰富。脐以上的浅静脉

经胸腹壁静脉汇入腋静脉。脐以下的浅静脉经腹壁浅静脉汇入大隐静脉,从而构成了上、下腔静脉系统之间的联系。当上腔静脉或下腔静脉阻塞时,借此途径沟通部分血流。在脐区,浅静脉还和附脐静脉相吻合,由于附脐静脉汇入门静脉,故在门静脉高压症患者,血流可经脐周静脉网与体循环的静脉相交通,形成脐周静脉曲张,又称"海蛇头"。

腹前外侧壁的浅淋巴,脐以上者注入腋淋巴结,脐以下者注入腹股沟浅淋巴结。

腹前外侧壁皮肤的感觉神经分布有明显的节段性:第 7 肋间神经分布于剑突平面;第10 肋间神经分布于脐平面;第 1 腰神经分布于腹股沟韧带的上方。上述各神经的中间的第8、9 肋间神经的皮肤分布可依次推算。胸椎或脊髓胸段发生病变时,可根据腹壁感觉障碍的平面来判定病变的部位。

二、深层结构(图 5-3)

(一)肌层

由腹前正中线两侧的腹直肌和其外侧的三层扁肌组成。腹直肌位于白线两侧,其前、后面均被腹直肌鞘 sheath of rectus abdominis 所包裹。腹直肌有 3～4 个腱划 tendinous intersections 与腹直肌鞘的前层密切愈着,剥离困难。腱划内常有血管,经腹直肌切口分开腹直肌纤维时,腱划处应注意止血。腹直肌鞘分为前、后两层,两层纤维在腹直肌外缘融合处形成一半月形凸向外侧的弧线,称半月线 linea semilunaris。腹直肌鞘前层由腹外斜肌腱膜和腹内斜肌腱膜的前层组成,后层由腹内斜肌腱膜的后层及腹横肌腹膜组成。但在脐下 4～5cm 以下三层扁肌的腱膜均参与构成腹直肌鞘前层,鞘后层缺如,形成一弓状游离缘,称弓状线 arcuate line(图 5-4)。线以下部分,腹直肌的后面,由浅入深仅有增厚的腹横筋膜、腹膜外筋膜和壁腹膜。白线 linea alba 位于腹前正中线上,由两侧的腹直肌鞘纤维彼此交织而成。脐以上的白线宽约 1cm,脐以下因两侧腹直肌相互靠近而变得很窄。腹外斜肌肌纤维从外上斜向内下,在髂前上棘与脐连线附近移行为腱膜。腱膜的纤维与腹外斜肌走向相同,此腱膜在耻骨结节的外上方形成三角形裂隙,即腹股沟管浅环 superficial inguinal ring。其上缘部分称内侧脚 medial crus,附着于耻骨联合;其下缘部分称外侧脚 lateral crus,附着于

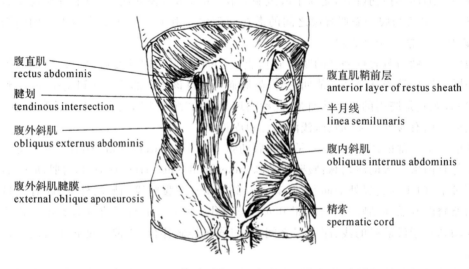

图 5-3　腹壁的深层结构

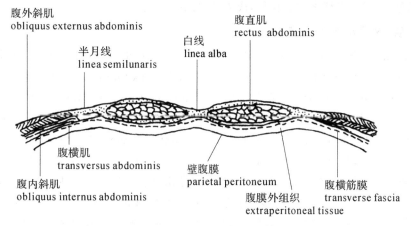

(A) 弓状线以上断面

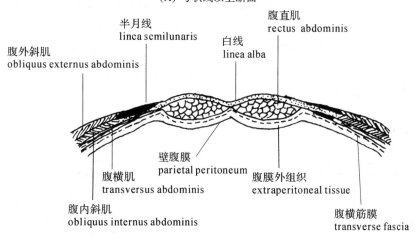

(B) 弓状线以下断面

图 5-4　腹直肌鞘

耻骨结节;浅环的底为耻骨嵴,环的外上方有脚间纤维连两脚。外侧脚的部分纤维经精索的深面与内侧脚后方向内上反转,附着于白线。正常成人的浅环可容纳一示指尖,内有精索(男)或子宫圆韧带(女)通过。在腹股沟斜疝时,浅环明显增大,可将手指自阴囊皮肤向上伸入浅环,探测该环的大小。腹外斜肌腱膜浅面的薄层深筋膜在浅环处延续向下,被覆于精索的外面,称精索外筋膜 external spermatic fascia。腹外斜肌腱膜下缘在髂前上棘至耻骨结节间向后上方反折形成腹股沟韧带 inguinal ligament。韧带内侧端的一小部分纤维向下后方,并向外侧转折成为腔隙韧带 lacunar ligament,向外侧延续附着于耻骨梳上的部分,称耻骨梳韧带 pectineal ligament。腹内外肌肌纤维起自腹股沟韧带的外侧 1/2、髂嵴及胸腰筋膜,斜向内上,至腹直肌的外侧缘处移行为腱膜。腹横肌起自胸腰筋膜、髂嵴及腹股沟韧带的外侧 1/3,自后向前,于腹直肌外侧缘处移行为腱膜 aponeurosis。腹内斜肌与腹横肌两者下缘均呈弓状,先越过精索的上内侧,在腹直肌外缘呈腱性融合,称腹股沟镰 falx inguinalis 或联合腱 conjoined tendon。然后绕至腹股沟管内侧部精索的后方,止于耻骨梳韧带。当腹壁肌肉收缩时,弓状下缘即接近腹股沟韧带,这种弓状结构似有封闭腹股沟管的作用。腹内斜肌和腹横肌下缘的部分肌纤维,沿精索向下移行,成为菲薄的提睾肌。

(二)血管、淋巴及神经(图 5-5)

腹壁深层的动脉有穿行于腹内斜肌和腹横肌之间的下五对肋间后动脉 posterior intercostal artery、肋下动脉 subcostal artery 及四对腰动脉 lumbar artery。腹上部还有腹壁上动脉 superior epigastric artery,系胸廓内动脉 internal thoracic artery 的终支之一,位于腹直肌及腹直肌鞘后层之间。腹下部有腹壁下动脉及旋髂深动脉 deep iliac circumflex artery,两者在邻近腹股沟韧带处起自髂外动脉。腹壁下动脉行于腹横筋膜与壁腹膜之间,经深环的内侧斜向上内穿腹横筋膜,上行于腹直肌与腹直肌鞘后层之间,在脐附近与腹壁上动脉相吻合,并与肋间后动脉的终末支在腹直肌的外侧缘相吻合。腹壁下动脉的体表投影为腹股沟韧带中、内 1/3 交界处与脐的连线。腹腔穿刺宜在此线的外上方进行,以避免损伤此动脉。腹壁下动脉、腹直肌外侧缘和腹股沟韧带内侧半所围成的三角形区域,称为腹股沟三角 inguinal triangle,腹股沟直疝即由此三角区突出,腹股沟斜疝则从腹壁下动脉外侧的深环进入腹股沟管。因此,腹壁下动脉可作为手术时鉴别腹股沟斜疝与直疝的标志。旋髂深动脉与腹壁下动脉约在同一水平发自髂外动脉,向外上方斜行,达髂前上棘,穿腹横肌分布于腹部三扁肌、腰大肌、髂肌等。在行阑尾切除术时,如需向外侧延伸切口,需注意勿伤此动脉。腹壁的深静脉与同名动脉伴行。

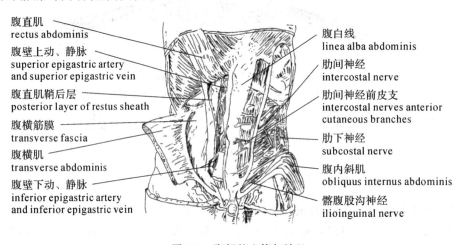

图 5-5　腹部的血管与神经

临床联系:腹壁上、下动静脉形成吻合。如果来自下半身的静脉血不能通畅地返回心脏(如下腔静脉阻塞),则可通过腹壁上、下静脉的吻合所形成的侧支循环管道回流入心;反之,如果主动脉阻塞(如主动脉狭窄),血液可经腹壁上、下动脉之间的侧支循环到达下半身。

(三)腹股沟区(图 5-6、图 5-7)

腹股沟管 inguinal canal 位于腹股沟韧节内侧半的上方,是由外上方斜向内下方的肌肉筋膜裂隙,长 4～5cm,自腹股沟管浅环(腹外斜肌腱膜的裂口)至腹股沟管深环(腹横筋膜的裂口),穿过腹壁三层扁肌:腹外斜肌(腱膜)、腹内斜肌和腹横肌。男性腹股沟管内有精索、髂腹股沟神经等通过,腹前壁的三层扁肌及腹横筋膜延续为精索的被膜(如腹外斜肌延续为精索外筋膜,腹内斜肌延续为提睾筋膜,腹横肌延续为精索内筋膜),女性腹股沟管内有子宫圆韧带通过。

腹股沟管有四个壁及内、外两个口。前壁：浅层为腹外斜肌腱膜,深层在管的外 1/3 处有腹内斜肌的起始部。后壁：为腹横筋膜,在管的内侧 1/3 处有联合腱。上壁：为腹内斜肌与腹横肌的弓状下缘。下壁：为腹股沟韧带。内口为深环,位于腹股沟韧带中点上方约一横指处,是腹横筋膜的一个卵圆形孔,孔的内侧为腹壁下动脉,浅层有腹内斜肌,深层为腹膜所覆盖。外口为浅环,是腹外斜肌腱膜在外上方的一个三角形裂隙。

男性腹股沟管内有精索、髂腹股沟神经等。精索由输精管、输精管动脉、睾丸动脉、蔓状静脉丛、生殖股神经的生殖支、淋巴管及腹膜鞘突的残余部分等所组成。

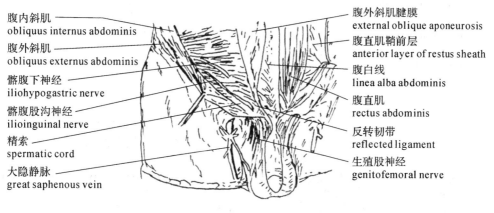

腹内斜肌 obliquus internus abdominis
腹外斜肌 obliquus externus abdominis
髂腹下神经 iliohypogastric nerve
髂腹股沟神经 ilioinguinal nerve
精索 spermatic cord
大隐静脉 great saphenous vein

腹外斜肌腱膜 external oblique aponeurosis
腹直肌鞘前层 anterior layer of restus sheath
腹白线 linea alba abdominis
腹直肌 rectus abdominis
反转韧带 reflected ligament
生殖股神经 genitofemoral nerve

图 5-6　腹股沟管

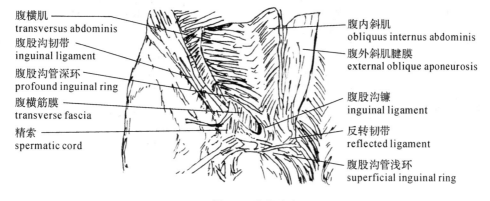

腹横肌 transversus abdominis
腹股沟韧带 inguinal ligament
腹股沟管深环 profound inguinal ring
腹横筋膜 transverse fascia
精索 spermatic cord

腹内斜肌 obliquus internus abdominis
腹外斜肌腱膜 external oblique aponeurosis
腹股沟镰 inguinal ligament
反转韧带 reflected ligament
腹股沟管浅环 superficial inguinal ring

图 5-7　腹股沟疝

腹股沟区为下腹部两侧的三角形区域,其内侧界为腹直肌外缘,上界为髂前上棘至腹直肌外缘的水平线,下界为腹股沟韧带。此区较为薄弱,其原因是：

(1)腹外斜肌在此处移行为较薄的腱膜,并在其下方形成一裂口;

(2)腹内斜肌与腹横肌的下缘未达到腹股沟韧带的内侧部,因而该部没有肌肉遮盖;

(3)有精索或子宫圆韧带通过腹股沟管而形成潜在性裂隙。此外,当人体站立时,腹股沟区所承受的腹内压力比平卧时约高三倍。由于以上解剖、生理特点,故疝多发生于此区(图 5-8、图 5-9)。

临床联系：腹股沟管为精索通过的拱形管道。当人体站立、咳嗽或用力时,腹肌收缩,腹内斜肌和腹横肌弓状下缘的肌纤维使股沟管的顶下降并紧张,起到半括约肌的作用。

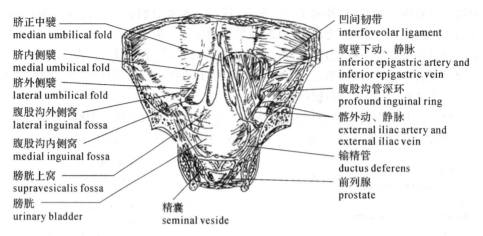

脐正中襞
median umbilical fold

脐内侧襞
medial umbilical fold

脐外侧襞
lateral umbilical fold

腹股沟外侧窝
lateral inguinal fossa

腹股沟内侧窝
medial inguinal fossa

膀胱上窝
supravesicalis fossa

膀胱
urinary bladder

精囊
seminal veside

凹间韧带
interfoveolar ligament

腹壁下动、静脉
inferior epigastric artery and
inferior epigastric vein

腹股沟管深环
profound inguinal ring

髂外动、静脉
external iliac artery and
external iliac vein

输精管
ductus deferens

前列腺
prostate

图 5-8　腹前壁内面的皱襞

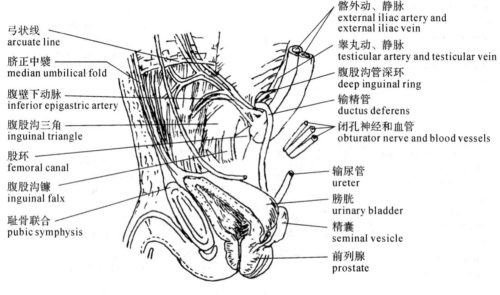

弓状线
arcuate line

脐正中襞
median umbilical fold

腹壁下动脉
inferior epigastric artery

腹股沟三角
inguinal triangle

股环
femoral canal

腹股沟镰
inguinal falx

耻骨联合
pubic symphysis

髂外动、静脉
external iliac artery and
external iliac vein

睾丸动、静脉
testicular artery and testicular vein

腹股沟管深环
deep inguinal ring

输精管
ductus deferens

闭孔神经和血管
obturator nerve and blood vessels

输尿管
ureter

膀胱
urinary bladder

精囊
seminal vesicle

前列腺
prostate

图 5-9　腹股沟三角

　　腹股沟疝修补术时,根据情况可将腹内斜肌和腹横肌的弓状下缘及联合腱在精索之前缝合于腹股沟韧带(加强前壁的 Ferguson 法),亦可将它们在精索之后向下拉缝合于腹股沟韧带或耻骨梳韧带上(加强后壁的 Bassini 法)。

(四)睾丸下降与腹股沟疝的关系

　　腹股沟区的内下部虽然缺乏肌性结构,但仍有一定的生理保护作用。由于腹股沟管是一斜行的肌筋膜裂隙,在腹压增加时,管的前、后壁靠拢;腹壁扁肌收缩时,腹内斜肌和腹横肌的弓状缘与腹股沟韧带相接近,从而使弓状缘下方的半月形缺口近于消失;又由于腹横肌的收缩,腹股沟管深环也移向外上方,使环口缩小。

　　睾丸下降与腹股沟疝的关系:胚胎早期睾丸位于脊柱两侧,在腹后壁的壁腹膜之外,逐渐向下移动。在胚胎 3 个月时睾丸移动到髂窝内,7 个月时接近腹股沟管深环处。此前,由腹膜形成的鞘突,随着睾丸引带的行径通过腹股沟管。于出生前约 1 个月,左、右睾丸在深环处沿腹膜鞘突进入腹股沟管,一般出生前降入阴囊内。如果生后睾丸仍停留在腹后壁或腹股沟处,即为隐睾。在正常情况下,睾丸降入阴囊后,鞘突除包绕睾丸部分形成睾丸固有鞘膜外,其他部分完全闭锁形成鞘突剩件。如果腹膜鞘突未闭,仍呈长袋状与腹膜腔相通,则可形成先天性腹股沟斜疝或交通性鞘膜积液。由于右侧睾丸下降迟于左侧,鞘突闭合的时间也较晚,故右侧斜疝多于左侧。

(五)阴囊、精索和睾丸

阴囊、精索和睾丸与腹股沟管关系密切。阴囊是腹前壁向下突出的皮肤囊袋,因而手指可以自腹前壁皮下伸入阴囊(在女性则伸入大阴唇)。阴囊被阴囊中隔分为左、右两半。在胚胎发育过程中,睾丸被睾丸引带牵引降入阴囊内。阴囊的浅筋膜缺乏脂肪,但含有平滑肌,称肉膜。当气温低时,平滑肌收缩,阴囊表面积缩小,从而起到保温作用。相反,气温高时,平滑肌舒张,阴囊表面积加大,利于散热。通过平滑肌的舒缩,为睾丸产生精子提供最适宜的温度。

精索构成睾丸的管道系统,由输精管、睾丸动脉、蔓状静脉丛、神经和淋巴管组成。精索外包三层从腹前壁延伸而来的被膜:腹外斜肌腱膜形成精索外筋膜;腹内斜肌和腹横肌形成提睾肌;腹横筋膜形成精索内筋膜。

临床联系:在阴囊上部靠近阴茎根处,输精管易于经皮肤以手触及,并在外科手术时易于暴露,所以此处为结扎输精管的常用部位,可在尸体的一侧练习输精管结扎术,在阴囊上部暴露并固定输精管,穿过两条结扎线,两线距离约 1cm。结扎输精管时避免结扎附近的组织。

睾丸大部分被睾丸鞘膜包绕,睾丸鞘膜分为壁、脏两层,两层相互延续围成密闭的鞘膜腔。在胚胎发育时,下降的睾丸和附睾陷入此囊的后壁。睾丸表面有一层由致密结缔组织形成的白膜。精子由精曲小管产生。经睾丸网和睾丸输出小管至附睾头。附睾附着于睾丸的上方和后外侧面,内含高度卷曲的附睾管。附睾管在附睾尾处移行为输精管。

临床联系:在病理情况下,睾丸鞘膜腔可因血液积聚(鞘膜血肿)或浆液积聚(鞘膜积液)而扩大肿胀,鞘膜积液可与鞘膜血肿一样肿大或较其肿大更甚。由于睾丸与鞘膜的局部关系,睾丸被肿大的鞘膜囊从前面及两侧面包绕,当体检时,只能在肿胀的阴囊后部触摸到睾丸。这是由于此处睾丸没有被鞘膜所覆盖。阴囊及其内容物的淋巴引流在临床上十分重要,来自阴囊和阴茎的淋巴管注入腹股沟浅淋巴结,腹股沟淋巴结还接受腹前壁下半部和大腿的淋巴。所以阴茎或阴囊感染可引起腹股沟浅淋巴结肿大。但与之相反,两侧睾丸的淋巴则注入主动脉前和主动脉外侧淋巴结,睾丸肿瘤可沿淋巴管扩散至主动脉前和主动脉外侧淋巴结。当然,一般体检不能触及以上淋巴结,但可通过 CT 或 MRI 扫描图像鉴别这些病理性肿大的淋巴结。

三、腹横筋膜

腹部筋膜衬于腹前外侧壁内面的部分,厚薄各部不一,下方与反转韧带、髂嵴内侧愈着;在腹直肌外侧缘处较致密,并且与腹股沟镰结合在一起。在腹股沟管腹环处,包绕着精索进入阴囊,构成精索内筋膜;精索内筋膜与腹横筋膜延续处的卵圆形囊口,称腹股沟管深环。腹横筋膜与腹横肌结合疏松,但与腹直肌鞘后层紧密愈着不易分离,手术时常作为一层切开。

四、腹膜下筋膜

腹膜下筋膜为腹横筋膜与壁腹膜之间的疏松结缔组织,在腹下部特别是腹股沟区脂肪组织较多,向后与腹膜后隙的疏松结缔组织相延续。由于腹膜外脂肪组织与壁腹膜疏松相连,当发生感染时炎症可以相互蔓延。

五、腹膜及腹膜腔

腹膜为全身最大和配布最复杂的浆膜,是一层菲薄的、半透明的浆膜,并形成一个复杂的、封闭囊或腔(在女性,由于输卵管开口于腹膜腔,所以腹膜腔借输卵管、子宫和阴道与外界相通)。衬于腹壁内面的腹膜,称壁腹膜 parietal peritoneum。陷入腹膜囊内的脏器被腹膜包绕,覆盖于这些脏器表面的腹膜称脏腹膜 visceral peritoneum,通常见于胃肠系统。腹膜外位器官位于腹膜囊的后面,仅在其前面覆盖腹膜,通常见于泌尿系统。在腹膜腔内,腹膜与腹膜相接触,腹膜腔仅是一个含有少量浆液的潜在性间隙,浆液起润滑作用,所以腹膜内位器官可以相互运动而不会产生有效的摩擦。腹腔脏器的活动度在很大程度上取决于被覆腹膜的情况。由于壁层与脏层的来源不同,其神经分布也不同,壁层接受7~11对肋间神经、肋下神经及腰神经支配,膈中央部的壁层则受两侧膈神经支配,脏层受交感神经支配。因此,壁层对痛觉和其他感觉敏感,脏层则反之,但脏器因膨胀、牵拉神经丛、缺血或平滑肌痉挛等也能引起痛觉。脏腹膜较薄,与脏器紧密相连,不易剥离,故常被视为脏器的组成部分,如胃、肠的浆膜即为脏腹膜。壁腹膜较厚,除在膈下、脐环与腹白线等处与腹壁紧密相连外,它与腹、盆壁有一层疏松结缔组织相隔,称为腹膜外组织。在腹后壁、盆部及腹前壁下份,腹膜外组织内含有较多的脂肪,在腹后壁特别丰富,有固定与保护腹膜后位器官如肾脏的功能。

腹膜中血管丰富,具有吸收和渗出的功能。腹膜对于腹腔内液体和毒素的吸收能力,上腹部最强,盆腔较差。因此,当腹膜腔有感染时,常采取半卧位,以使脓液积聚在盆腔内,从而减少毒素吸收,减轻中毒症状。当腹膜腔有炎症时(如结核性腹膜炎),腹渗出大量液体,称为腹水。

腹膜和腹膜腔内浆液中含有大量巨噬细胞,有防御功能。正常情况下,腹腔内有75~100ml黄色澄清液体,起润滑所用。

腹膜腔可分大、小两腔。小腹膜腔即网膜囊,亦称腹膜小囊,是位于小网膜和胃后方的腔隙;大腹膜腔则为网膜囊以外的腔隙,亦称腹膜大囊,两者只借网膜孔相互交通。

腹膜腔以横结肠及其系膜为界,分为结肠上区和结肠下区。前者位于膈与横结肠及其系膜之间,又称膈下间隙,此隙被肝分为肝上、下间隙。后者位于横结肠及其系膜以下的部分。

临床联系:肝肾隐窝具有重要临床意义。当人体平卧时,此处为腹腔最低的部位,因此病理性液体易积聚于此处。在仰卧时,男性的直肠膀胱陷凹和女性的直肠子宫陷凹也是腹腔较低的部位,当患者体位变化时,病理性液体可从一低凹处流至另一低凹处膈下间隙,尤其右侧膈下隐窝,是常见的脓液积聚部位。膈下脓肿可穿破膈进入胸膜腔,从而引起严重的并发症。结肠旁沟是腹水流动和腹膜腔内感染扩散的通道,所以在临床上非常重要。腹膜腔内的炎性渗出物可沿这些通道入盆腔;反之,盆腔的感染也会沿此通道向上蔓延。同时,

结肠旁沟也是癌肿种植转移的途径

（一）腹膜与腹盆腔脏器的关系

腹腔和盆腔器官按其被腹膜覆盖的范围不同，可分为三类，分别称为腹膜内位、间位和外位器官。腹膜内位器官系指器官全部突向腹膜腔，其表面几全被腹膜覆盖的，如胃、十二指肠上部、空肠、回肠、盲肠、阑尾、横结肠、乙状结肠、卵巢、输卵管和脾等。腹膜间位器官是指器官三面被腹膜覆盖，另一面无腹膜的，如升结肠、降结肠、直肠上部、肝、胆囊、膀胱和子宫等。腹膜外位（后位）器官是指器官只前面有腹膜覆盖，其余各面都无腹膜的，如十二指肠降部和下部、直肠中部、胰、肾和输尿管等。

临床联系：在某些病理情况下，腹膜腔潜在性间隙可成为含有数升液体的实质性间隙，这种在腹膜腔内积聚的浆液称腹水。同时，其他物质（如脾破裂出血、胆管破裂流出的胆汁、脓肿破溃流出的脓液或从破裂的肠管内溢出的粪便）也可积聚于腹膜腔，引起非常严重的后果。

（二）腹膜形成的结构（图 5-10）

腹膜形成的结构有网膜、系膜、韧带、皱襞等，这些结构不仅对脏器起着连接和固定的作用，也是血管、神经出入脏器的途径。

大网膜 great omentum 是其中一部分，它呈裙状遮蔽在小肠、结肠等腹腔脏器前方，上缘附着于胃大弯，覆盖胃前、后壁的腹膜自胃大弯和十二指肠起始部下延，形成大网膜的前两层，约至脐以下平面即折向上成为后两层，上达横结肠，包绕横结肠后与横结肠系膜相连续。成人大网膜的这四层腹膜常已愈合在一起。由胃大弯下延的两层腹膜，特别是右半侧常与横结肠愈着，这时称之为胃结肠韧带。大网膜常呈筛状，含有脂肪及吞噬细胞，具有重要的防御功能。小儿的大网膜较短，故当下腹部器官发生炎症尤其是穿孔时，易形成弥漫性腹膜炎。

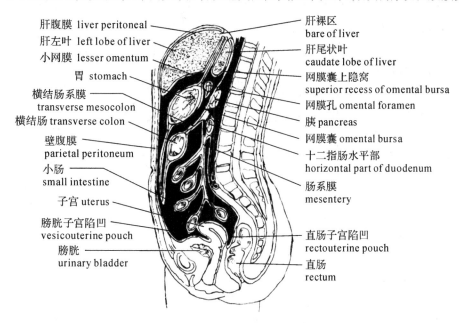

图 5-10　正中矢状面上腹膜及腹膜腔示意图

小网膜 lesser omentum 是脏腹膜由胃移行至肝门的部分，由双层腹膜形成，连接于肝下面与胃小弯及十二指肠上部之间。小网膜分为两部分，一部分介于肝胃之间，称肝胃韧带 hepatogastric ligament；另一部分介于肝及十二指肠上部之间，称肝十二指肠韧带 hepatoduodenal ligament。两部分之间无明显分界。小网膜右侧缘为游离缘，该缘后方有网膜孔（Winslow 孔）。网膜孔的边界：前界为小网膜游离缘，上界为肝，后界为下腔静脉（隔着腹膜），下界为十二指肠上部。借网膜孔通向网膜囊，向右借网膜孔与腹膜大囊相通。网膜孔的前界，即肝十二指肠韧带内含有进出肝门的门静脉、肝固有动脉、胆总管等。

网膜囊 omental bursa 是小网膜和胃后壁与腹后壁的腹膜之间的一个扁窄间隙，又称小腹膜腔，为腹膜腔的一部分。网膜囊的前壁为小网膜、胃后壁的腹膜和胃结肠韧带；后壁为横结肠及其系膜以及覆盖在胰、左肾、左肾上腺等处的腹膜；上壁为肝尾叶和膈下方的腹膜；下壁为大网膜前、后层的结合处。网膜囊向右侧唯一的开口，即网膜孔 omental foramen，与腹膜腔相交通。

（三）系膜（图 5-11、图 5-12）

系膜为腹后壁上的壁腹膜移行至腹盆腔器官脏腹膜时形成的双层腹膜结构。系膜对器官具有悬吊、固定的作用，且两层腹膜之间含有出入器官的血管、神经、淋巴管和淋巴结等。主要的系膜有肠系膜、阑尾系膜、横结肠系膜和乙状结肠系膜。乙状结肠系膜较长，所以乙状结肠活动度大，容易发生肠扭转。

1. 小肠系膜 mesenteriolum 是将空肠、回肠系连于腹后壁的双层腹膜结构，面积较大，整体呈扇形。肠系膜根附着于腹后壁，长约 15cm，起自第 2 腰椎左侧，斜向右下止于右侧骶髂关节的前方。肠系膜的两层腹膜之间有肠系膜上动静脉的分支和属支、肠系膜上淋巴结、肠系膜上丛及脂肪组织等。

2. 阑尾系膜 mesoappendix 呈三角形，连于阑尾与回肠末端之间，阑尾动静脉走行于阑尾系膜的游离缘之内，阑尾切除时应在系膜的游离缘结扎血管。

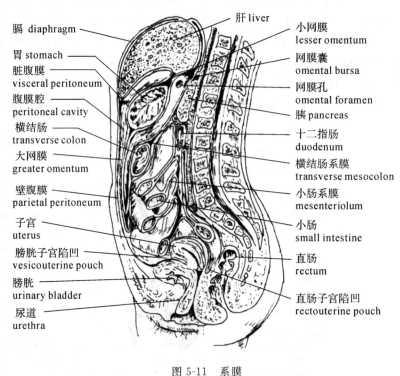

图 5-11　系膜

3. 横结肠系膜 transverse mesocolon 呈横位，是连于横结肠与腹后壁之间的双层腹膜结构，其根部右起结肠右曲，左行横越右肾中部、十二指肠降部和胰头等器官的前方，沿胰体的下缘到达左肾中部的前方，止于结肠左曲。系膜内有中结肠动静脉、中结肠淋巴结和神经丛等。

通常以横结肠及其系膜为标志将腹膜腔划分为结肠上、下区。

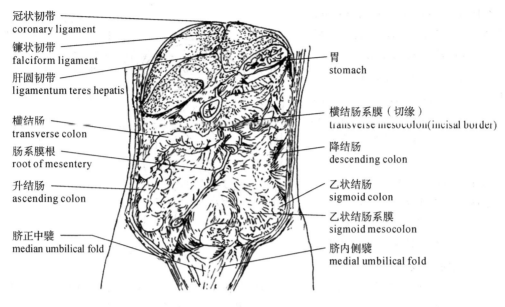

图 5-12 韧带

结肠上区 supracolic compartment 介于膈与横结肠及其系膜之间，又称膈下间隙 subphrenic space。此间隙以肝及其韧带为界分为 7 个间隙：肝上间隙 suprahepatic space，借镰状韧带和左三角韧带分为右肝上间隙 right suprahepatic space、左肝上间隙 left suprahepatic space；左肝上间隙又以左三角韧带分为左肝上前间隙 left anterior suprahepatic space 和左肝上后间隙 left posterior suprahepatic space；膈下腹膜外间隙 extraperitoneal space，居膈与肝裸区之间；肝下间隙，位于肝与横结肠及其系膜之间，以肝圆韧带分为右肝下间隙 right infrahepatic space（即肝肾隐窝 hepatorenal recess）和左肝下间隙 left infrahepatic space；左肝下间隙又被小网膜和胃分为左肝下前间隙 left anterior infrahepatic space 和左肝下后间隙 left posterior infrahepatic space（即网膜囊 omental bursa）。上述 7 个间隙发生脓肿均属膈下脓肿，其中以右肝上间隙和左肝下间隙的脓肿最为常见。膈下脓肿多由于膈下直接相邻器官如胃、十二指肠、肝、胆道的病变引起（图 5-13、图 5-14）。

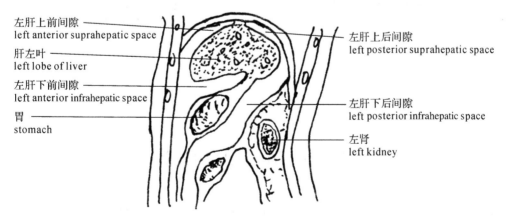

图 5-13 肝左侧

结肠下区 infracolic compartment 为横结肠及其系膜与盆底上面之间的区域,以小肠系膜根及升结肠、降结肠为标志分为 4 个间隙,即左、右肠系膜窦 left and right mesenteric sinus 和左、右结肠旁沟 left and right paracolic sulci。小肠系膜根将横结肠及其系膜与升、降结肠之间区域分为左、右肠系膜窦。右肠系膜窦位于小肠系膜右上方与升结肠之间,呈三角形。由于下方有回肠末端的阻挡,此窦不能直接通盆腔,因此窦内感染积脓时常被局限,不易扩散。

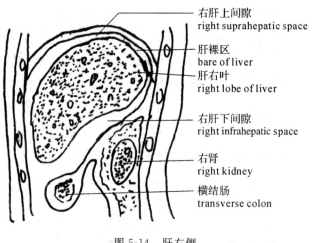

图 5-14　肝右侧

右肝上间隙 right suprahepatic space
肝裸区 bare of liver
肝右叶 right lobe of liver
右肝下间隙 right infrahepatic space
右肾 right kidney
横结肠 transverse colon

左肠系膜窦位于小肠系膜根的左下方与降结肠之间,下方开放通入盆腔,此窦内感染时脓液易于蔓延至盆腔。右结肠旁沟位于升结肠的外侧,此沟上通右肝下间隙,下经髂窝通盆腔,故肝下间隙积脓时可沿此沟蔓延至右髂窝及盆腔,阑尾脓肿时也可以经此扩散至右肝下间隙。左结肠旁沟位于降结肠的外侧,此沟上方有膈结肠韧带,不能直接向上连通膈下间隙,而向下可与盆腔相通,因此,此沟内如有积液可以沿乙状结肠旁向下流入盆腔(图 5-15)。

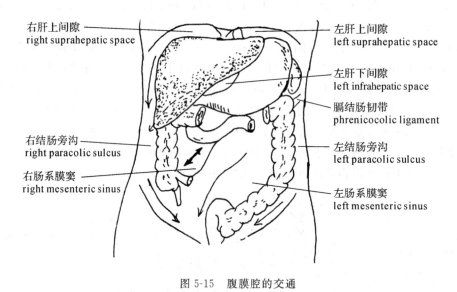

右肝上间隙 right suprahepatic space
左肝上间隙 left suprahepatic space
左肝下间隙 left infrahepatic space
膈结肠韧带 phrenicocolic ligament
右结肠旁沟 right paracolic sulcus
左结肠旁沟 left paracolic sulcus
右肠系膜窦 right mesenteric sinus
左肠系膜窦 left mesenteric sinus

图 5-15　腹膜腔的交通

第三节　结肠上区的脏器

　　结肠上区 supracolic compartment 介于膈与横结肠及其系膜之间。此区内有肝、肝外胆道、食管腹段、胃、十二指肠、胰、脾等脏器。其中,十二指肠和胰大部分位于腹膜后隙,为了叙述方便,并入结肠上区介绍。

(一)胃

1.位置与毗邻:胃 stomach 中度充盈时,大部分位于左季肋区,小部分位于腹上区。胃贲门在第 11 胸椎左侧,幽门在第 1 腰椎右侧。活体胃的位置常因体位、呼吸以及胃内容物的多少而变化,直立、吸气或胃充盈时,胃向下移位,大弯可降至脐下,幽门有时可降至第 3 腰椎水平。胃前壁右侧份邻接左半肝,左侧份上部邻接膈,下部接触腹前壁,此部移动性大,通常称为胃前壁的游离区。胃后壁隔网膜囊与胰、左肾上腺、左肾、脾、横结肠及其系膜相毗邻,这些器官共同形成"胃床"。

2.韧带与网膜:胃属腹膜内位器官,胃前、后面的腹膜从胃大、小弯移行于邻近器官时,形成一些韧带和网膜(图 5-16)。

(1)大网膜 greater omentum:大网膜由胃大弯下垂,再反折向上附于横结肠,因此有前、后两叶,共四层腹膜。成人前、后叶通常愈合,遂使前叶上部直接由胃大弯连至横结肠,形成胃结肠韧带。此韧带后方靠近横结肠系膜,在幽门附近两者往往贴连,从此处切开胃结肠韧带时,慎勿伤及横结肠系膜中的中结肠动脉。

(2)胃脾韧带 gastrosplenic ligament:由胃大弯左侧部连于脾门,是双层腹膜结构,内有胃短血管。

(3)胃膈韧带 gastrophrenic ligament:由胃大弯上部胃底后面连至膈下。全胃切除术时,先切断此韧带方可游离胃贲门部和食管。

(4)肝胃韧带 hepatogastric ligament:连接肝门和胃小弯,也是双层腹膜结构。它向右续于肝十二指肠韧带,共同构成小网膜。

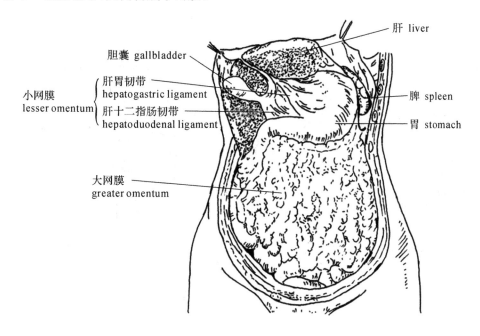

图 5-16　胃的系膜

(5)胃胰襞 gastropancreatic fold:是由胃小弯靠近贲门侧向胰腺呈弓形弯曲的腹后壁腹

膜皱襞,内有胃左静脉。

(6)胃胰韧带 gastropancreatic ligament:是由胃幽门窦后壁至胰头、颈及颈与体的移行部的腹膜皱襞。施行胃切除术时,需将此韧带切开并进行钝性剥离,才能游离出幽门与十二指肠上部的近侧份。

3.血管与淋巴(图 5-17、图 5-18、图 5-19、图 5-20、图 5-21)

(1)胃的动脉:胃的动脉来自腹腔干及其分支,先沿胃大、小弯形成两个动脉弓,再由弓上发出许多小支至胃前、后壁,在胃壁内进一步分支,吻合成网。

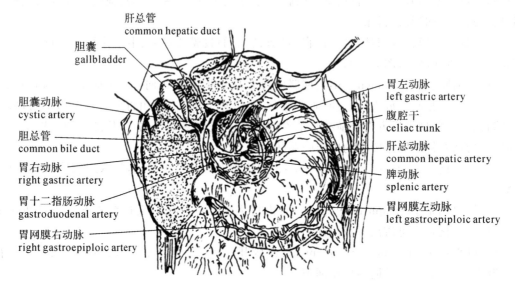

图 5-17　腹腔干的分支

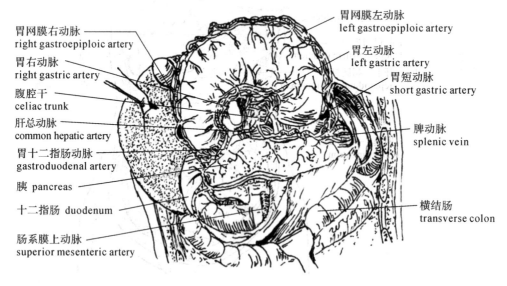

图 5-18　胃的血管

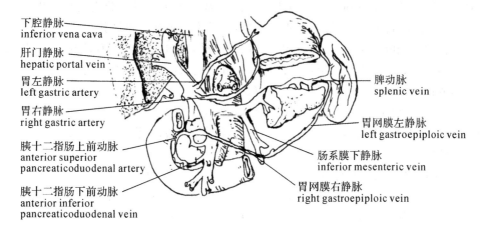

下腔静脉
inferior vena cava

肝门静脉
hepatic portal vein

胃左静脉
left gastric artery

胃右静脉
right gastric artery

胰十二指肠上前动脉
anterior superior
pancreaticoduodenal artery

胰十二指肠下前动脉
anterior inferior
pancreaticoduodenal vein

脾动脉
splenic vein

胃网膜左静脉
left gastroepiploic vein

肠系膜下静脉
inferior mesenteric vein

胃网膜右静脉
right gastroepiploic vein

图 5-19 胃的静脉

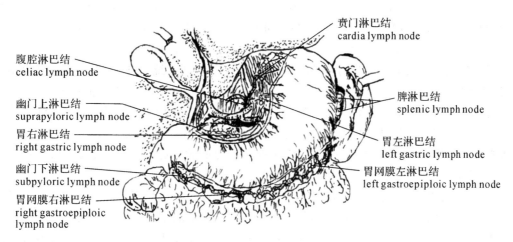

贲门淋巴结
cardia lymph node

腹腔淋巴结
celiac lymph node

幽门上淋巴结
suprapyloric lymph node

胃右淋巴结
right gastric lymph node

幽门下淋巴结
subpyloric lymph node

胃网膜右淋巴结
right gastroepiploic
lymph node

脾淋巴结
splenic lymph node

胃左淋巴结
left gastric lymph node

胃网膜左淋巴结
left gastroepiploic lymph node

图 5-20 胃的淋巴

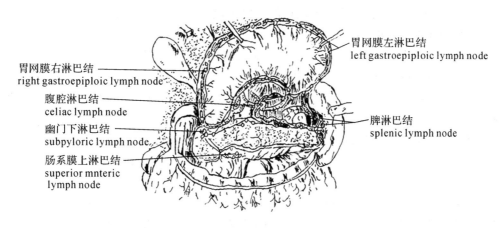

胃网膜左淋巴结
left gastroepiploic lymph node

胃网膜右淋巴结
right gastroepiploic lymph node

腹腔淋巴结
celiac lymph node

幽门下淋巴结
subpyloric lymph node

肠系膜上淋巴结
superior mnteric
lymph node

脾淋巴结
splenic lymph node

图 5-21 胃的淋巴(后面观)

1)胃左动脉 left gastric artery:起于腹腔干,向左上方经胃胰囊至贲门附近,转向前下,在肝胃韧带内循胃小弯右行,终支多与胃右动脉吻合。胃左动脉在贲门处分支营养食管;行经胃小弯时发 5～6 支至胃前、后壁,胃大部切除术常在第 1、2 胃壁分支间切断胃小弯。偶或肝固有动脉左支或副肝左动脉起于胃左动脉,胃手术时慎勿盲目结扎。

2)胃右动脉 right gastric artery:起于肝固有动脉,也可起于肝固有动脉左支、肝总动脉或胃十二指肠动脉,下行至幽门上缘,转向左,在肝胃韧带内沿胃小弯走行,终支多与胃左动脉吻合,形成胃小弯动脉弓,沿途分支至胃前、后壁。

3)胃网膜右动脉 right gastroepiploic artery:发自胃十二指肠动脉,在大网膜前叶两层腹膜间沿胃大弯左行,终支与胃网膜左动脉吻合,沿途分支营养胃前、后壁和大网膜。

4)胃网膜左动脉 left gastroepiploic artery:起于脾动脉末端或其脾支,经胃脾韧带入大网膜前叶两层腹膜间,沿胃大弯右行,终支多与胃网膜右动脉吻合,形成胃大弯动脉弓,行程中分支至胃前、后壁和大网膜。胃大部切除术常从其第 1 胃壁支与胃短动脉间在大弯侧切断胃壁。

5)胃短动脉 short gastric artery:起于脾动脉末端或其分支,一般 3～5 支,经胃脾韧带至胃底前、后壁。

6)胃后动脉 posterior gastric artery:大多 1～2 支,起于脾动脉或其上极支,上行于网膜囊后壁腹膜后方,经胃膈韧带至胃底后壁。此外,左膈下动脉也可发 1～2 小支分布于胃底上部和贲门。这些小支对胃大部切除术后保证残胃的血供有一定意义。

(2)胃的静脉:胃的静脉与同名动脉伴行,均汇入门静脉系统。其中,胃左静脉沿胃小弯右行,注入肝门静脉,途中收纳幽门前静脉,后者在幽门与十二指肠交界处前面上行,是辨认幽门的标志。胃左静脉又称胃冠状静脉,沿胃小弯左行,至贲门处转向右下,汇入肝门静脉或脾静脉。胃网膜右静脉沿胃大弯右行,注入肠系膜上静脉。胃网膜左静脉沿胃大弯左行,注入脾静脉。胃短静脉来自胃底,经胃脾韧带注入脾静脉。此外,大多数人还出现胃后静脉,由胃底后壁经胃肠韧带和网膜囊后壁腹膜后方,注入脾静脉。

(3)胃的淋巴:主要有胃左、右淋巴结,胃网膜左、右淋巴结,贲门淋巴结,幽门上、下淋巴结,脾淋巴结,胃的淋巴管分区回流至胃大、小弯血管周围的淋巴结群,最后汇入腹腔淋巴结。

Ⅰ区(小弯区):为胃左动脉血供区域的淋巴引流区,包括贲门左、右淋巴及小弯淋巴结—胃左动脉干淋巴结—胃动脉根部淋巴结。

Ⅱ区(幽门区):为胃右动脉血供区域的淋巴引流区。由幽门上淋巴结—肝总动脉干淋巴结—肝总动脉根部淋巴结。

Ⅲ区(肝、胃右大弯区):为胃网膜右动脉血供区域的淋巴引流区,包括大弯淋巴结、幽门下淋巴结—肝总动脉干淋巴结—肝总动脉根部淋巴结。

Ⅳ区(脾区):为胃短动脉与胃网膜左动脉血供区域的淋巴引流区,包括大弯左上部淋巴结、脾门淋巴结—脾动脉干淋巴结—脾动脉根部淋巴结。

(4)神经:有交感神经和副交感神经,还有内脏传入神经(图 5-22、图 5-23)。

1)交感神经 sympathetic nerve:抑制胃的分泌和蠕动,增强幽门括约肌的张力,并使胃的血管收缩。

2)副交感神经 parasympathetic nerve:胃副交感神经纤维来自左、右迷走神经,它促进胃的运动,增加胃液分泌,与交感神经的作用是相对抗的。胃壁黏膜下层和肌层内的神经网是由交感和副交感神经纤维共同组成,以协调胃运动和分泌功能的相互关系。高选择性迷走神经切断术是保留肝支、腹腔支和胃前、后支的鸦爪形分支面切断胃前、后支的其他胃壁分支的手术。

3)内脏传入纤维 visceral afferent nerve fiber:内脏感觉神经纤维系感觉神经纤维的一部分。内脏的感觉神经纤维均混在交感神经和副交感神经中,并无单独内脏感觉神经。内脏感觉纤维数量较少,每根感觉纤维的分布范围又较广,因此内脏的感觉比躯体感觉迟钝,定位性较差。其感觉纤维经脊神经后根及迷走神经等传入中枢。临床上常见某些内脏疾病可以在不同皮肤区域出现疼痛或过敏带,此情况是患病器官与皮肤部过敏区系由同一节段神经支配的缘故。

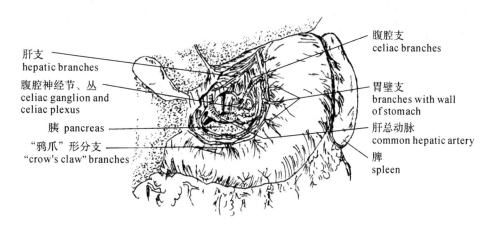

图 5-22　胃的神经

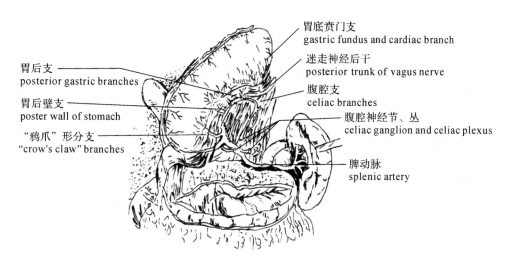

图 5-23　胃的神经(后面观)

(二)十二指肠(图 5-24)

十二指肠 duodenum 按走向分为上部、降部、水平部与升部四部分。

1.分部及毗邻

(1)上部:十二指肠上部前壁好发溃疡,穿孔时可累及结肠上区;后壁溃疡穿孔时可累及网膜囊,或溃入腹膜后隙。

(2)降部:降部后内侧壁有十二指肠纵襞,降部中、下 1/3 交界处有十二指肠大乳头、肝胰壶腹的开口处。

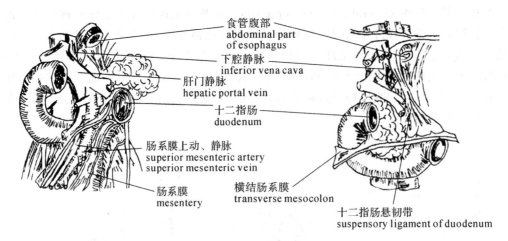

图 5-24　十二指肠水平部的毗邻

（3）水平部：此部介于肠系膜上动脉与腹主动脉的夹角中，当肠系膜上动脉起点过低时，可能引起肠系膜上动脉压迫综合征（Wilkie 综合征）。

（4）升部：十二指肠上襞，手术时常据以确认空肠始部。

2.十二指肠悬韧带

十二指肠悬韧带 suspensory ligament of duodenum 亦称十二指肠悬肌或 Treitz 韧带，位于十二指肠上襞右上方深部，由纤维组织和肌组织构成，从十二指肠空肠曲上面向上连至膈右脚，有上提和固定十二指肠空肠曲的作用。

3.血管

（1）动脉：主要来自胰十二指肠上前、上后动脉及胰十二指肠下动脉。

（2）静脉：多与相应动脉伴行，胰十二指肠静脉注入肠系膜上静脉，仅胰十二指肠静脉的后支在十二指肠上部的后方汇入肝门静脉。

三、肝（图 5-25、图 5-26、图 5-27）

（一）位置、毗邻及投影

肝 liver 大部分位于右季肋区和腹上区，小部分位于左季肋区。肝膈面左、右肋弓间的部分与腹前壁相贴。

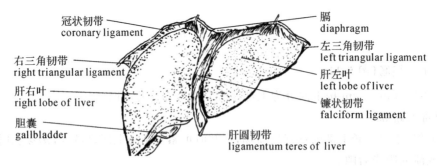

图 5-25　肝的前面观

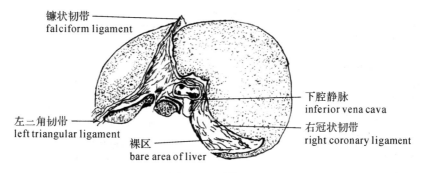

图 5-26 肝的上面观

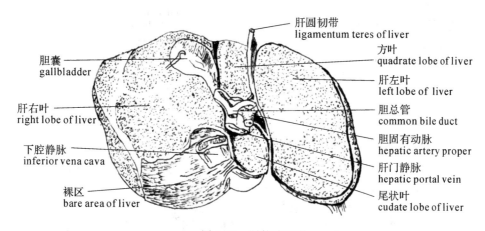

图 5-27 肝的脏面观

(二)肝的韧带

除前面已叙述的肝胃韧带和肝十二指肠悬韧带以外,由腹膜形成的韧带还有镰状韧带 falciform ligament、冠状韧带 coronary ligament 和左、右三角韧带 left and right triangular ligament(将肝固定于膈上,因而在呼吸时可随膈的运动而上下移动)。

(三)肝门与肝蒂(图 5-28、图 5-29)

肝的脏面有左纵沟、右纵沟和介于两者之间的横沟,三条沟呈"H"形。横沟也称肝门 porta hepatis 或第一肝门,有肝左、右管,肝门静脉左、右支和肝固有动脉的左、右支,淋巴及神经等出入。这些出入肝门的结构总称肝蒂 hepatic pedicle。

在膈面腔静脉沟的上部,肝左、中、右静脉出肝处称第二肝门。在腔静脉沟下部,肝右后下静脉和尾状叶静脉出肝处称第三肝门。

(四)分叶与分段

1.肝段 hepatic segment 的概念:依肝外形分肝为左、右、方、尾状四个叶,已不能满足肝内占位性病变定位诊断和手术治疗的需要,也不完全符合肝内管道的配布情况。肝内管道系统有两个,一是 Glisson 系统(包括肝门静脉、肝动脉及肝管),另一是肝静脉系统(肝左、中、右静脉、肝右后静脉和尾状叶静脉)。肝段就是依 Glisson 系统的分支与分布和肝静脉的走行而划分,Glisson 系统分布于肝段内,肝静脉走行于肝段间。

2.肝叶、肝段划分法:1954 年,Couinaud 根据 Glisson 系统的分支与分布和肝静脉的走

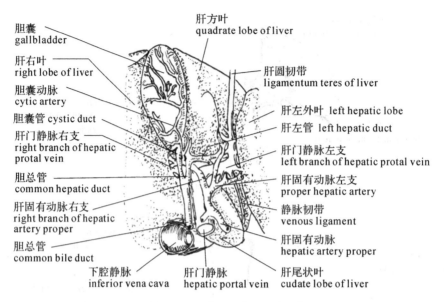

图 5-28　肝门、肝蒂及胆囊三角

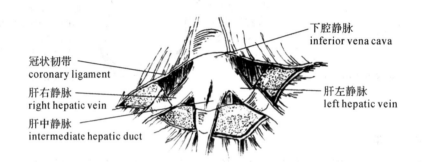

图 5-29　肝的第二、三肝门

行,把肝分为左、右半肝、五叶和八段(图 5-30、图 5-31、图 5-32、图 5-33)。

左半肝:尾状叶(段 I);左外叶:左外上段(段 II);左外下段(段 III);左内叶(段 IV)。

右半肝:右前叶(右前下段——段 V;右前上段——段 VIII);右后叶(右后下段——段 VI;右后上段——段 VII)。

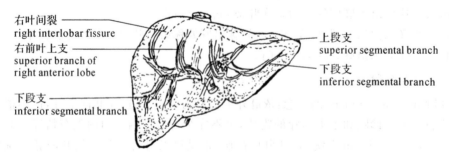

图 5-30　Glisson 系统在肝内的分布(前面观)

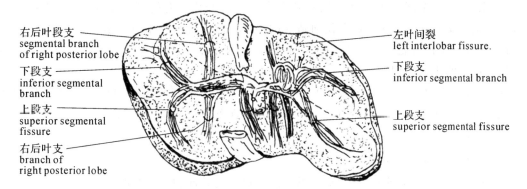

图 5-31　Glisson 系统在肝内的分布（下面观）

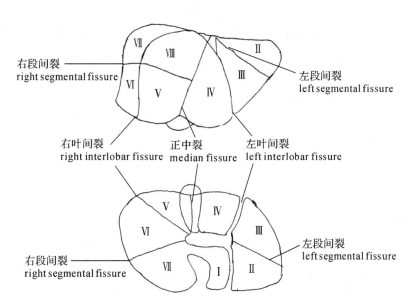

图 5-32　肝段划分法

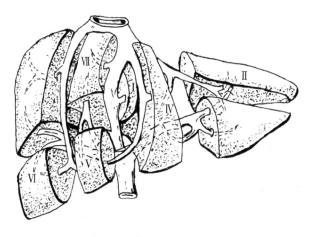

图 5-33　肝段

临床联系：在解剖学实验室可见到肝有多种病理变化。有的肝表面光滑，但体积相当大，通常是由于心功能不全引起肝淤血造成的（心脏肝）。有的肝体积很小，但表面布满不规则的小结节。还很可能发现肝硬化的病例（通常由酒精中毒引起）。偶然可见到表现不一的转移瘤，在肝的表面出现众多白色小结节或仅发现单个的大结节。

像肺那样，肝可分为数个肝段。每一肝段含有分布于该段的肝固有动脉、胆管和肝门静脉的分支，所以外科医生可根据病变部位行肝段、肝叶或半肝切除，而不影响肝其他部位的功能。

(五)淋巴管

肝的淋巴管分浅、深两组。

1.浅组位于肝表面的浆膜下，形成淋巴网。可分为膈面和脏面两部分。

肝膈面的淋巴管分为左、右、后三组。后组淋巴管经膈的腔静脉孔进入胸腔，注入膈上淋巴结及纵隔后淋巴结。左组淋巴管注入胃右淋巴结。右组淋巴管注入主动脉前淋巴结。

肝脏面的淋巴管多走向肝门注入肝淋巴结，仅右半肝的后部及尾状叶的淋巴管与下腔静脉并行，经膈注入纵隔后淋巴结。

2.深组在肝内形成升、降两干。升干随肝静脉出第二肝门，沿下腔静脉经膈注入纵隔后淋巴结。降干伴肝门静脉分支由肝门穿出，注入肝淋巴结。

由此可见，浅、深两组淋巴管均有注入纵隔后淋巴结者。因此，肝炎症或膈下感染常可引起纵隔炎症或脓胸。

四、肝外胆道

肝外胆道由肝左、右管、肝总管、胆囊和胆总管组成。

(一)胆囊

胆囊 gallbladder 是呈梨形的囊状器官，可储存和浓缩胆汁，附着于肝脏面的胆囊窝内。胆囊分底、体、颈、管四部，底的体表投影相当于右锁骨中线或右腹直肌外缘与右肋弓的交点处，颈部的起始部膨大，形成 Hartmann 囊，胆囊结石多停留于此囊中。胆囊的动脉称胆囊动脉，常于胆囊三角 Calot's triangle（Calot 三角）内起自肝右动脉。该三角由胆囊管、肝总管和肝的脏面三者所组成。胆囊动脉常有变异，行胆囊或胆总管手术时应予以注意。

临床联系：肝固有动脉左、右支的起点和行程常有变异。右支可单独起自肠系膜上动脉，左支起自胃左动脉。右支和左支也可能分别起自腹腔干，或出现副肝左、右动脉。外科医生必须了解肝和胆囊动脉的常见变异，如果无意识地结扎了单独供应某一肝区的动脉，可引起局部肝坏死。例如，在胃切除手术时，由于结扎了胃左动脉，可使起自胃左动脉的异常肝固有动脉左支的血流被阻断，从而危及整个肝左叶的血液供应。

胆囊的毗邻在临床上非常重要，胆结石可影响胆汁的引流，若长期如此，则会导致胆囊扩大和发炎，胆囊的慢性炎症可引起其与周围结构（腹前壁、结肠、十二指肠）粘连，进而穿透消化管壁（胆囊小肠瘘），胆汁或胆结石可通过瘘管进入胃肠道。

(二)肝管、肝总管及胆总管

1.肝管 hepatic duct：肝左、右管在肝门处汇合成肝总管。

2.肝总管 common hepatic duct：肝总管前方有时有肝右动脉或胆囊动脉越过。

3.胆总管 common bile duct：胆总管的分段与毗邻关系如下（图 5-34）。

(1)十二指肠上段(第一段)：在肝十二指肠韧带内,自胆总管起始部至十二指肠上部上缘为止。胆总管切开探查引流术即在此段进行。

(2)十二指肠后段(第二段)：位于十二指肠上部的后面,向下内方行于下腔静脉的前方,肝门静脉的右方。

(3)胰腺段(第三段)：胰头癌或慢性胰腺炎时,此段胆总管常受累而出现梗阻性黄疸。

(4)十二指肠壁段(第四段)：斜穿十二指肠降部中段的后内侧壁,与胰管汇合形成肝胰壶腹 hepatopancreatic ampulla,又称 Vater 壶腹。壶腹周围及其附近有括约肌并向肠腔突出,使十二指肠黏膜隆起形成十二指肠大乳头。

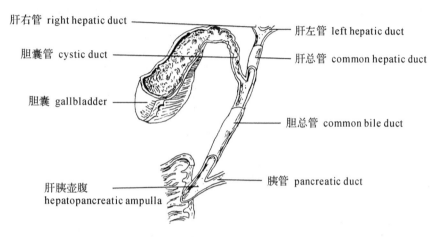

肝右管 right hepatic duct
肝左管 left hepatic duct
胆囊管 cystic duct
肝总管 common hepatic duct
胆囊 gallbladder
胆总管 common bile duct
肝胰壶腹 hepatopancreatic ampulla
胰管 pancreatic duct

图 5-34　肝外胆道

临床联系：胆总管和胰管可经内镜进行逆行胆管造影术和胰管造影术(ERCP)拍摄 X 线照片来显示,即把纤维光学内镜通过患者口腔、食管和胃送至十二指肠降部,在可视系统控制下,将一个套管插入十二指肠大乳头,将不透 X 线的染料逆行注入胆总管和胰管内,然后拍摄 X 线照片,观察肝外胆道和胰管。

胆囊结石可通过胆总管嵌顿于十二指肠大乳头,有时必须切开肝胰壶腹括约肌取出结石。随后,必须对肝胰壶腹和十二指肠大乳头进行修复手术。

胆囊和肝外胆道的小静脉在外科相当重要。在切除胆囊后,外科医生必须立即处理胆囊窝渗血问题。此外,还要控制与肝外胆道小静脉相连的小静脉的渗血。

五、胰(图 5-35、图 5-36)

(一)位置、分部与毗邻

胰 pancreas 位于腹上区和左季肋区,横过第 1、2 腰椎前方,形成胃床之大部分。胰分为头、颈、体、尾四部。

1. 胰头 head of pancreas 位于第 2 腰椎的右侧,被十二指肠形成的"C"形凹所环绕,紧贴十二指肠壁,因此胰头部肿瘤可压迫十二指肠而引起梗阻。

2. 胰颈 neck of pancreas 是胰头与胰体之间较狭窄的部分,宽 2.0～2.5cm,它位于胃幽门部的后下方,其后面有肠系膜上动、静脉通过,并与脾静脉在胰颈后汇合成肝门静脉。

3. 胰体 body of pancreas 较长,位于第 1 腰椎平面,脊柱前方,并稍向前凸起。

4.胰尾 tail of pancreas 末端达脾门,行经脾肾韧带的两层腹膜之间。脾切除术游离脾蒂时,需注意防止损伤胰尾。

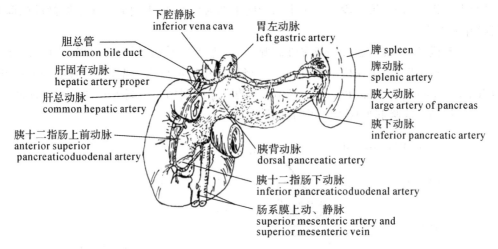

图 5-35　胰的前面观

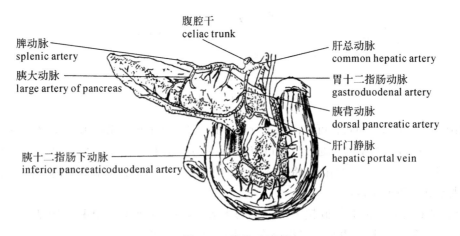

图 5-36　胰的后面观

(二)胰管与副胰管

胰管 pancreatic duct 通常与胆总管汇合形成肝胰壶腹,经十二指肠大乳头开口于十二指肠腔。

副胰管 accessory pancreatic duct 主要引流胰头前上部的胰液,开口于十二指肠小乳头,通常与胰管相连,当胰管末端发生梗阻时,胰液可经副胰管进入十二指肠腔。

(三)血管及淋巴(图 5-37)

胰腺的动脉主要有胰十二指肠上前、后动脉,胰十二指肠下动脉,胰背动脉,胰下动脉,脾动脉胰支及胰尾动脉。

胰腺的静脉多与同名动脉伴行,汇入肝门静脉系统。

胰腺的淋巴起自腺泡周围的毛细淋巴管,在小叶间形成较大的淋巴管,沿血管到达胰腺表面,注入胰腺上、下淋巴结及脾淋巴结,然后注入腹腔淋巴结。

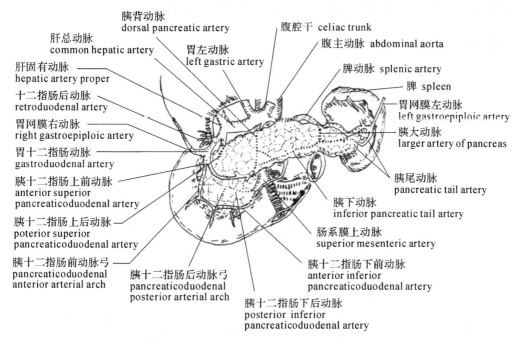

图 5-37　胰的动脉

六、脾

(一)位置及毗邻

脾 spleen 位于左季肋区的肋弓深处,其长轴与左第 10 肋平行,脾的膈面与膈、膈结肠韧带接触;脏面前上份与胃底相贴,后下份与左肾、肾上腺为邻;脾门邻近胰尾。

(二)韧带

脾有 4 条韧带与邻近器官相连:胃脾韧带 gastrosplenic ligament、脾肾韧带 splenorenal ligament、膈脾韧带 phrenicosplenic ligament 及脾结肠韧带 splenocolic ligament。

(三)血管

1.脾动脉起自腹腔干,沿胰腺背侧面的上缘左行,其远侧端入脾肾韧带内,并在韧带内发出各级分支,终末支经脾门入脾内。

2.脾静脉由脾门处的 2～6 条属支组成,沿途收纳胃短静脉、胃网膜左静脉、胃后静脉、肠系膜下静脉及来自胰腺的一些小静脉,向右达胰颈处与肠系膜上静脉汇合成肝门静脉。

(四)副脾

副脾 accessory spleen 色泽、硬度与脾一致,出现率 6%～35%,其位置、数目和大小等均不恒定,多位于脾门、脾蒂和大网膜等处。

临床联系:上述有关脾的局部解剖毗邻关系在估计刀刺伤或肋骨骨折引起的损伤程度时非常重要,由于脾受损伤(破裂)导致大出血时,必须立即做脾切除手术。

在常规体检时,常可遇到脾大的患者,脾大的原因包括心和肝疾病引起的脾被动充血、各种血液病和寄生虫感染等。在 X 线胶片上可清楚显示具有脾切迹的脾的上缘。病理性脾大可使胃底或胃大弯出现凹痕,此特征在放射诊断中非常有用。

七、肝门静脉

(一)组成(图 5-38)

通常肝门静脉主要由肠系膜上静脉与脾静脉汇合而成,但由于肠系膜下静脉及胃左静脉汇入部位的不同,故肝门静脉的组成又有各种类型。肠系膜上静脉与脾静脉汇合的部位,一般在胰颈的后方,但有的在胰颈、胰体交界处或胰头的后方,因此,肝门静脉与胰的关系密切,胰的病变常可累及肝门静脉。

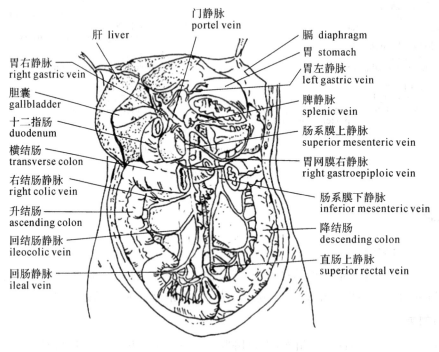

图 5-38　肝门静脉及其属支

(二)毗邻

肝门静脉自胰腺的后方上行,经十二指肠上部的深面进入肝十二指肠韧带,然后继续上行达第一肝门,分为左、右两支,分别进入左、右半肝。肝门静脉行于肝十二指肠韧带内,其右前方为胆总管,左前方为肝固有动脉,后方隔网膜孔与下腔静脉相对。肝门静脉的方向多与下腔静脉交叉成角,少数为两者前后平行。

(三)属支

肝门静脉 hepatic portal vein 的属支主要有肠系膜上静脉 superior mesenteric vein、脾静脉 splenic vein、胃左静脉 left gastric vein 和肠系膜下静脉 inferior mesenteric vein。此外还有胃右静脉 right gastric vein、胆囊静脉 cystic vein 和附脐静脉 paraumbilical vein。上述属支,除胆囊静脉、附脐静脉为数条细小静脉外,主要属支基本与各自的同名动脉伴行。肠系膜上静脉伴行于同名动脉的右侧,沿肠系膜根上行,经十二指肠水平部的前面,至胰颈的后方与脾静脉汇合,形成肝门静脉。外科剖露肠系膜上静脉时,需将横结肠及其系膜提起,在十二指肠水平部的前面,触及肠系膜上动脉的搏动,即可确定该静脉的位置,切开小肠系膜根即可找到肠系膜上静脉。脾静脉除收集肠系膜下静脉和胰腺的多数小静脉支外,还常有胃后静脉汇入其中。胃左静脉与胃左动脉伴行,收集胃小弯侧胃前、后壁的静脉支,离开胃壁并转弯向右下,于转弯处的凸侧收集食管静脉支。胃左静脉多直接汇入肝门静脉,其余汇入脾静脉或肝门静脉、脾静脉的上交角处。肠系膜下静脉与同名动脉伴行,至胰腺的后方汇入脾静脉,但有的汇入肠系膜上静脉,或汇入肠系膜上静脉与脾静脉交角处。

(四)肝门静脉与腔静脉间的吻合(图5-39)

肝门静脉与腔静脉系统之间,存在广泛的侧支吻合,这些吻合支在正常情况下并不开放,但在患肝门静脉高压症时,则开放形成侧支循环,使肝门静脉系统部分血液导入腔静脉,从而降低肝门静脉的压力。门腔静脉间的侧支循环有四条途径。

1.肝门静脉系统的胃左静脉、胃短静脉和胃后静脉,在食管下段和胃底处,与腔静脉系统、奇静脉的食管静脉相吻合。在患肝门静脉高压症时,血液可经胃左静脉至食管静脉、奇静脉流入上腔静脉,因此可发生食管、胃底静脉曲张。曲张的静脉易受物理性或化学性损伤和黏膜面溃疡糜烂而破裂,引起急性大出血。曲张的静脉破裂后,常因管壁薄弱缺乏弹性收缩,自动止血的机会较少,故需施行间奇静脉断流等手术,可得到一定的止血效果。

2.肝门静脉系统的肠系膜下静脉的直肠上静脉,在直肠下段与腔静脉系统的髂内静脉的直肠中、下静脉相吻合,在患肝门静脉高压症时,直肠下段静脉可曲张成痔。

3.肝门静脉系统的附脐静脉,在脐周围与腹壁上静脉及胸腹壁静脉相吻合,与上腔静脉相交通。同时,也与腹壁下静脉及腹壁浅静脉相吻合而与下腔静脉相交通。在患肝门静脉高压症时,位于脐周围的腹壁浅表静脉可发生曲张,称为"海蛇头"。

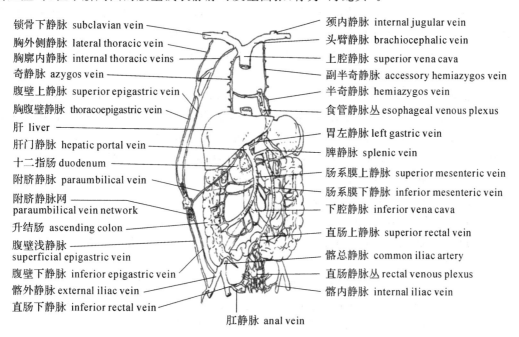

图5-39 门静脉系统与上、下腔静脉之间的交通(模式图)

4.肝门静脉系统的脾静脉,肠系膜上、下静脉以及升、降结肠和十二指肠、胰、肝等脏器的小静脉,在腹膜后与腔静脉系统的腰静脉、低位的肋间后静脉、膈下静脉及睾丸静脉等相吻合,形成 Retzius 静脉。当患肝门静脉高压症时,均可曲张和增多,以降低肝门静脉的高压。手术中应尽量保护这些曲张的 Retzius 静脉,如有损伤应彻底止血。

(五)特点

肝门静脉与一般静脉不同,它的始末均为毛细血管,一端始于胃、肠、胰、脾的毛细血管网,另一端终于肝小叶内的血窦,而且肝门静脉及其属支均缺乏瓣膜。由于这些特点,无论是肝内还是肝外的门静脉阻塞,均可引起血液逆流,导致肝门静脉高压症。

第四节　结肠下区的脏器

结肠下区 infracolic compartment 位于横结肠及其系膜与小骨盆上口之间。此区内有空肠、回肠、盲肠、阑尾及结肠等脏器。

一、空肠及回肠

1.位置与形态结构:空肠与回肠占据结肠下区的大部,上段是空肠,始于十二指肠空肠曲,下段是回肠,末端接续盲肠。空、回肠均属腹膜内位器官,借系膜悬附腹后壁,因此总称系膜小肠。迂曲多襻,两者间无明显分界,大约空肠占近侧的2/5,主要盘曲于结肠下区的左上部,回肠占远侧的3/5,盘踞结肠下区的右下部,并垂入盆腔。空肠一般比较粗,壁较厚,色较红,富血管,黏膜环状皱襞多而高,黏膜内散在孤立淋巴滤泡,系膜内血管弓和脂肪均较少。而回肠则管径较细,壁较薄,颜色稍白,血管比较少,环状皱襞疏而低,黏膜内除有孤立淋巴滤泡外,尚有集合淋巴滤泡,系膜内血管弓较多,脂肪亦较丰富。

2.肠系膜:肠系膜将空、回肠悬附于腹后壁,其在腹后壁附着处称小肠系膜根,从第2腰椎左侧斜向右下,到达右骶髂关节前方,长约15cm。系膜的肠缘连于空、回肠的系膜缘。肠系膜由于根短而肠缘长,因此整体呈扇状,并随肠襻形成许多折叠。肠系膜系双层腹膜结构,两层间有血管、淋巴管、淋巴结、神经和脂肪组织。血管、淋巴管和神经在肠的系膜缘处进出肠壁。系膜缘处肠壁与两层腹膜围成系膜三角。因三角处肠壁无浆膜,不易愈合,故行小肠切除吻合术时应妥善缝合,以免形成肠瘘和感染扩散。小肠系膜根将横结肠及其系膜与升、降结肠之间的区域分为左、右肠系膜窦。右肠系膜窦介于小肠系膜根、升结肠、横结肠及其系膜的右2/3,后界为腹后壁腹膜。窦呈三角形,周围近乎封闭,窦内感染积脓时不易扩散。左肠系膜窦介于小肠系膜根、横结肠及其系膜的左1/3、降结肠、乙状结肠及其系膜之间,后界为腹后壁腹膜。左窦略呈斜方形,下方开放通盆腔,窦内感染时脓液易蔓延入盆腔。

3.血管、淋巴及神经:

(1)动脉(图5-40):空、回肠的动脉来源于肠系膜上动脉。肠系膜上动脉平第1腰椎起于腹主动脉,向前下穿出胰颈下缘,跨十二指肠水平部前方,入肠系膜走向右下。此动脉向右分出胰十二指肠下动脉、中结肠动脉、右结肠动脉与回结肠动脉,向左分出12～18条空、回肠动脉,在肠系膜内呈放射状走向肠壁,途中分支吻合,形成动脉弓。小肠近侧段只有1～2级动脉弓,远侧段弓数增多,可达3～4级,回肠最末段弓数减少又成单弓。末级弓发出直动脉分布于肠壁,直动脉间缺少吻合。行肠切除吻合术时应作扇形切除,并将处于系膜缘侧的肠壁稍多切除一些,以保证吻合口对系膜缘侧有充分血供,避免术后缺血坏死或愈合不良形成肠瘘。

临床联系:肠系膜上、下动脉的每一分支都与其相邻的分支相互吻合,这样沿着整个胃肠道形成了一个连续的血管弓。其中从回盲部至乙状结肠末端之间的动脉弓,称为边缘动脉 marginal artery。边缘动脉有三处吻合支细小,吻合不够充分:①回结肠动脉与右结肠动脉间;②中结肠动脉与左结肠动脉间;③乙状结肠动脉最下支与直肠上动脉间。这在临床上非常重要。

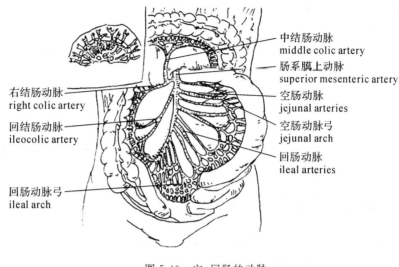

图 5-40 空、回肠的动脉

(2)静脉:空、回肠静脉与动脉伴行,汇入肠系膜上静脉,继沿相应动脉右侧上行,至胰颈后方,会合脾静脉,形成门静脉。

(3)淋巴:小肠淋巴管伴血管行走,注入肠系膜淋巴结。肠系膜淋巴结为数可达百余个,沿肠血管及血管弓分布,输出管注入肠系膜上动脉根部的肠系腰上淋巴结。后者的输出管注入腹腔干周围的腹腔淋巴结,最后汇为肠干注入乳糜池 cisterna chyli;部分输出管直接汇入肠干入乳糜池。

(4)神经:空、回肠的神经支配来自腹腔丛和肠系膜上丛,沿肠系膜上动脉及其分支到肠壁,其中包括交感神经、副交感神经和内脏感觉神经三种纤维。小肠的交感神经,其节前纤维起于脊髓9~11胸节,经交感干、内脏神经入腹腔丛和肠系膜上丛,在腹腔神经节和肠系膜上神经节内换元节后纤维,分布到肠壁。它们抑制肠的蠕动和分泌,使肠的血管收缩。小肠的副交感神经节前纤维来自迷走神经,至肠壁内神经丛换元节后纤维,支配肌层和肠腺,促进肠的蠕动和分泌。小肠的感觉纤维随交感和副交感神经分别传入脊髓9~11胸节和延髓。痛觉冲动主要经交感神经传入脊髓,故小肠病变时牵涉性痛出现于脐的周围。

4.憩室是胚胎卵黄管近侧端残留未闭的剩件,出现率约2%,一般位于回肠末段距回盲瓣50~100cm处,呈盲囊状,结构与回肠相同,有时黏膜内含有胃泌酸细胞或胰腺组织,可发生溃疡和炎症,症状与阑尾炎相似。

二、盲肠和阑尾

(一)盲肠

盲肠 cecum 位于右髂窝内,肠壁三条结肠带下端合聚,续于阑尾根部,是手术时寻找阑尾根部的标志。

(二)阑尾

阑尾 vermiform appendix 一般位于右髂窝内,阑尾根部附于盲肠后内侧壁、三条结肠带的会合点,其体表投影约在脐与右髂前上棘连线的中、外 1/3 交界处,即 Mcburney 点,也可用左、右髂前上棘连线的中、右 1/3 交界处 Lanz 点作为投影点,阑尾炎时投影点常有明显压痛。中国人阑尾常见的位置见图 5-41 所示。

阑尾动脉 appendicular artery(图 5-42)起于回结肠动脉或其分支盲肠前、后动脉,在回肠末段后方入阑尾系膜内,沿其游离缘行走,分支分布于阑尾。阑尾静脉与动脉伴行,化脓性阑尾炎时细菌栓子可随静脉血流入肝,引起肝脓肿。

盆位 pelvic position

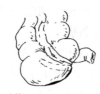

盲肠后位 retrocecal position

盲肠下位 subcecal position

回肠前位 preileoceal position

回肠后位 retroileoceal position

图 5-41　阑尾的常见位置

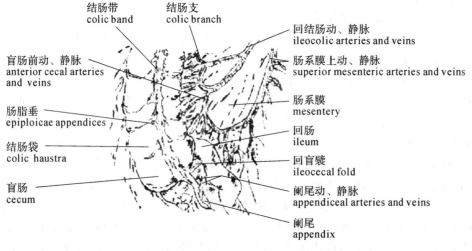

图 5-42　回肠末端、阑尾和盲肠的血管

三、结肠

(一)分部及其位置与毗邻(图 5-43)

1.升结肠 ascending colon:内侧为左肠系膜窦及回肠襻,外侧与腹壁间形成右结肠旁沟,上通右肝下间隙,下通右髂窝、盆腔,故患膈下脓肿时,可沿此沟流入右髂窝与盆腔,阑尾化脓时也可向上蔓延至肝下。

2.横结肠 transverse colon:起自结肠右曲,左行形成下垂的弓形弯曲,在左季肋区脾内侧面下折转形成结肠左曲,向下续降结肠。横结肠全部为腹膜包被,并由横结肠系膜固定于腹后壁,活动度大。

3.降结肠 descending colon:外侧为左结肠旁沟,此沟上端为膈结肠韧带所阻隔,下方与盆腔相通,因此,沟内的积液只能向下流入盆腔。

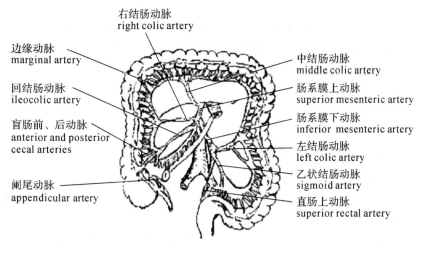

右结肠动脉
right colic artery

边缘动脉
marginal artery

回结肠动脉
ileocolic artery

盲肠前、后动脉
anterior and posterior
cecal arteries

阑尾动脉
appendicular artery

中结肠动脉
middle colic artery

肠系膜上动脉
superior mesenteric artery

肠系膜下动脉
inferior mesenteric artery

左结肠动脉
left colic artery

乙状结肠动脉
sigmoid artery

直肠上动脉
superior rectal artery

图 5-43 结肠的动脉

4.乙状结肠 sigmoid colon:乙状结肠指在左髂嵴处起自降结肠,沿左髂窝转入盆腔内,全长呈"乙"字形弯曲,至第 3 腰椎体平面续于直肠的一段长约 40cm 的大肠。正常人除腹壁过厚者外,在左下腹可触及,呈光滑、稍硬的圆桶状,粗细如蜡烛,小儿因年龄的不同而粗细不等,无压痛。乙状结肠可发生炎症和肿瘤,小儿少见。不能触诊时,可做乙状结肠镜检查。

(二)血管

1.动脉:结肠的动脉包括发自肠系膜上动脉的回结肠动脉 ileocolic artery、右结肠动脉 right colic artery 和中结肠动脉 middle colic artery,以及发自肠系膜下动脉的左结肠动脉 left colic artery 和乙状结肠动脉 sigmoid artery。

肠系膜上动脉约在第 1 腰椎高度起自腹主动脉前壁,在脾静脉和胰头的后方下行,跨过胰腺钩突的前方,在胰腺下缘和十二指肠水平部之间进入小肠系膜根,斜行向右下,至右髂窝处其末端与回结肠动脉的回肠支吻合。肠系膜上动脉的主干呈向左侧稍凸的弓状,从弓的凸侧依次发出胰十二指肠动脉和十余支空、回肠动脉,从弓的凹侧依次发出中结肠动脉、右结肠动脉和回结肠动脉。

胰十二指肠下动脉 inferior pancreaticoduodenal artery 细小,经肠系膜上静脉的后方行向右上,分为前、后两支,分别与胰十二指肠上前和上后动脉吻合。此动脉有时起自第一空肠动脉。

空、回肠动脉发自肠系膜上动脉的凸侧,约 12～16 支,行于肠系膜内。上位的分布于空肠叫作空肠动脉 jejunal artery;下位的分布于回肠叫作回肠动脉 ileal artery。每条动脉都分为升、降两支与相邻的空回肠动脉的升、降支吻合,形成第一级动脉弓。动脉弓的分支再吻合成二级弓,依次可形成三、四、五级弓。由最末一级动脉弓发出许多细小的直(管)动脉,自小肠系膜缘进入小肠壁,但这些动脉间的吻合甚少,尤其小肠系膜缘血运较差。一般在空肠近侧段仅有一级动脉弓,以后动脉弓级数渐增多,至空肠末段和回肠近侧段可多达 4～5 级,但到回肠末端又减少至 1～2 级。空肠的直动脉长而粗大,而回肠的直动脉短而细小。

中结肠动脉 middle colic artery 在胰头下缘起于肠系膜上动脉的凹侧,随即进入横结肠系膜,行向右前方,分为左、右两支。右支行向右上,至结肠右曲处与右结肠动脉的升支吻合;左支向左行,与左结肠动脉的升支吻合,称为 Riolan 动脉弓。左、右支在行程中发出小支分布于横结肠。

右结肠动脉 right colic artery 在中结肠动脉起点下方起自肠系膜上动脉,或与中结肠动脉共干起始,经腹后壁腹膜深面右行,在靠近升结肠左缘处分为升、降支。升支上行与中结肠动脉右支吻合;降支下行与回结肠动脉的上干吻合。该动脉发出小支分布于升结肠上 2/3 部和结肠右曲。

回结肠动脉 ileocolic artery 为肠系膜上动脉凹侧最下方的分支,在腹后壁腹膜深面斜向右下行,一般分为上、下两干。上干与右结肠动脉降支吻合;下干下行与肠系膜上动脉的末端吻合成弓。沿途分支如下:

(1)结肠支 colic branch 又称升支,斜向右上行,分布于升结肠下 1/3 部。

(2)盲肠前、后动脉 anterior and posterior cecal arteries 发出后向右下行,分别行经盲肠前、后方,分布于肠壁。

边缘动脉 marginal artery(图 5-44)是由肠系膜上动脉末支、回结肠、右结肠、中结肠和乙状结肠动脉的相邻分支结合成连续的吻合弓,距大肠 0.5～0.8cm,从回肠末端延伸到乙状结肠末端。多数为一级吻合弓,但在结肠右曲和乙状结肠处形成二级吻合弓。边缘动脉发出很多直动脉,后者又分为长短支,短支多起自长支,在系膜带处穿入肠壁;长支在浆膜下环绕肠管,在另外两条结肠带附近分支入肠脂垂后穿入肠壁。长支是肠壁的主要营养动脉,长支和短支之间在穿入肠壁之前吻合较少。因此,结肠手术分离切除肠脂垂时,不可将肠脂垂过度牵拉,以免因长支被拉起切断而影响肠壁的血液供应。

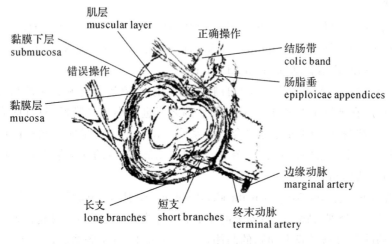

图 5-44　结肠边缘动脉的分支分布

2.静脉:结肠静脉基本与动脉伴行,结肠左曲以上的静脉血分别经回结肠静脉、右结肠静脉和中结肠静脉汇入肠系膜上静脉,结肠左曲以下的静脉血经左结肠静脉、乙状结肠静脉汇入肠系膜下静脉,最后均汇入肝门静脉。

(三)淋巴

结肠的淋巴管穿出肠壁后沿血管行走,行程中有 4 组淋巴结:①结肠壁上淋巴结;②结肠旁淋巴结;③中间淋巴结;④肠系膜上、下淋巴结。右半结肠的淋巴大部分汇入肠系膜上淋巴结,左半结肠的淋巴大部分汇入肠系膜下淋巴结。肠系膜上、下淋巴结的输出管直接或经腹腔干根部的腹腔淋巴结汇入肠干(图 5-45)。

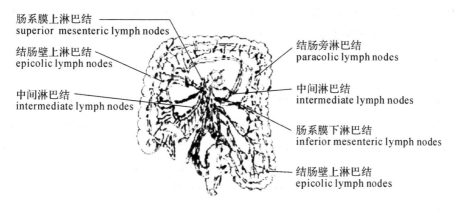

肠系膜上淋巴结 superior mesenteric lymph nodes
结肠壁上淋巴结 epicolic lymph nodes
中间淋巴结 intermediate lymph nodes
结肠旁淋巴结 paracolic lymph nodes
中间淋巴结 intermediate lymph nodes
肠系膜下淋巴结 inferior mesenteric lymph nodes
结肠壁上淋巴结 epicolic lymph nodes

图 5-45　结肠的淋巴引流

第五节　腹膜后隙

一、概述

腹膜后隙 retroperitoneal space(图 5-46)位于腹后壁腹膜与腹内筋膜之间,上至膈,下达骶岬、骨盆上口处。腹膜后隙内有肾、肾上腺、输尿管、腹主动脉、下腔静脉、神经和淋巴结等,并有大量疏松结缔组织。上述器官的手术,多采用腰腹部斜切口经腹膜外入路。

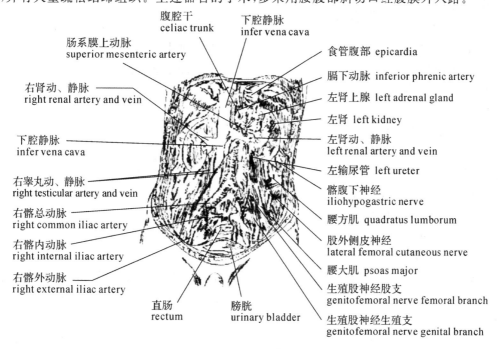

腹腔干 celiac trunk
下腔静脉 infer vena cava
肠系膜上动脉 superior mesenteric artery
食管腹部 epicardia
膈下动脉 inferior phrenic artery
右肾动、静脉 right renal artery and vein
左肾上腺 left adrenal gland
左肾 left kidney
下腔静脉 infer vena cava
左肾动、静脉 left renal artery and vein
左输尿管 left ureter
右睾丸动、静脉 right testicular artery and vein
髂腹下神经 iliohypogastric nerve
右髂总动脉 right common iliac artery
腰方肌 quadratus lumborum
右髂内动脉 right internal iliac artery
股外侧皮神经 lateral femoral cutaneous nerve
右髂外动脉 right external iliac artery
腰大肌 psoas major
生殖股神经股支 genitofemoral nerve femoral branch
直肠 rectum
膀胱 urinary bladder
生殖股神经生殖支 genitofemoral nerve genital branch

图 5-46　腹膜后隙内的结构

临床联系:腹膜后隙内结缔组织可发生增生,称腹膜后纤维化,增生的结缔组织体积有时很大,以至于压迫经过腹膜后隙的血管、神经及输尿管,从而引起一系列症状,主要包括疼痛及泌尿系功能紊乱。腹膜后隙损伤可引起出血,如果动脉破裂,大量血液流入腹膜后隙内,可危及生命。血肿可压迫血管、神经或输尿管,引起相应症状。

二、肾

(一)位置与毗邻(图 5-47、图 5-48)

1.位置:肾 kidney 位于脊柱的两侧,贴附于腹后壁,两肾肾门相对,上极相距稍近。受肝右叶的影响,右肾低于左肾 1～2cm。以椎骨为标志,右肾上端平第 12 胸椎,下端平第 3 腰椎;左肾上端平第 11 胸椎,下端平第 2 腰椎。左侧第 12 肋斜过左肾后面的中部,第 11 肋斜过左肾后面的上部;右侧第 12 肋斜过右肾后面的上部。

肾门的体表投影:在腹前壁位于第 9 肋前端,在腹后壁位于第 12 肋下缘与竖脊肌外缘的交角处,此角称肾角或脊肋角。肾病变时,此处常有压痛或叩击痛。肾的体表投影:在后正中线两侧 2.5cm 和 7.5～8.5cm 处各作两条垂线,通过第 11 胸椎和第 3 腰椎棘突各作一水平线,肾即位于此纵横标志线所组成的两个四边形范围内。此范围内如有疼痛等异常表现时,常提示肾有病变。肾的位置可有变异,位于盆腔或髂窝者为低位肾;若横过中线移至对侧,则为交叉异位肾。肾的位置异常比较少见,在腹部肿块的诊断中,应注意与肿瘤相鉴别。

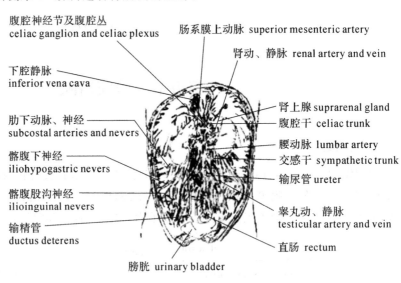

图 5-47　肾的位置与毗邻

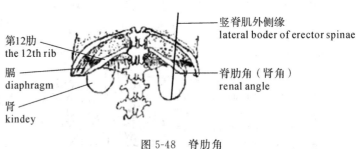

图 5-48　脊肋角

2.毗邻:肾的上方借疏松结缔组织与肾上腺相邻,两者共同由肾筋膜所包绕。两肾的内下方以肾盂续输尿管。左肾的内侧有腹主动脉,右肾的内侧有下腔静脉,两肾的内后方分别有左、右腰交感干。由于有肾邻近下腔静脉,右肾肿瘤或炎症常侵及下腔静脉,因此在右肾切除术时,需注意保护下腔静脉,以免损伤造成难以控制的大出血。肾前方的毗邻,左、右侧有所不同。左肾的上部有胃后壁,中部有胰横过,下部有空肠襻及结肠左曲;右肾的上部为肝右叶,下部为结肠右曲,内侧为十二指肠降部。左肾切除术时应注意勿伤及胰体和胰尾;右肾手术时要注意保护十二指肠降部。肾后面第12肋以上部分与膈相贴,并借膈与胸膜腔相邻。肾手术需切除第12肋时,要注意保护胸膜,以免损伤造成气胸。在第12肋以下部分,除有肋下血管、神经外,自内向外有腰大肌及其前方的生殖股神经,腰方肌及其前方的髂腹下神经、髂腹股沟神经等。肾周围炎或脓肿时,腰大肌受到刺激可发生痉挛,引起患侧下肢屈曲。

(二)肾门、肾窦、肾蒂

1.肾内缘中部凹陷处称肾门 renal hilus,是肾血管、肾盂、神经和淋巴管出入肾的部位。肾门多为四边形,其边缘称为肾唇。前唇和后唇有一定的弹性,手术需分离肾门时,牵开前唇或后唇可扩大肾门,显露肾窦。

临床联系:观看肾盂造影X线片,在正常情况下,肾盂位于第1腰椎棘突水平(注意变异情况)。肾结石在肾和肾盂中形成,小的结石可随尿液通过输尿管进入膀胱,但通常伴有较重的疼痛(输尿管绞痛)。大的结石可通过外科手术取出或采取碎石术。

2.由肾门深入肾实质所围成的腔隙称肾窦 renal sinus,内有肾动脉的分支,肾静脉的属支,肾盂,肾大、小盏,神经,淋巴管和脂肪组织。

3.肾蒂 renal pedicle 由出入肾门的肾血管、肾盂、神经和淋巴管等组成。肾蒂主要结构的排列由前向后依次为肾静脉、肾动脉和肾盂;由上向下依次为肾动脉、肾静脉和肾盂。有的肾动脉在肾静脉平面以下起自腹主动脉,经肾静脉的后面上行,然后绕至前方进入肾门。此种肾动脉可压迫肾静脉,使肾静脉血流受阻,静脉压增高,动脉血供也相对减少,尤其在直立位时,动脉压迫静脉更明显,这可能是直立性高血压的病因之一。

(三)肾血管与肾段(图 5-49)

肾动脉多平第1~2腰椎间盘高度起自腹主动脉,于肾静脉的后上方横行向外,经肾门入肾。由于腹主动脉位置偏左,故右肾动脉较长,并经下腔静脉的后面右行入肾。肾动脉的支数多为1支,2支或3~5支者少见。肾动脉进入肾门之前,多分为前、后两干,由前、后干分出段动脉。在肾窦内,前干走行在肾盂的前方,分出上段动脉、上前段动脉、下前段动脉和下段动脉。后干走行在肾盂的后方,入肾后延续为后段动脉。每条段动脉均有相应供血区域,上段动脉分布于肾上端;上前段动脉至肾前面中上部及肾后面外缘;下前段动脉至肾前面中下部及肾后面外缘;下段动脉至肾下端;后段动脉至肾后面的中间部分。每一段动脉分布的肾实质区域,称为肾段。肾段共有五个:上段、

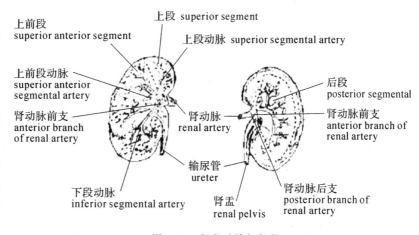

图 5-49　肾段动脉与肾段

上前段、下前段、下段和后段。肾各段动脉之间彼此没有吻合,若某一段动脉血流受阻时,其相应供血区的肾实质即可发生坏死。肾段的划分,为肾局限性病变的定位及肾段或肾部分切除术提供了解剖学基础。肾动脉的变异比较常见,将不经肾门而在肾上端或下端入肾的动脉,分别称为上极动脉或下极动脉。上、下极动脉可直接起自肾动脉、腹主动脉或腹主动脉与肾动脉起始部的交角处。上、下极动脉与上、下段动脉相比较,两者在肾内的供血区域一致,只是起点、行程和入肾的部位不同。手术时对上、下极动脉应引起足够重视,否则易被损伤,不仅可导致出血,而且可导致肾上端或下端的缺血坏死。

(四)被膜

肾的被膜 covering of kidney 有三层,由外向内依次为肾筋膜、脂肪囊和纤维囊。

1. 肾筋膜 renal fascia 又称 Gerota 筋膜,质较坚韧,分为前、后两层,两层筋膜从前、后方共同包绕肾和肾上腺。在肾的外侧缘,前后两层筋膜相互融合,并与腹横筋膜相连接。在肾的内侧,肾前筋膜越过腹主动脉和下腔静脉的前方,与对侧的肾前筋膜相续。由于肾筋膜的下端完全开放,若腹壁肌减弱,肾移动性可增大,向下形成肾下垂(或称游走肾)。

2. 脂肪囊 adipose capsule 又称肾床,有支持和保护肾的作用。

3. 纤维囊 fibrous capsule:在肾部分切除或肾外伤时,应缝合纤维囊,以防肾实质撕裂。

临床联系:肾外科手术途径大致分为两种:①腹膜外途经,一般均经腰部进入(经腰入路),此法最常用于肾切除术,可避免腹膜腔的感染;②经腹腔途径(经腹部入路),主要用于肾血管或肾移植手术。

在肾移植手术中,供体肾移植到下腹部,供体肾的血管与受体的髂外血管相接,供体的输尿管与受体膀胱相缝合。

肾动脉的分支分布有重要的外科意义。通常,肾动脉分为前后两支,分别供应肾的前、后两半,分支间无吻合,所以在肾的冠状切面上没有大血管。因此,沿此平面作肾切开术出血最少。

三、输尿管腹部

输尿管 ureter 是位于腹膜后隙的细长管状器官,位于脊柱两侧,左、右各一。上端起自肾盂,下端终于膀胱,在成人长 25～30cm。通常将输尿管分为三部。

1. 腹部,自肾盂与输尿管交界处至跨越髂血管处。

3. 盆部,从跨越髂血管处至膀胱壁。

3. 壁内部,斜行穿膀胱壁,终于膀胱黏膜的输尿管口。输尿管腹部长 13～14cm,紧贴腰大肌前面向下内侧斜行,在腰大肌中点的稍下方有睾丸血管斜过其前方。输尿管腹部的体表投影:在腹前壁与半月线相当;在腹后壁约与腰椎横突尖端所作的连线一致。输尿管腹部的上、下端分别是解剖上的第 1、2 狭窄部。输尿管的狭窄部常是结石的阻塞部位,尤其是肾盂输尿管连接处的狭窄性病变,是导致肾盂积水的重要病因之一。右输尿管腹部的前方有十二指肠降部、升结肠血管、回结肠血管、精索内血管、回肠末段,右侧与盲肠及阑尾相邻,因此回肠后位阑尾炎常可引起右输尿管炎,尿中可出现红细胞及脓细胞。左输尿管腹部的前方,有十二指肠空肠曲、降结肠血管,精索内血管也斜越输尿管腹部的前方。抵达骨盆上口时,两侧输尿管跨越髂外血管的起始部进入盆腔。由于输尿管腹部的大部分与升、降结肠血管相邻,故行左或右半结肠切除术时,应注意保护输尿管腹部。输尿管变异比较少见。下腔静脉后输尿管容易发生输尿管梗阻,有时需要手术将其移至正常位置。双肾盂、双输尿管的行程及开口也有变异,如双输尿管开口于膀胱,可不引起生理功能障碍,但若其中一条输尿管开口于膀胱之外,特别在女性可开口于尿道外口附近或阴道内,因无括约肌控制,可致持续性尿漏。输尿管腹部的血液供应是多源性的,其上部由肾动脉、肾下极动脉的分支供应;下部由腹主动脉、睾丸动脉、第1腰动脉、髂总动脉、髂内动脉等分支供应。输尿管腹部的不同部位有不同的血液来源,由于血液来源不恒定,且少数输尿管动脉的吻合支细小,故行输尿管手术时若游离范围过大,可影响输尿管的血运,有发生局部缺血、坏死的危险。供血到输尿管腹部的动脉多来自内侧,手术时在输尿管的外侧游离,可减少血供的破坏。输尿管腹部的静脉与动脉伴行,分别经肾静脉、睾丸静脉、髂静脉等回流。

四、肾上腺

肾上腺 suprarenal gland(图 5-50)为成对的内分泌器官,位于腹膜后隙内脊柱的两侧,如以椎骨为标志,则平第 11 胸椎高度,位于两肾的上端,属腹膜外位器官。

肾上腺的形态左侧为半月形,右侧呈三角形,高约 5cm,宽约 3cm,厚 0.5~1cm,重 5~7g。肾上腺与肾共同包在肾筋膜内,通过腹膜后注气造影,可显示肾上腺的轮廓,对诊断肾上腺病变有一定意义。

肾上腺的毗邻左、右侧不同,左肾上腺前面的上部借网膜囊与胃后壁相隔,下部与胰尾、脾血管相邻,内侧缘接近腹主动脉。右肾上腺的前面为肝,前面的外上部没有腹膜,直接与肝的裸区相邻,内侧缘紧邻下腔静脉。左、右肾上腺的后面均为膈。两肾上腺之间有腹腔丛。

肾上腺的体积虽然较小,但血液供应却十分丰富,每分钟流经肾上腺的血量,相当于其本身重量的 7 倍。

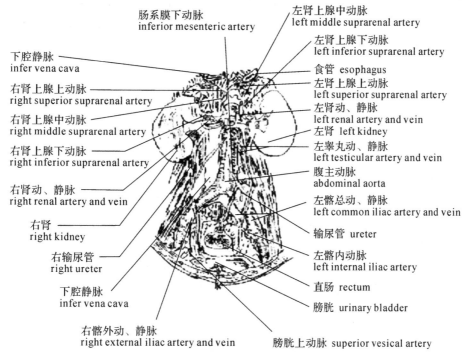

图 5-50 肾、肾上腺和输尿管的血管

肾上腺的动脉有上、中、下三支,分布于肾上腺的上、中、下三部。肾上腺上动脉起自膈下动脉;肾上腺中动脉起自腹主动脉;肾上腺下动脉起自肾动脉。这些动脉进入肾上腺后,于肾上腺被膜内形成丰富的吻合,并分出细小分支进入皮质和髓质,一部分在皮质和髓质内形成血窦,一部分在细胞索间吻合成网,皮质和髓质的血窦集合成中央静脉,再穿出肾上腺,即肾上腺静脉。左肾上腺静脉通常为 1 支,仅有少数为 2 支,平均长度约 2cm,外径约 0.4cm。右肾上腺静脉的支数比较恒定,通常只有 1 支,平均长度约 1cm,外径约 0.3cm。左肾上腺静脉汇入左肾静脉;右肾上腺静脉汇入下腔静脉,少数汇入右膈下静脉、右肾静脉或副肝右静脉。由于右肾上腺静脉很短,多汇入下腔静脉的右后壁,故在右肾上腺切除术结扎肾上腺静脉时,应注意保护下腔静脉。肾上腺的淋巴管多斜向内下方,注入主动脉外侧淋巴结、腔静脉外侧淋巴结及中间腰淋巴结。肾上腺上部的一部分淋巴管沿肾上腺上动脉走行,注入膈下淋巴结。

临床联系:肾与肾上腺的胚胎起源不同,因此肾上腺的发育和位置通常不受肾发育异常和位置异常的影响。肾上腺位于腹腔干的外侧,其形态通常可用 CT 显示。

五、腹主动脉

腹主动脉 abdominal aorta(图 5-51)又称主动脉腹部,为胸主动脉的延续,在第 12 胸椎下缘前方略偏左侧,经膈的主动脉裂孔进入腹膜后隙,沿脊柱的左前方下行,至第 4 腰椎下缘水平分为左、右髂总动脉。腹主动脉的全长为 14～15cm。其在腹前壁的体表投影:从胸骨颈静脉切迹至耻骨联合上缘连线的中点以上 2.5cm 处开始,向下至脐左下方 2cm 处,划一条宽约 2cm 的带状区,此即示腹主动脉的投影。两髂嵴顶点连线的中点,为腹主动脉下端在腹前壁的体表投影。腹主动脉的前方有胰、十二指肠升部及小肠系膜根等;后方有第 1～4 腰椎及椎间盘;右侧为下腔静脉;左侧为左交感干腰部。腹主动脉周围还有腰淋巴结、腹腔淋巴结和神经丛等。按分布区域,腹主动脉的分支可分为脏支和壁支两类,脏支又可分为不成对的和成对的两种。

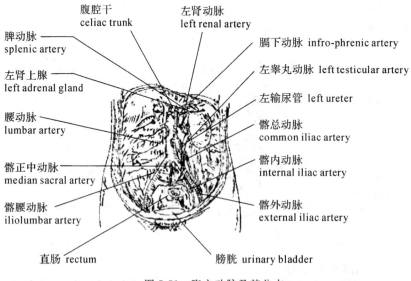

图 5-51 腹主动脉及其分支

（一）不成才的脏支

1.腹腔干 celiac trunk 为一短干,在膈主动脉裂孔的稍下方,起自腹主动脉前壁,其起点平面以第 1 腰椎水平居多,少数平第 12 胸椎或第 12 胸椎至第 1 腰椎之间的高度。平均长度为 2.5cm。腹腔干根部下缘至肠系膜上动脉根部上缘的距离为0.1～0.6cm。腹腔干的分支可有变异,但以分出肝总动脉、脾动脉和胃左动脉,即肝脾胃动脉干者为多。

2.肠系膜上动脉 superior mesenteric artery 在腹腔干的稍上方,起自腹主动脉前壁,起点高度多在第 1 腰椎水平。在胰腺下缘十二指肠水平部之间进入小肠系膜根,呈弓状行至右髂窝。当肠系膜上动脉与腹主动脉之间的夹角过小,或肠系膜上动脉起点过低时,可压迫十二指肠引起梗阻。

3.肠系膜下动脉 inferior mesenteric artery 起自腹主动脉下部的前壁,相当于第 3 腰椎水平,距腹主动脉分叉处约 3～4cm。沿后腹壁腹膜深面行向左下方,经乙状结肠系膜进入盆腔,移行为直肠上动脉。

（二）成对的脏支

1.肾上腺中动脉 middle suprarenal artery 左、右各 1 支,在肾动脉上方相当于第 1 腰椎高度起自腹主动脉侧壁,向外经膈的内侧脚至肾上腺中部。

2.肾动脉 renal artery 多在第 2 腰椎平面、肠系膜上动脉起点平面的稍下方,由腹主动脉的两侧壁发出。左肾动脉较短,右肾动脉较长,为 2.5～3.5cm。

3.睾丸动脉 testicular artery 在肾动脉起点平面稍下方,起自腹主动脉的前外侧壁,下行一段距离后与同名静脉伴行,在腹膜后隙斜向外下方越过输尿管。睾丸动脉经腹股沟管深环穿行于腹股沟管,分布至睾丸;卵巢动脉 ovarian artery 在小骨盆上缘处进入卵巢悬韧带,分布于卵巢。

（三）壁支

1.膈下动脉 inferior phrenic artery 在膈主动脉裂孔处,由腹主动脉的起始处发出,向上分布于膈的腰部。膈下动脉的起点、支数可有变异,偶见共同起始的双膈下动脉。

2.腰动脉 lumbar artery 通常有 4 对,呈直角由腹主动脉后壁的两侧发出,横行向外,分别经第 1～4 腰椎体中部的前面或侧面,在腰大肌的内侧缘分出背侧支和腹侧支。背侧支供血到背部诸肌、皮肤和脊柱;腹侧支供血到腹壁,并与其他腹前外侧壁的血管有吻合。由于腰动脉紧贴腰椎体横行,行腰椎结核病灶清除术时,需注意结扎,以免损伤而出血。

3.骶正中动脉 median sacral artery 仅有 1 支,多起自腹主动脉分叉处的后上方 0.2～0.3cm 处,经第 4～5 腰椎、骶骨、尾骨的前面下行,向两侧发出腰最下动脉,贴第 5 腰椎体走向外侧,供血到邻近组织。在腰骶部行结核病灶清除术时,有损伤骶正中动脉的可能,出血不易控制,必要时术中可先行结扎此动脉,然后再行清除术。

六、下腔静脉

下腔静脉 inferior vena cava 是人体最大的静脉,收集下肢、盆部和腹部的静脉血。下腔静脉由左、右髂总静脉汇合而成,汇合部位多在第 5 腰椎水平,少数平第 4 腰椎。下腔静脉位于脊柱的右前方,沿腹主动脉的右侧上行,经肝的腔静脉沟、穿膈的腔静脉裂孔,开口于右心房。下腔静脉的前面有肝、胰头、十二指肠水平部、右睾丸动脉及小肠系膜根越过。后面为右膈脚、第1～4腰椎、右腰交感干和腹主动脉的壁支。右侧与腰大肌、右肾、右肾上腺相邻，左侧为腹主动脉。下腔静脉的属支有髂总静脉 common iliac vein、右睾丸静脉 right testicular vein、肾静脉 renal vein、右肾上腺静脉 right suprarenal vein、肝静脉 hepatic vein、膈下静脉 inferior phrenic vein 和腰静脉 lumbar vein，其中大部分属支与同名动脉伴行。

膈下静脉与同名动脉伴行，收集肾上腺的小静脉。

睾丸静脉 testicular vein 多为2支，起自蔓状静脉丛 pampiniform plexus，穿过腹股沟管深环，进入后腹膜的后方，并与同名动脉伴行，经腰大肌和输尿管的腹侧上行，逐渐成为1支，右侧者斜行汇入下腔静脉，左侧者几乎垂直上升汇入左肾静脉。两侧卵巢静脉自盆侧壁上行，越过髂外血管后的行程及汇入部位与睾丸静脉相同。男性左侧精索静脉曲张较为常见，其原因为：左侧睾丸静脉的血流经左肾静脉注入下腔静脉，流程较长；左侧睾丸静脉垂直上升，以直角汇入左肾静脉，回流阻力较大；上行过程中有乙状结肠跨过，易受其压迫；左肾静脉在肠系膜上动脉根部与腹主动脉所形成的夹角中经过汇入下腔静脉，左肾静脉回流受阻亦可累及左睾丸静脉。此外，如肾癌的癌栓脱落流经左肾静脉时阻塞左睾丸静脉的入口处，亦可引起继发性精索静脉曲张。

腰静脉共有4对，与腰动脉伴行，收集腰部组织的静脉血，直接汇入下腔静脉，其中左侧腰静脉走行于腹主动脉的后方。腰静脉与椎外静脉丛吻合，进而与椎内静脉丛相通，可间接收纳椎内和脊髓的一部分血液。各腰静脉之间有纵行的交通支相连，称腰升静脉。

腰升静脉 ascending lumbar vein 下与髂腰静脉、髂总静脉及髂内静脉相连，上与肾静脉、肋下静脉相通，经膈脚入后纵隔。左侧移行于半奇静脉，右侧移行于奇静脉，最后汇入上腔静脉。腰升静脉是沟通上、下腔静脉系统间侧支循环的途径之一。下腔静脉的变异，包括双下腔静脉、左下腔静脉、下腔静脉肝后段缺如。由于变异下腔静脉的起点、行经、汇入部位以及与周围器官的毗邻关系等均发生改变，故行腹膜后隙各器官手术时，应特别注意。肾切除术处理肾蒂时，应注意有下腔静脉变异的可能，尤其是行左肾切除时，切勿损伤左侧下腔静脉。

七、腰交感干

腰交感干 lumbar sympathetic trunk 由3个或4个神经节和节间支构成，位于脊柱与腰大肌之间，并被椎前筋膜所覆盖，上方连于胸交感干，下方延续为骶交感干。左、右交感干之间有交通支。行腰交感神经节切除术时，不可单纯切除交感神经节，须同时切除交感干间的交通支，否则不能达到治疗效果。左腰交感干与腹主动脉左缘相邻，两者相距0.5～2cm，其中以相距1cm者多见。干的下端位于左髂总静脉的后方。右腰交感干的前面除有下腔静脉覆盖外，有时还有1或2支腰静脉越过，干的下段位于右髂总静脉的后方。左、右交感干于腰部的外侧有生殖股神经并行，行腰交感神经节切除术时应注意鉴别。

腰神经节位于第2胸椎体下半至腰骶椎间盘的范围内，数目上常有变异，主要是由于节的融合或缺如。第1、2、5腰神经节位于相对应椎体的平面，第3、4腰神经节的位置多高于相对应的椎体。第3腰神经节多位于第2～3腰椎间盘平面，第4腰神经节多位于第3～4腰椎间盘平面，行腰交感神经节切除术时可参考此标志寻找神经节。在腰交感干附近还有小的淋巴结，易与腰神经节混淆，在手术时应注意鉴别。

临床联系：腹部横断面的解剖知识对临床观看CT和MRI图像非常实用。可通过以下三个重要平面学习腹部横断面的解剖：①肝、脾平面；②肾血管平面；③肾下极平面。医生必须学会分析这些横断面图像,区分正常与不正常。记住临床上习惯从下方向上观察 CT 和 MRI 断面图像,所以右侧的结构(如肝)则位于图像的左侧。

腹部其他方位的断面,可运用超声技术观察。通过超声技术可得到腹部各种切面的图像,尤其是软组织和血管的图像。尽管这些图像有时与实际解剖视野有差距,但它们仍可提供重要的诊断依据。

第六节　腹部手术学

一、腹部损伤

腹部损伤 abdominal iniury 是常见的外科急腹症,其发生率平时占各种损伤的 0.4%～2.0%,战争年代高达 50% 左右。腹部损伤常伴有内脏损伤,若伴腹腔实质性脏器或大血管损伤时,可因大出血而致死;若空腔脏器受损破裂,则可因并发严重的腹腔感染而威胁生命。腹部损伤的死亡率可高达 10%,早期、准确地诊断和及时、合理地处理是降低腹部损伤患者死亡的关键。

【临床表现】

因致伤原因、受伤器官及损伤的严重程度,以及是否伴有合并伤等而异。轻微的腹壁损伤,可无明显症状和体征,严重者则可出现休克甚至处于濒死状态。

1.单纯腹壁损伤:临床症状和体征较轻,其范围和程度随时间推移而逐渐减轻和缩小,表现为受伤部位疼痛、胀痛和压痛,也可有皮下淤血,严重者出现腹直肌断裂。

2.实质性脏器损伤:如肝、脾、胰、肾等或大血管损伤时,主要是腹腔内出血的临床表现。患者面色苍白、脉搏加快、细弱、脉压变小,严重时血压不稳甚至休克;腹痛呈持续性,一般不剧烈,腹肌紧张程度及压痛、反跳痛相对较轻,但可伴明显腹胀和腹部移动性浊音。肝破裂伴肝内、外胆管断裂或胰腺损伤伴胰管断裂时,由于胆汁或胰液溢入腹腔而出现剧烈腹痛和腹膜刺激征等近似空腔脏器破裂的表现。肝、脾破裂后刺激膈肌,可产生肩部放射痛;泌尿系统损伤时,可出现腰背痛、血尿等症状。

3.空腔脏器损伤:如胃肠道、胆道等破裂时,主要表现为消化道症状(恶心、呕吐、呕血或便血等)、腹膜刺激征、腹腔内游离气体及之后出现的全身感染症状。上消化道破裂时表现为剧烈腹痛、腹肌紧张、压痛、反跳痛等典型的腹膜炎体征,是由于胃液、胆汁或胰液等强烈化学刺激引起,胃液、胆汁、胰液最强,肠液次之,血液最轻。下消化道破裂时早期表现为肠鸣音减弱或消失,然后因肠麻痹而出现的腹胀、细菌感染远较上消化道破裂时严重,可导致感染性休克,而腹膜炎体征出现较晚,程度也较轻。空腔脏器破裂后腹腔内游离气体可致肝浊音界缩小或消失,直肠破裂常出现鲜红色血便。如实质性脏器和空腔脏器两类器官同时损伤,则出血和腹膜炎两种临床表现可同时出现。

【治疗原则】

1.救治原则:腹部损伤往往伴有腹部以外的合并伤,应全面衡量各种损伤的轻重缓急,优先处理对生命威胁最大的损伤,如心跳呼吸骤停、窒息、大出血、张力性气胸等。若腹部为开放性伤口,应采取措施及时止血,对已脱出的内脏处理切忌强行将其回纳腹腔,以免加重腹腔污染。在积极防止休克的前提下,尽早剖腹探查止血。

2.非手术治疗:

(1)适应证:

1)暂时不能确定有无内脏器官损伤者。

2)诊断明确,已证实为轻度实质性脏器损伤,未发现其他内脏的合并伤,生命体征稳定者。

(2)处理方法:

1)不随意搬动伤者,以免加重伤情。

2)在未明确诊断前应禁食和胃肠减压。

3)维持水、电解质及酸碱平衡,给予静脉营养支持。

4)输血、输液、补充血容量,保持有效循环,防止休克,联合应用广谱抗生素,预防和治疗可能存在的腹腔内感染。

5)对已明确诊断、腹痛剧烈的患者,可酌情应用镇痛剂以减轻创伤所致的不良刺激;未明确诊断者,为防止掩盖症状和体征,禁止使用镇痛剂。

6)在非手术治疗期间,针对腹部损伤较重的患者还应做好手术前的准备工作。

3.手术治疗:已确诊为腹内脏器破裂者应及时手术治疗;此外,对非手术治疗者在观察期间,出现以下情况者,应终止观察,行剖腹探查术。

(1)出现明显腹膜刺激征或呈进行性加重、范围扩大。

(2)全身情况有恶化趋势,出现口渴、烦躁、脉率增快或体温升高,血压由稳定转为不稳定,甚至出现休克。

(3)膈下有游离气体或腹腔穿刺抽出不凝固血液、胆汁、胃内容物等。

(4)白细胞计数上升,红细胞计数进行性下降。

(5)肠鸣音逐渐减弱或消失,患者出现明显腹胀。

(6)胃肠道出血不易控制。

剖腹探查是治疗腹内脏器损伤的关键,手术包括全面探查、止血、修补、切除有关病灶、清除腹腔内残留液体、充分引流。

二、常见的实质性脏器损伤

(一)脾破裂

脾是腹部最容易受损伤的器官,脾破裂 splenic rupture 发生率约占各种腹部损伤的 20%~40%,已有病理性改变的脾(如血吸虫感染、疟疾、门静脉高压、传染性单核细胞增多症、淋巴瘤等)更容易破裂。

【临床表现】

主要表现为腹腔内出血和出血性休克。血性腹膜炎所致的腹膜刺激征多不明显。

【治疗原则】

除轻微的脾撕裂伤或小范围的脾被膜下血肿可采取非手术疗法外,其他类型的脾损伤都需要紧急手术,基本手术方式是脾切除 splenectomy。近年来研究者认识到脾是一重要的免疫器官,全脾切除,尤其在儿童脾切除后,可引起暴发性感染,所以有人提出除严重粉碎性破裂或伴有脾蒂损伤外,应采取保脾手术或行脾部分切除或半脾切除术。对损伤严重难以修补或保留的粉碎性脾破裂,将切除的脾切成小薄片移植入大网膜囊内,总量占原脾的1/3,以恢复脾功能。

(二)肝破裂

肝破裂 liver rupture 在各种腹部损伤中占15%～20%,右肝破裂比左肝破裂多见,原有肝硬化与慢性肝病时发病率更高。

【临床表现】

肝破裂的临床表现类似于脾破裂,主要是右上腹痛和内出血的表现,但有胆汁溢入腹腔者,腹痛和腹膜刺激征较脾破裂更为明显。肝破裂后的血液有时可通过胆管进入十二指肠而出现呕血或黑便。

【治疗原则】

以手术治疗为主。

1.手术治疗原则是彻底清创、止血,消除胆汁、积血和建立通畅的引流。对粉碎性肝破裂或严重肝挫伤者,可将损伤的肝组织做整块切除或肝叶切除术,但应尽量保留健康的肝组织。手术治疗指征如下:

(1)失血量超过全身血容量的40%。

(2)循环恢复后又继续出血。

(3)伴有其他脏器损伤需手术治疗。

2.非手术治疗

(1)非手术治疗指征:

1)入院时伤者神志清楚,能正确对答问题和配合体格检查。

2)血流动力学稳定,收缩压在90mmHg以上,脉率低于100次/min。

3)无腹膜炎体征。

4)超声或CT检查确定肝损伤为轻度。

5)未发现其他内脏合并伤。

(2)在非手术治疗过程中,必须注意:

1)持续血压、脉搏监测,观察输液、输血后患者的反应,经输液或输血300～500ml后,血压和脉率是否很快恢复正常,并保持稳定。

2)反复检查患者的体征是否加重,重复超声检查观察腹腔内积血量是否增加。

(三)胰腺损伤

胰腺损伤 pancreas injury 约占腹腔脏器损伤的1%～2%。损伤原因主要是上腹部受到强力挤压,暴力直接作用于脊柱所致,如车把、汽车方向盘等撞击上腹部。

【临床表现】

主要为上腹部压痛和腹肌紧张,部分患者伴有肩部放射痛,系由胰腺损伤后,胰液经网膜孔进入腹腔,致弥漫性腹膜炎所致。若未及时发现并处理,漏出的胰液被局限在网膜囊内,日久可形成具有纤维壁的胰腺假性囊肿。

【治疗原则】

手术治疗原则是全面探查,彻底清创、止血,制止胰液外漏及处理合并伤。根据胰腺受损的部位和程度,选择不同的手术方式,包括胰腺修补术和部分切除术等。若发生胰瘘,除加强引流外,应禁食并给予肠外营养支持。应用生长抑素可明显减少胰液分泌量,有利于胰瘘的愈合。

三、常见的空腔脏器损伤

(一)十二指肠损伤

十二指肠损伤 duodenum injury 的发生率较低,约占腹部外伤的 3.7%~5.0%。

【临床表现】

十二指肠腹腔内部分损伤,消化液流入腹腔早期引起腹膜炎,症状明显,一般不会延误诊断和治疗。若损伤发生在腹膜后,早期常无明显症状和体征,以后可因十二指肠溢出的气体、胰液和胆汁在腹膜后疏松结缔组织内扩散而引起严重的腹膜后感染,临床逐渐出现持续且进行性的右上腹和腰背部疼痛,腹膜刺激征可以不典型,应提高警惕;部分患者可有血性呕吐物。

【治疗原则】

及时剖腹探查。手术时应仔细探查十二指肠附近的组织,尤其是合并胰腺损伤者,应切开十二指肠外侧腹膜和横结肠系膜根部腹膜,探查十二指肠降部与横部及胰头。手术方式很多,主要取决于损伤部位,如单纯修补术、带蒂肠片修补术、损伤肠段切除吻合术、损伤修复加幽门旷置术等。治疗十二指肠破裂的任何手术方式,都应附加减压手术,以保证十二指肠创伤愈合,减少并发症。

(二)小肠破裂

小肠破裂 small intestine rupture 占腹部闭合性损伤的 5%~15%,肠壁和肠系膜损伤占到腹部闭合性损伤的约 1.3%。

【临床表现】

明显的腹膜炎体征是小肠破裂的早期表现。部分患者可无气腹征,小破裂口可被食物残渣、纤维蛋白或突出的黏膜所堵塞,可能无弥漫性腹膜炎表现。

【治疗原则】

小肠破裂诊断一旦确立,应立即手术治疗。手术方式以简单修补为主。若有以下情况,则应采取部分小肠切除吻合术:

1.裂口较大或裂口边缘部肠壁组织损伤严重者。

2.小段肠管有多处破裂者。

3.肠管大部或完全断裂者。

4.肠系膜损伤影响肠管血液循环者。

(三)结肠破裂

结肠破裂 colon rupture 发生率较小肠低,常见于腹内多器官损伤时,且多为单发穿孔,损伤早期症状和体征常不明显,故易漏诊。

【临床表现】

表现为迟发且严重的腹膜炎。结肠损伤早期无明显症状和体征,低位损伤常伴有血便。部分结肠位于腹膜后,常导致严重的腹膜后感染。

【治疗原则】

对右半结肠破裂,损伤小、腹腔污染轻、全身状况良好的患者可行一期修补或一期切除吻合术,大部分患者均须先采用肠造口或肠外旷置术处理,待 3～6 个月后患者情况好转再关闭造口。

(四)直肠破裂

直肠破裂 rupture of rectum 可由各种外科操作、直肠乙状结肠镜、异物嵌入以及会阴的钝性、贯通性损伤所致。

【临床表现】

患者主诉直肠疼痛,疼痛延续到直肠破裂后几小时到几天。直肠破裂后,直肠指诊可发现直肠内有出血,有时还可摸到直肠破裂口。

【治疗原则】

如怀疑直肠破裂,应尽早应用广谱抗生素,最好不超过伤后 6h。上段直肠破裂应剖腹进行修补,并实施乙状结肠双腔造口术,2～3 个月后闭合造口;下段直肠破裂应充分引流直肠周围间隙,以防感染扩散,同时行乙状结肠造口术,使粪便改道直至切口愈合。

四、腹腔脓肿

脓液在腹腔内积聚,由肠管、内脏、网膜或肠系膜等粘连包裹,与腹腔隔离,形成腹腔脓肿 abdominal abscess。腹腔脓肿可以是一个或数个,常继发于急性化脓性腹膜炎或腹腔内手术后,多位于原发病灶附近。可分为膈下脓肿、盆腔脓肿、肠间隙脓肿等,以膈下脓肿和盆腔脓肿多见。

(一)膈下脓肿

脓液积聚在膈肌之下、横结肠及系膜以上的间隙内者,称膈下脓肿 subphrenic abscess。膈下间隙分为肝上、肝下两大间隙,镰状韧带及肝圆韧带分别把肝上及肝下间隙再分为左右两侧共 4 个间隙。平卧位膈下部位最低,易形成脓肿,以右膈下脓肿多见。膈下脓肿患者全身感染中毒反应较严重,可经淋巴途径蔓延至胸腔引起胸膜炎、胸腔积液,形成脓胸、肺脓肿等。

【临床表现】

特点是全身感染中毒症状明显而局部症状隐匿。

1.全身症状:发热、心悸、乏力、盗汗、消瘦、衰竭等症状。

2.局部症状:脓肿部位可有持续钝痛,深呼吸时疼痛加重;脓肿位于肝下后方可有肾区痛,并可牵涉到颈、肩部;脓肿刺激膈肌可引起呃逆,感染波及胸膜腔可出现胸腔积液、气促、咳嗽和胸痛等症状;患侧下方呼吸音减弱或消失;膈下脓肿可使肝浊音界扩大;10％～25％的脓腔内含有气体。

【治疗原则】

小的膈下脓肿经非手术治疗可被吸收;较大的脓肿需穿刺或切开引流。术前及术后要补液、营养支持和应用抗生素。

1.经皮穿刺引流术:其适应证是:与体壁贴近的局限单房脓肿,据超声或 CT 检查显示的脓肿位置,确定穿刺部位、方向和深度,进行穿刺抽吸或置管引流,吸净脓液,并可用生理盐水或抗生素冲洗。

2.切开引流术:常用以下两种方法:

(1)经前腹壁肋缘下切口:此途径最常用,适用于肝右叶上、下位置靠前及膈左下靠前的脓肿。

(2)经后腰部切口:适用于肝右叶上、下及膈左下靠后的脓肿。

无论何种入路切开脓肿,必须充分引流、放置引流管,并酌情进行脓腔冲洗。

(二)盆腔脓肿

盆腔处于腹腔最低位,腹腔内的渗出物或脓液积聚于此形成盆腔脓肿 pelvic abscess。盆腔腹膜面积小,吸收毒素能力低,全身中毒症状较轻。

【临床表现】

特点是局部症状明显而全身感染中毒症状较轻。

1.多发生于急性腹膜炎治疗过程中,或阑尾穿孔、结直肠手术后。

2.腹部手术后有体温下降后又升高、脉速、倦怠等表现,而腹部检查常无阳性发现。

3.出现典型的直肠或膀胱刺激症状,如里急后重、排便次数增多而量少、黏液便或尿频、尿急、排尿困难等。

4.直肠指检时直肠前窝饱满且有触痛,部分患者有压痛性包块及波动感。

【治疗原则】

盆腔脓肿未形成时,多采用非手术治疗,包括应用抗生素、热水坐浴、温盐水保留灌肠及物理治疗等,多数患者的炎症能吸收消散。脓肿较大者可经直肠前壁切开排脓,已婚女性亦可经阴道后穹隆切开引流。

五、胃癌

胃癌 gastric carcinoma 是我国常见的恶性肿瘤之一,居消化道恶性肿瘤的首位,年死亡率为 25.21 人/10 万人,发病年龄以 40～60 岁多见,男女比例约为 3∶1。

【临床表现】

1.症状:早期胃癌患者多无明显症状,少数患者有嗳气、反酸、食欲减退等类似溃疡病的上消化道症状,无特异性。随病情进展,症状日益加重,此时可出现上腹不适、进食后饱胀、食欲下降、消瘦、乏力、贫血及体重减轻。进展期胃癌最常见的症状就是疼痛和体重减轻。贲门胃底癌可有胸骨后疼痛、呃逆和进行性吞咽困难,近幽门胃癌可引起幽门梗阻而出现恶心、呕吐;肿瘤破坏血管后可有呕血、黑便,甚至上消化道大出血。晚期胃癌患者常出现发热、贫血、消瘦、营养不良甚至恶病质等表现。当胃癌转移至肝和腹膜时,可产生黄疸、腹水等;转移到肺或胸膜时,可有咳嗽和呼吸困难;当出现剧烈而持续性上腹痛并放射到肩背部时,提示肿瘤已侵及胰腺。胃癌穿孔后出现急性腹膜炎的表现。

2.体征:早期胃癌可无任何体征,进展期胃癌的常见体征是上腹压痛和腹部肿块。能否发现腹部肿块,与癌变的部位、大小及患者腹壁厚度等有关。胃窦部癌触及腹部肿块者较多。若出现肝等远处转移时,可有肝大、腹水、锁骨上淋巴结肿大;若发生直肠前凹种植转移时,直肠指诊可摸到肿块,晚期表现为恶病质。

【治疗原则】

早发现、早诊断和早治疗是提高胃癌疗效的关键。目前,胃癌的治疗以手术为主,辅以化疗、中医中药、生物治疗等综合治疗来提高疗效。

1. 手术治疗：只要患者全身情况允许，无明确的远处转移，均应实施手术探查，切除肿瘤。

（1）根治性切除术：按癌变部位完整地切除全胃或胃的大部，切除端应距癌变边缘5cm以上；全部大、小网膜和局部淋巴结，按毕（Billroth）Ⅰ式或毕Ⅱ式切除并重建胃肠道。该术式是胃癌，特别是早期胃癌的有效治疗方法。

（2）姑息性切除术：适用于癌变广泛浸润并远处转移，无根治可能，但原发肿瘤尚可切除者。可行包括原发肿瘤在内的胃远端部分切除术。

（3）捷径吻合术：如肿瘤导致幽门梗阻又难以切除时，可行胃空肠吻合术、食管空肠吻合术等，以解决梗阻问题。可在术中安置动脉、静脉、腹腔等多途径的皮下区域灌注化疗装置，为术后综合治疗创造条件。

（4）微创手术：指在胃镜下行胃黏膜癌灶切除和腹腔镜下胃楔形切除、胃部分切除，甚至是全胃切除术。

2. 化疗：是最主要的辅助治疗方法，以联合用药为主，目的是清除残留的癌灶或脱落的癌细胞。早期胃癌根治术后原则上不必辅助化疗，进展期胃癌根治术后、姑息手术后、根治术后复发者需化疗。可在术前、术中和术后用药。常用药物有5-氟尿嘧啶（5-Fu）、丝裂霉素C（MMC）、多柔比星（阿霉素，ADM）等。化疗方法包括全身化疗、腹腔灌注化疗、动脉介入化疗、口服化疗等，也可配合生物治疗、中医中药治疗等。

3. 介入疗法：对不能手术切除的晚期胃癌患者，将导管经股动脉选择性插入胃左动脉或腹腔动脉有关分支，或经术中安置的区域化疗装置、化疗药物进行联合灌注，并可用明胶海绵、碘油等栓塞治疗。

4. 免疫治疗：自20世纪80年代初期以来，随着细胞生物学、分子生物学及生物工程技术的迅速发展产生了生物治疗，但疗效仍难以确定，包括白细胞介素-12、淋巴因子活化细胞等。

5. 中药治疗：目前主要是配合手术及化学治疗，以及对不能切除的晚期胃癌进行综合治疗。

六、胃、十二指肠溃及其并发症的外科治疗

胃、十二指肠溃疡 gastroduodenal ulcer 是一种常见的消化道疾病，因溃疡的形成与酸性胃液对黏膜的消化作用有关，故又称消化性溃疡 peptic ulcer，是胃、十二指肠局限性圆形或椭圆形的全层黏膜缺损，主要表现为慢性病程和周期性发作的节律性疼痛。男性发病率高，男女比例为（5～6）：1，以青壮年发病居多，秋冬和冬春之交为好发季节。其病因有：①胃酸分泌过多，激活胃蛋白酶，使胃十二指肠黏膜发生"自家消化"；②某些药物、食物等使胃黏膜屏障受损；③幽门螺杆菌感染；④其他，如神经因素、遗传因素、应激性因素等。

胃、十二指肠溃疡者大多数经严格内科治疗可以痊愈，外科治疗主要指征包括急性穿孔、出血、瘢痕性幽门梗阻或药物治疗无效的溃疡病患者，以及胃溃疡恶性病变等情况。

（一）胃、十二指肠溃疡急性穿孔

急性穿孔 acute perforation 是胃、十二指肠溃疡的严重并发症，以十二指肠溃疡病多见。发病急、变化快，需要紧急处理，若诊治不及时可危及生命。

【临床表现】

多数患者既往有溃疡病史,穿孔前数日溃疡病症状加重。可在情绪波动、过度疲劳、刺激性饮食或服用皮质激素类药物等诱因下突然发生。

1.症状:多数发生于夜间空腹或进食后,表现为骤起上腹部刀割样剧痛,迅速扩散至全腹,疼痛难以忍受,常伴面色苍白、出冷汗、脉搏细速、血压下降等表现。消化液可沿右侧结肠旁沟向下流至右下腹,出现右下腹痛。继发细菌感染后,腹痛加重。

2.体征:患者表情痛苦、仰卧微屈膝、不愿移动、腹式呼吸减弱或消失。全腹有明显压痛、反跳痛,腹肌紧张可呈"板样"强直,以左上腹最为明显。叩诊肝浊音界缩小或消失,可有移动性浊音。肠鸣音减弱或消失。随着感染加重,患者可出现发热、脉快,甚至肠麻痹、感染性休克。

【治疗原则】

1.非手术治疗:对症状轻、一般情况好的单纯性空腹小穿孔、腹膜炎较局限者,多采取非手术治疗。主要措施包括:

(1)禁食、持续胃肠减压。

(2)输液以维持水、电解质平衡,并给予营养支持。

(3)全身应用抗生素控制感染。

(4)经静脉给予 H_2 受体阻断剂或质子泵抑制剂等制酸药物。若治疗 6~8h 后病情无明显缓解或继续加重,应立即行手术治疗。

2.手术治疗:是胃、十二指肠溃疡急性穿孔的主要治疗方法,手术方式包括单纯穿孔缝合术和胃大部切除术。此外,近年来开展了电视腹腔镜手术,经电视腹腔镜行大网膜覆盖穿孔修补术或胃大部切除术;十二指肠单纯性穿孔修补术后服用抗溃疡药物多数可取得治愈效果。

七、门静脉高压症

门静脉高压症 portal hypertension 是指门静脉血流受阻、血流瘀滞、门静脉系统压力增高,继而引起脾大及脾功能亢进,门静脉与体循环之间吻合支血管扩张,特别是食管和胃底黏膜下静脉曲张及破裂出血,腹水等一系列症状的临床病症。

【病因和分类】

根据门静脉血流受阻所在部位,门静脉高压症可分为肝前型、肝内型和肝后型三大类。

1.肝前型:指发生于门静脉主干及其主要属支血流受阻。感染、创伤可引起门静脉主干内血栓形成。在儿童,多见门静脉主干的先天性畸形。此外,上腹部肿瘤或转移淋巴结对门静脉或脾静脉的浸润、压迫也可引起门静脉高压症。

2.肝内型:我国最常见,占 95% 以上。根据血流受阻的部位可分为窦前型、窦型和窦后型。我国窦前型门静脉高压症主要以血吸虫病肝硬化为代表,在南方地区较常见。窦型和窦后型血流受阻是最常见因素,在我国常为肝炎后肝硬化所引起。慢性酒精中毒所致的肝硬化在西方国家常见,在我国则较少。某些非肝硬化性肝病也能引起门静脉高压症,如儿童先天性肝纤维化,各种肝病如脂肪肝,急、慢性肝炎及重症肝炎等,均可引起肝细胞坏死、肿胀、脂肪变性等压迫肝窦,引起门静脉压力增高。

3.肝后型:门静脉高压症主要发生于肝静脉流出道的阻塞,包括肝静脉、下腔静脉甚至右心阻塞，如肝静脉阻塞综合征(Budd-Chiari 综合征)、缩窄性心包炎、严重右心衰竭等。

【临床表现】

1.脾大及脾功能亢进：在正常情况下触摸不到脾，但脾大后，在左肋缘下可触及，程度不一，大者可达脐下。巨型脾大在血吸虫病性肝硬化患者中多见。早期，肿大的脾质软、活动；晚期，由于脾内纤维组织增生粘连而活动度减少，脾较硬。脾大均伴发程度不同的脾功能亢进，患者表现为容易发生感染，感染后较难控制，黏膜及皮下出血，逐渐出现贫血。

2.呕血和黑便：食管、胃底曲张静脉破裂出血 variceal bleeding 是门静脉高压症患者常见危及生命的并发症，一次出血量可达 1000~2000ml，出血部位多在食管下 1/3 和胃底。患者发生急性出血时，呕吐鲜红色血液，血液在胃肠内经胃酸及其他消化液的作用，随粪便排出时呈柏油样黑便。由于肝功能损害使凝血酶原合成发生障碍和脾功能亢进使血小板减少，一旦发生出血，难以自止。约 50% 的患者在第一次大出血时可直接因失血引起严重休克或肝组织严重缺血缺氧而引起肝衰竭。在第一次出血后 1~2 年内，又有相当一部分患者再次出血。

3.腹水：腹水是肝功能损害的表现，约 1/3 的患者有腹水。大出血后常引起或加剧腹水的形成。有些顽固性腹水甚难消退。腹水患者常伴腹胀、气急、食欲减退。

4.其他：门静脉高压症患者由于门静脉压力增高使消化道处于充血状态，又由于营养不良使胃肠道的消化、吸收及蠕动发生障碍，患者常出现食欲减退、恶心、呕吐。此外，患者还可有腹泻、便秘、消瘦、虚弱无力等。

患者多显示营养不良，部分出现黄疸、贫血或面色灰暗，颈胸有蜘蛛痣、肝掌，男性有乳腺增生；重者腹部膨隆，腹壁静脉怒张，脾大，腹部叩诊可有移动性浊音，下肢因低蛋白血症而有凹陷性水肿。

【治疗原则】

预防和控制急性食管、胃底曲张静脉破裂引起的上消化道出血，解除或改善脾大、脾功能亢进，治疗顽固性腹水。

1.食管胃底曲张-静脉破裂出血的处理

(1)非手术治疗：对于并发急性上消化道出血的患者，原则上首先采取非手术治疗制止出血。主要包括：输液、输血，补充血容量；给予止血和保肝药；应用三腔二囊管压迫止血；局部硬化剂注射治疗；以及经颈静脉肝内门体分流术。

1)补充血容量：尽快恢复有效循环血量，立即输血、输液，最好用新鲜血。若估计失血量已达 800ml 以上，即应快速输血。输液应先输电解质溶液，以平衡液为佳，防止休克。

2)应用止血和保肝药物：

①垂体后叶素：是垂体产生的 9-肽氨基酸，通过使血管收缩、减少门静脉的回流量、降低门静脉压力而产生止血作用。该药可减少门静脉向肝灌注量而加重肝损害，不易多用，对高血压和冠心病患者禁用。

②三甘氨酰基赖氨酸加压素(甘氨加压素)：是人工合成的血管升压素衍生物，能更长时间维持平滑肌收缩，因而能更有效地控制出血。每 6h 给药 2mg，止血率可达 70%，而且对心脏的影响较轻。

③β肾上腺素受体阻断剂：普萘洛尔是治疗门静脉高压药物中研究最广泛的一种，可使肝血流量明显降低，故对食管静脉曲张出血有治疗和预防作用。

④应用维生素 K、酚磺乙胺、对羧基苄胺、维生素 B、维生素 C 等药物可增强凝血和改善

肝功能。

3)三腔二囊管压迫止血:通过充气囊机械性压迫胃贲门及食管下端静脉曲张起止血作用。该管是治疗门静脉高压所致上消化道出血简单而有效的方法,内有三腔,一通圆形气囊,可充水150~200ml后压迫胃底;另一通长椭圆形气囊,可注水100~150ml后压迫食管下段;再一通胃腔,经此腔可行吸引、冲洗和注入药物。牵引重量约为0.5kg。此方法止血成功率在44%~90%,但再出血率约50%,故已不常用,仅作为一种暂时性措施,为准备其他急救止血方法赢得时间。

4)硬化剂注射治疗:利用纤维内镜将硬化剂直接注入曲张静脉内,以引起血栓形成并止血,还可注射至曲张静脉旁引起黏膜下水肿和纤维化。对曲张严重者行结扎,起到治疗和预防作用。

5)经颈静脉肝内门体分流术:经颈静脉肝内门体分流术(transjugular intrahepatic portosystemic shunt,TIPS)是一种治疗门静脉高压症的新技术,属于介入治疗。其方法是经颈内静脉、肝静脉插管,穿刺肝内门静脉分支,扩张肝实质内通道并以支架支撑,从而形成肝内门腔静脉分流。TIPS可明显降低门静脉压力,一般可降低至原来压力的一半,对控制出血,特别对腹水的消失有较好的效果。其主要问题是支撑管可进行性狭窄和并发肝衰竭(5%~10%)、肝性脑病(20%~40%),适用于肝功能及一般情况较差的患者。

(2)手术治疗:可急症或择期手术。积极采取手术止血,不但可以防止再出血,而且是预防发生肝性脑病的有效措施。常用手术方式有门体分流术和断流术。分流术仅适用于无活动性肝病变及肝功能代偿良好者。

1)门体分流术 portosystemic shunts:即通过手术将门静脉和腔静脉连接起来,使压力较高的门静脉系血液直接分流到腔静脉中去;手术可分为非选择性分流术和选择性分流术(包括限制性分流术)两类。

①非选择性分流术:门体分流术控制出血的近期及远期效果满意,控制出血率可达85%~100%,且可缓解胃黏膜病变。门体分流术存在的主要问题是致门静脉向肝血流减少。术后患者肝功能受不同程度的影响,肠道内产生的氨被吸收后不再经肝解毒而直接进入腔静脉和全身循环,致肝性脑病的发生率较高。

②选择性分流术:远端脾-肾静脉分流或称选择性分流,是选择性引流脾胃区及食管下段血流至肾静脉,而保存向肝血流的手术。选择性分流术后早期肝性脑病的发生率较典型的门体静脉分流术低。

限制性门腔侧侧分流术,利用限制分流口径的方法以维持门静脉系统内的轻度高压和门静脉向肝的血液灌流,手术后肝性脑病的发生率低于典型的门腔侧侧分流术。

2)断流术:通过阻断门-奇静脉间反常血流达到止血目的。最有效的手术方式是脾切除加贲门周围血管离断术 splenectomy with periesophagogastric devascularization,贲门周围血管包括冠状、胃短、胃后和左膈下四组静脉,彻底切断上述静脉,同时结扎、切断伴行的同名动脉,从而彻底阻断门-奇静脉间的反常血流。

断流术阻断了门-奇静脉间的反常血流,从而既能防止曲张食管胃底静脉破裂出血,又能保持门静脉向肝血流,有利于维护术后肝功能。断流术的不足之处在于食管、胃底静脉易再次扩张,术后再出血率明显高于分流手术后;对于伴有腹水的患者,术后腹水往往加重且难以控制,患者术后胃黏膜病变发生率高,这可能是导致断流术后再出血的重要原因之一。

3)分流加断流的联合术式:常见的术式包括门腔静脉侧侧分流加肝动脉强化灌注、贲门周围血管离断加肠腔静脉侧侧分流术、脾次全切除腹膜后移位加断流术等。初步试验研究和临床观察显示,联合术式既能保持一定的门静脉压力及门静脉向肝血供,又能疏通门静脉系统的高血流状态,是一种较理想的治疗门静脉高压症的手术方法。

2.脾大合并脾功能亢进的处理:对严重脾大合并脾功能亢进者应做脾切除。对于肝功能较好的晚期血吸虫性肝硬化患者疗效较好。

3.顽固性腹水的处理:可采用腹腔-颈静脉转流术,即将具有活瓣作用的微型转流装置置于腹膜外肌层下,一端接多孔硅胶管通腹腔,另一端接硅胶导水管经胸壁皮下隧道插入右颈内静脉而达上腔静脉,利用腹腔内压力差,使腹水随呼吸运动节律性地流入上腔静脉。

对于终末期肝硬化门静脉高的患者,肝移植是唯一有效的治疗手段,既替换了病肝,又使门静脉系统血流动力学恢复正常。

八、肠梗阻

肠梗阻 intestinal obstruction 是指肠内容物由于各种原因不能正常运行、顺利通过肠道,是常见的外科急腹症之一。

【临床表现】

1.症状:肠梗阻患者临床表现取决于受累肠管的部位和范围、梗阻对血运的影响、梗阻是否完全、造成梗阻的原因等多方面因素,主要表现为腹痛、呕吐、腹胀和停止排便排气等。

(1)腹痛:不同类型的肠梗阻表现不尽相同。单纯性机械性肠梗阻,尤其是小肠梗阻表现为典型反复发作、节律性、阵发性绞痛;疼痛的原因是肠管加强蠕动试图将肠内容物推过梗阻部位,不断加剧的腹胀也是疼痛的原因之一。当腹痛间歇不断缩短、程度不断加重,继而转为持续性腹痛时,可能发生绞窄性肠梗阻。麻痹性肠梗阻表现为持续性胀痛。

(2)呕吐:常为反射性,根据梗阻部位不同,呕吐出现的时间和性质各异。高位肠梗阻时,呕吐出现早且频繁,呕吐物主要为胃液、十二指肠液和胆汁;低位肠梗阻呕吐出现较晚,呕吐物常为带臭味的粪汁样物。若呕吐物为血性或棕褐色液体,常提示肠管有血运障碍。麻痹性肠梗阻时的呕吐呈溢出性。

(3)腹胀:一般出现较晚,其程度与梗阻部位有关。高位肠梗阻由于呕吐频繁,腹胀不明显;低位或麻痹性肠梗阻则腹胀明显,遍及全腹,主要因呕吐无法完全排出肠内容物,造成积气、积液,内容物积聚,肠腔扩大,腹胀明显。

(4)停止排便、排气:见于急性完全性肠梗阻。但梗阻早期,尤其是高位肠梗阻,因梗阻以下肠内残存的粪便和气体仍可排出,故早期有少量排便史,不能否定肠梗阻存在。绞窄性肠梗阻,可排出血性黏液样便。

2.体征:

(1)全身:单纯性肠梗阻早期全身情况多无明显改变,晚期可有口唇干燥、眼窝内陷、皮肤弹性差、尿少等脱水体征。严重缺水或绞窄性肠梗阻时,可出现脉搏细速、血压下降、面色苍白、四肢发凉等休克征象。

(2)腹部:单纯性机械性肠梗阻常可出现腹胀、肠型和蠕动波,肠扭转时腹胀多不对称,麻痹性肠梗阻则腹胀均匀。单纯性肠梗阻可有轻度压痛但无腹膜刺激征,绞窄性肠梗阻时可有固定压痛和腹膜刺激征。绞窄性肠梗阻时腹腔有渗液,叩诊有移动性浊音。如闻及气过水声或金属音,且肠鸣音亢进,为机械性肠梗阻表现;麻痹性肠梗阻,则肠鸣音减弱或消失。

【治疗原则】

解除梗阻和纠正因梗阻引起的全身性生理功能紊乱。

1. 非手术治疗:

(1)禁食、胃肠减压:是治疗肠梗阻的重要措施之一。通过胃肠减压,吸出胃肠道内的气体和液体,从而减轻腹胀,降低肠腔内压力,减少肠道内的细菌和毒素,改善肠壁血运。

(2)纠正水、电解质和酸碱失衡:输液的量和种类根据呕吐及脱水情况、尿量,并结合血液浓度、血清电解质值及血气分析结果决定。肠梗阻已存在数日、高位肠梗阻及呕吐频繁者,需补充钾。必要时输血浆、全血或血浆代用品,以补偿已丧失的血浆和血液。

(3)防治感染:使用针对肠道细菌的抗生素防治感染,减少毒素的产生。

2. 手术治疗:适用于绞窄性肠梗阻、肿瘤、先天性肠道畸形引起的肠梗阻,以及经非手术治疗无效的肠梗阻患者。原则是在最短时间内,以最简单的方法解除梗阻或恢复肠腔的通畅。方法包括粘连松解术、肠切开取出异物、肠切除吻合术、肠扭转或套叠复位术、短路手术和肠造口术等。

九、急性阑尾炎

急性阑尾炎 acute appendicitis 是指阑尾发生的急性炎症反应,是常见外科急腹症之一,发生于青壮年,男性发病率高于女性。

【临床表现】

1. 症状:

(1)转移性右下腹痛:腹痛常始于上腹部或脐周,位置不固定,数小时(6~8h)后转移并固定于右下腹,70%~80%的急性阑尾炎患者具有这种典型症状。部分病例发病开始即表现为右下腹痛。腹痛特点可因阑尾位置及阑尾炎的不同类型而有所差异:单纯性阑尾炎表现为轻度隐痛,化脓性阑尾炎呈阵发性胀痛和剧痛;坏疽性阑尾炎则表现为持续性剧烈疼痛;穿孔性阑尾炎因阑尾腔内压力骤降,胀痛可暂时减轻,但出现腹膜炎后,腹痛又会持续加剧。不同位置的阑尾炎,其腹痛部位也稍有区别。

(2)胃肠道反应:早期可有厌食、恶心和呕吐,部分患者还可发生腹泻或便秘。弥漫性腹膜炎时可引起麻痹性肠梗阻,表现为腹胀、排便排气减少等症状。

(3)全身表现:多数患者早期仅有乏力、低热。炎症加重可出现全身中毒症状,如寒战、高热、脉速、烦躁不安等。阑尾穿孔引起腹膜炎时,可有心、肺、肾等器官功能不全的表现,若发生门静脉炎可出现轻度黄疸。

2. 体征:

(1)右下腹固定压痛:是急性阑尾炎最常见的重要体征。压痛点常位于脐与右髂前上棘连线中外 1/3 交界处,即麦氏(McBurney)点,亦可随阑尾位置变异而改变,但始终表现为一个固定位置的压痛。

(2)腹膜刺激征:包括腹肌紧张、压痛、反跳痛、肠鸣音减弱或消失等。这是由于壁腹膜受炎症刺激出现的防卫反应,提示阑尾炎症加重,出现化脓、坏疽或穿孔等病理变化。

(3)右下腹包块:部分阑尾炎形成阑尾包块和(或)脓肿的患者,在其右下腹可扪及位置固定、边界不清的压痛性包块。

(4)其他:结肠充气试验、腰大肌试验、闭孔肌试验及肛门直肠指检等可作为辅助诊断依据。

【治疗原则】

1.手术治疗:绝大多数急性阑尾炎一经确诊,应早期行阑尾切除术。阑尾切除术可用传统的开腹方法,亦可采用腹腔镜作阑尾切除。应根据阑尾炎不同病理类型选择不同手术方式。如阑尾穿孔已被包裹,阑尾周围脓肿形成,全身应用抗菌药治疗或同时联合局部外敷药物,促进脓肿吸收消退,待肿块缩小局限、体温正常 3 个月后再手术切除阑尾;若脓肿无局限趋势,则应行脓肿切开引流手术,待 3 个月后再作 Ⅱ 期阑尾切除术,术后应用有效抗菌药。

2.非手术治疗:适用于诊断不甚明确、症状比较轻者。主要治疗措施包括应用抗菌药控制感染、禁食、补液或中药治疗等。在非手术治疗期间,应密切观察病情,若病情有发展趋势,应及时行手术治疗。

十、结肠癌

结肠癌 colon cancer 是消化道常见恶性肿瘤,好发年龄为 41～50 岁。近年来,我国尤其是大都市,发病率明显上升,且有超过直肠癌的趋势。

【病理与分期】

1.病理:根据大体形态可区分为四型。

(1)肿块型:呈菜花状,向肠腔内突出生长,表面可破溃产生溃疡。恶性程度低,转移较晚,向周围浸润少,预后较好。好发于右侧结肠,尤其是回盲部。

(2)溃疡型:多见,约占 50% 以上,向肠壁深层生长并向周围浸润,早期可有溃疡,易出血、感染或穿孔,转移较早,恶性程度高。

(3)狭窄型:亦称浸润型癌或硬癌,沿肠壁浸润生长,易致肠腔狭窄或梗阻,分化程度低,转移早,预后差。好发于左侧结肠,特别是乙状结肠。

结肠癌在组织学上可分为腺癌、黏液癌和未分化癌,其中腺癌最常见,黏液癌次之,未分化癌预后最差。

2.临床病理分期:临床常用 Dukes 分期。

A 期:癌肿浸润深度限于肠壁内,且无淋巴结转移。

B 期:癌肿穿透肠壁,且无淋巴结转移。

C 期:浸润穿透肠壁,有淋巴结转移。

D 期:有远处转移或广泛侵及邻近器官,无法切除。

3.扩散和转移方式:结肠癌主要经淋巴管转移到相应部位淋巴结。经血行转移至肝、肺、骨。癌肿还可直接侵犯周围脏器发生腹膜种植转移。

【临床表现】

结肠癌早期多无明显症状,随着病程的发展可出现一系列症状。

1.排便习惯和性状改变:常是最早出现的症状,多表现为排便次数增多、腹泻、便秘,便中带血、脓、黏液等。

2.腹痛:也是早期症状之一,多为持续性定位不清隐痛。随着病程发展,出现肠梗阻时则出现腹痛加重或为阵发性绞痛。

3.腹部肿块:多为肿瘤生长形成,也可能为梗阻近侧肠腔内的积粪。肿块多坚硬,呈结节状,可伴压痛。

4.肠梗阻:一般属结肠癌晚期症状,多为慢性不全性肠梗阻,主要表现为腹胀和便秘,若发生完全性肠梗阻,症状加重。

5.全身表现:由于慢性失血、癌肿溃烂、感染、毒素吸收,患者可出现贫血、消瘦、乏力、低热等。晚期会出现癌转移表现,如肝大、腹水等。左、右半结肠癌临床表现也常有区别,一般右侧结肠癌以全身症状、贫血、腹部肿块为主要表现,左侧结肠癌则以肠梗阻、便秘、腹泻、便血等症状为明显。

【治疗原则】

以手术切除为主的综合治疗,包括放疗、化学和免疫治疗等。

1.结肠癌手术治疗:

(1)根治性手术:根据肿瘤的位置,可行右半结肠切除术、横结肠切除术、左半结肠切除术等。

(2)并发急性肠梗阻:可行右半结肠癌根治手术一期吻合术,左半结肠癌行根治术并肠造口,二期吻合。若病情不允许根治术,可先行造口术,再二期根治性切除。

(3)姑息性手术:包括肠造口术等,适合癌肿晚期。

2.化学药物治疗:是根治性手术的辅助治疗方法,能提高患者的 5 年生存率。目前,常采用以氟尿嘧啶为基础的联合化疗方案。

十一、原发性肝癌

原发性肝癌 primary liver cancer 是指源于肝细胞和肝内胆管上皮细胞的恶性肿瘤,是某些非洲国家和包括我国在内的亚洲国家常见的恶性肿瘤之一。肝癌可发生于任何年龄段,我国以 40～50 岁最为多见,男女性比例约为(2～3)∶1。近年来发病率有增高趋势,年死亡率位居我国恶性肿瘤的第二位。

【临床表现】

1.肝区疼痛:为最常见、最主要的症状,半数以上的患者以此为首发症状,呈间歇性或持续性钝痛、刺痛或胀痛。疼痛部位与病变的位置密切联系,可引发右肩背部疼痛、胃痛。癌结节坏死、破裂后如引起腹腔出血可出现右上腹剧痛、压痛、腹膜刺激征等。

2.全身和消化道症状:早期因症状不明显而易被忽视,主要表现为恶心、呕吐、乏力、消瘦、食欲减退等症状,晚期可出现贫血、出血、黄疸、腹水、发热等。

3.肝大:肝进行性肿大、质地坚硬、边缘不规则、表面凹凸不平呈大小结节或巨块,是中晚期肝癌最常见、最主要的体征。

4.伴癌综合征 paraneoplastic syndrome:少见,由癌组织代谢异常或者癌肿引起的内分泌或代谢紊乱的综合征,包括低血糖、红细胞增多症、高胆固醇血症、高钙血症。

5.并发症:主要有上消化道出血、肝性脑病、癌肿破裂出血、肝肾综合征、继发性感染等。

【治疗原则】

1.手术治疗:早期手术切除是目前肝癌治疗最有效的方法。主要手术方式有肝切除术,适用于全身状况良好,心、肺、肾等内脏器官功能无严重障碍,肝功能代偿良好,肿瘤局限,无严重肝硬化等患者。其他还有手术探查不能切除肝癌的手术、根治性手术后复发肝癌的手术、肝移植等。

2.局部消融治疗:适于瘤体小而无法或不宜手术切除者,包括射频消融、冷冻治疗、微波消融、无水乙醇注射治疗等,可多次施行,创伤小、较安全。

3.肝动脉栓塞化疗(transcatheter arterial chemoembolization,TACE):经肝动脉插管注入栓塞剂或抗癌药物,适于不能手术切除或者能手术切除但不愿手术的患者,是肝癌非手术疗法中的首选方法。

4.其他治疗:如放射治疗、生物治疗、中医中药治疗等。

十二、胆石症

胆石症 cholelithiasis 指在胆囊和胆管发生的结石,是胆道系统的常见病与多发病,我国人群目前发病以胆囊的胆固醇结石为主,女性的发病率比男性高 2～3 倍。

【临床表现】

1.症状:

(1)腹痛:常发生于饱餐、进食油腻食物或睡眠时改变体位后,出现突发的右上腹阵发性疼痛,或持续性疼痛阵发性加剧,可向右肩部、肩胛部或背部放射。

(2)消化道症状:多数患者仅有呃逆、嗳气、饱胀不适、腹部隐痛等非特异性消化道症状,易误诊为"胃病"。

(3)胆囊积液:结石嵌顿或阻塞胆囊管但未合并感染时,胆汁淤积,胆汁中的胆色素被胆囊黏膜吸收,并分泌黏液性物质平衡胆内压,形成胆囊积液,由于积液透明无色,被称为"白胆汁"。

2.体征:

(1)腹部体征:有时可在右上腹部触及肿大的胆囊。若继发感染发展为急性胆囊炎,右上腹部可有明显压痛、反跳痛或肌紧张,即 Murphy 征阳性。

(2)黄疸:多见于胆囊炎反复发作合并 Mirizzi 综合征的患者,与特殊的解剖因素有关,患者的胆囊管与肝总管伴行过长或者胆囊管与胆总管汇合位置过低,持续嵌顿于胆囊颈和较大的胆囊结石压迫肝总管,导致肝总管狭窄,反复的炎症发作更易导致胆囊肝总管瘘、胆囊管消失、结石部分或全部堵塞肝总管,导致胆囊炎及胆管炎反复发作,梗阻性黄疸明显。

【治疗原则】

1.非手术治疗:对于无症状的小结石或合并严重心血管疾病不能耐受手术的老年患者,可尝试溶石或排石治疗。

2.手术治疗:胆囊切除术是治疗胆囊结石的首选方法,常采用的手术方法有腹腔镜胆囊切除术(laparoscopic cholecystectomy,LC)、开腹胆囊切除术(open cholecystectomy,OC)、小切口胆囊切除术(open minicholecytecystectomy,OM),首选 LC 治疗。

十三、胆管结石

胆管结石 cholecystolithiasis 是指在肝内外胆管发生的结石。根据结石所在的部位,胆管结石可分为肝外胆管结石和肝内胆管结石;结石发生的原因可将肝外胆管结石分为原发性胆管结石和继发性胆管结石。

【临床表现】

1.肝外胆管结石:取决于胆道有无梗阻、感染及其程度,当结石阻塞胆管并继发感染时,出现典型的 Charcot 三联征,即腹痛、寒战高热和黄疸。

(1)腹痛:出现剑突下或右上腹部阵发性绞痛,或呈持续性疼痛阵发性加剧,疼痛可向右肩背部放射,伴恶心呕吐。

(2)寒战、高热:胆管梗阻并继发感染后可引起的全身性中毒症状,出现寒战、高热,体温可达 39～40℃。

(3)黄疸:因胆管梗阻后胆红素逆流入血所致。黄疸的程度和持续的时间取决于梗阻的程度及是否继发感染。部分梗阻时黄疸程度轻,完全性梗阻时黄疸较重;并发感染时,胆管黏膜与结石的间隙随炎症的发作及控制而变化,黄疸呈间歇性和波动性。出现黄疸时患者常有尿色变深、粪色变浅、皮肤瘙痒等症状。

2.肝内胆管结石:可多年无症状或仅有上腹部和胸背部持续性胀痛不适。绝大多数患者因寒战、高热和腹痛就诊。当梗阻和感染仅发生在某肝叶、肝段胆管时,患者可无黄疸;结石位于肝管汇合处时可出现黄疸;体格检查可见肝呈不对称性肿大,肝区有压痛和叩痛等体征。

【治疗原则】

以手术治疗为主,原则为取尽结石、解除梗阻、去除感染病灶、通畅引流、预防结石复发。

1.肝外胆管结石:

(1)胆总管切开取石、T 管引流术:为首选的治疗方法,可保留正常的 Oddi 括约肌功能,可采取开腹或腹腔镜(laparoscope,LC)手术,术中取尽结石,取石后,肝总管下端通畅者在胆总管切开处放置 T 管引流,一端通向肝管,一端通向十二指肠,下端穿出体外接引流袋。

(2)胆肠吻合术:亦称胆肠内引流术,常用的术式有胆总管空肠 Roux-en-Y 吻合术、旷置空肠胆管十二指肠吻合术等。

(3)Oddi 括约肌切开成形术:适用于胆总管结石合并胆总管下端短段(<1.5cm)狭窄或胆总管下端嵌顿结石的患者。

(4)微创外科治疗(endoscopic retrograde colangiopancreatography,ERCP):检查的同时行内镜括约肌切开,然后向胆总管送入取石篮取石。

2.肝内胆管结石:宜采取以手术治疗为主的综合治疗。

(1)肝切除术:最常用、最有效的手术治疗方法,主要手术切除结石所在位置、狭窄和远端扩张的胆管。

(2)胆管切开取石术:使用该种方法单纯取石难以取尽结石,因此仅对肝内胆管无扩张、未合并狭窄、结石在较大胆管或并发急性胆管炎时采用。

(3)胆肠吻合术:多行肝管空肠 Roux-en-Y 吻合,是治疗肝内胆管结石合并胆管狭窄、恢复胆汁通畅的有效方法。

(4)肝移植术:适用于肝功能损害严重且全肝胆管充满结石无法取尽时。

十四、急性胰腺炎

急性胰腺炎(acute pancreatitis,AP)指胰腺分泌的胰酶在胰腺内被异常激活,对胰腺自身及其周围脏器产生消化作用而引起的炎症性疾病,是一种常见的外科急腹症。急性胰腺炎分为急性轻型胰腺炎(水肿型)和重型胰腺炎(出血坏死型)两种类型,轻型最常见,易于治疗,预后好;重型病情发展快,并发症多,病死率高。

【临床表现】

1.症状:

(1)腹痛:最早出现的症状,位于上腹正中或偏左,突然发作,持续性、进行性加重似刀割样,向背部、肋部放射。腹痛往往在饱餐和饮酒后,或极度疲劳之后发生。胆源性急性胰腺炎的腹痛始于右上腹,逐渐向左侧转移,并向左肩、左腰背部放射。

(2)腹胀:与腹痛同时发生,初期为反射性肠麻痹,严重时因肠管浸泡在含有大量胰液、坏死组织和毒素的血性腹水中发生麻痹或梗阻所致,一般较严重。

(3)恶心、呕吐:发作早且频繁,呕吐物为胃、十二指肠内容物,起初为胆汁样物,病情进行性加重后可为粪样,呕吐后腹痛不缓解。

(4)发热:早期为中度发热;胰腺坏死伴感染时,高热为主要症状之一;合并胆管感染时常伴寒战、高热。

(5)休克和脏器功能障碍:重症急性胰腺炎休克早期以低血容量性休克为主,后期可合并感染性休克。伴急性肺衰竭时可有呼吸困难和发绀;有胰性脑病者可引起中枢神经系统症状。

(6)其他:胃肠出血时可有呕血和便血;血钙降低时,可出现手足抽搐;严重者可有弥散性血管内凝血(disseminated intravascular coagulation,DIC)表现及中枢神经系统症状,如感觉迟钝、意识模糊乃至昏迷;应激反应和胰岛细胞破坏可导致血糖升高。

2.体征:

(1)腹膜炎体征:轻型急性胰腺炎压痛多局限于中上腹部,常无明显肌紧张。重症急性胰腺炎压痛明显,并有肌紧张和反跳痛,移动性浊音阳性,肠鸣音减弱或消失。

(2)皮下出血:腰部、季肋部和下腹部皮肤出现大片青紫色瘀斑,称 Grey-Turner 征;脐周皮肤出现蓝色改变,称 Cullen 征。皮下出血见于少数严重急性坏死性胰腺炎,主要因胰液外溢至皮下组织间隙,溶解皮下脂肪,使毛细血管破裂出血所致。

(3)黄疸:急性水肿性胰腺炎出现的较少,而在急性出血性胰腺炎则出现的较多。主要由于结石嵌顿,胆总管开口水肿、痉挛,肿大的胰头压迫胆总管下端所致。

【治疗原则】

1.非手术治疗:目的是减少胰腺分泌,防止感染及多器官功能障碍综合征(multiple organ dysfunction syndrome,MODS)的发生。主要包括:禁食与胃肠减压、纠正体液失衡和微循环障碍、防治休克、营养支持、镇痛和解痉、抑制胰腺分泌及抗胰酶疗法、预防感染、中药治疗等。

2.手术治疗:手术适应证:胰腺和胰周坏死组织继发感染;伴胆总管下端梗阻或胆道感染;合并肠穿孔、大出血或胰腺假性囊肿;急性腹膜炎不能排除其他急腹症。手术方法包括:坏死组织清除加引流术最常用,可酌情选用开放手术或使用内镜;若为胆源性胰腺炎,则应取出胆道结石、解除胆道梗阻、畅通引流;若继发肠瘘,可将瘘口外置或行近端肠管造口术。形成假性囊肿者,行内、外引流术。

十五、急腹症

急腹症 acute abdomen 是指腹腔内、盆腔内和腹膜后组织或脏器发生了急剧性生理变化,从而产生以腹部症状、体征为主,同时伴有全身反应的临床表现。起病急、进展快、病情重、变化多,有一定的危险性,需要紧急处置和给予足够重视。

【临床表现】

腹痛是急腹症的主要临床表现,常伴有发热以及恶心、呕吐、腹胀等消化道症状。

1.外科急腹症:

(1)腹内脏器炎症病变。

(2)腹内脏器破裂或穿孔。

(3)腹内空腔脏器梗阻者先有腹痛、后有发热,如胃十二指肠穿孔、胆石症、急性胰腺炎、急性阑尾炎、内脏破裂出血、泌尿系统结石等。

2.妇产科急腹症:突发性下腹部撕裂样疼痛,向会阴部放射,伴恶心、呕吐、肛门坠胀感、阴道不规则流血等,如异位妊娠、巧克力囊肿破裂等。

3.内科急腹症:先有发热、后有腹痛,腹痛多无固定部位,如急性肠胃炎、心肌梗死、大叶性肺炎等。

【治疗原则】

1.非手术治疗:包括病情观察、禁食、胃肠减压、营养支持、补液、对症治疗等。

2.手术治疗:诊断明确者、诊断不明而腹痛和腹膜刺激征加重或有进行性出血征象者应积极完善术前准备,尽早行手术治疗。手术方式是剖腹探查术。

复习思考题

一、名词解释

1.腹腔 2.Scarpa筋膜 3.弓状线 4.半月线 5.白线 6.腹股沟管浅环 7.腹股沟韧带 8.腹股沟镰 9.腔隙韧带 10.耻骨梳韧带(Cooper韧带) 11.腹股沟三角 12.腹股沟区 13.腹股沟管深环 14.腹膜腔 15.十二指肠壶腹 16.Treitz韧带 17.膈下腹膜外间隙 18.肝蒂 19.Glisson系统 20.胆囊三角 21.肝胰壶腹(Vater壶腹) 22.系膜三角 23.胃床 24.McBurney点 25.回盲部 26.肾角(脊肋角) 27.Meckel憩室 28.肝门 29.第二肝门

二、问答题

1.经腹直肌切口,阑尾手术切口进入腹膜腔,各需经哪些层次结构?

2.试述腹股沟管的位置、构成、内容。

3.腹膜腔穿刺应于何处进行为宜?为什么?

4.试述腹部、腹腔、腹膜腔的概念。

5.试述腹股沟斜疝、直疝时,腹腔脏器突出的途径。

6.胃后壁与哪些结构相毗邻?

7.供应胃的动脉有哪些?各位于什么韧带内?其行径有何特点?

8.高选择性胃迷走神经切断术应切断哪些分支?保留哪些分支?为什么?

9.十二指肠分哪几部分?各部的重要结构和毗邻关系如何?

10.肝十二指肠韧带内有哪些重要结构?位置关系如何?术中怎样确认胆总管?

11. 胆囊三角是怎样构成的？在手术中有何意义？

12. 肝外胆道是如何组成的？胆总管分段及毗邻如何？

13. 胰头癌患者为什么会出现黄疸、腹水、下肢水肿及肠梗阻等症状？

14. 根据胰的位置、毗邻关系，在胰手术时切开腹壁进入腹膜腔后，到达胰的途径有哪些？

15. 脾切除术需要切断哪些韧带？结扎哪些血管？

16. 腹部手术中如何寻找十二指肠空肠曲？

17. 手术中如何区别空、回肠？

18. 阑尾的位置如何？术中如何寻找阑尾？化脓性阑尾炎为什么会引起肝脓肿？

19. 根据解剖形态特点回答胃十二指肠溃疡穿孔为什么可引起右下腹疼痛，需与急性阑尾炎相鉴别？

20. 供应结肠的动脉有哪些？

21. 试述门静脉的组成、毗邻、主要属支及结构特点。

22. 根据肾的位置、毗邻关系，施行肾切除术应注意哪些问题？

23. 肾血管有何特点？常见的变异及临床意义如何？

24. 肾的被膜有哪些特点？有何临床意义？

25. 左、右肾静脉有何不同？精索静脉曲张多见于哪一侧？为什么？

26. 腹部的动脉供应与静脉回流有何异同？

第六章　盆会阴部

【教学目的与要求】

1.了解骨盆的组成。

2.掌握肛提肌的形态、位置和作用。

3.掌握直肠的位置和毗邻。

4.掌握膀胱的位置、毗邻及意义。

5.掌握女性输尿管与子宫动脉的关系。

6.掌握子宫动脉的形态、位置和固定装置。

7.掌握阴道的构成及意义。

8.了解会阴中心腱的位置和构成。

【教学重点与难点】

1.肛提肌的作用。

2.直肠的毗邻。

3.膀胱的毗邻及意义。

4.子宫动脉的形态、位置和固定装置。

第一节　概　述

骨盆 pelvis 以界线（骶岬、弓状线、耻骨梳、耻骨结节和耻骨联合上缘的连线）分为上方的大骨盆和下方的小骨盆。大骨盆参与腹腔的组成。盆部系指界线以下的小骨盆部分，它包括盆壁、盆膈和盆腔器官等，盆腔上口由界线围成，下口封以盆膈。盆膈 pelvic diaphragm 以下的软组织称为会阴 perineum。

一、境界与分区(图 6-1)

盆部以骨盆作为支架，由覆盖于其内的盆壁肌、盆底肌及其筋膜共同围成盆腔和盆腔内的脏器所组成。

广义会阴：是指盆膈以下封闭骨盆下口的全部软组织。狭义会阴：在男性系指阴囊根与肛门之间的部分；在女性系指阴道前庭后端与肛门之间的部分，又称产科会阴。

前界：耻骨联合下缘及耻骨弓状韧带。两侧：耻骨弓、坐骨结节及骶结节韧带。后界：尾骨尖。

会阴可分为肛区 anal region 和尿生殖区 urogenital region。

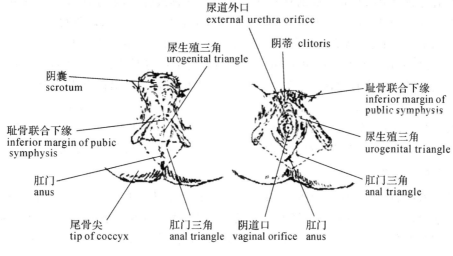

图 6-1　会阴的分区

二、表面解剖

腹前正中线的下端可触到耻骨联合上缘,两侧的锐缘为耻骨嵴 pubic crest,耻骨嵴的外侧可触及耻骨结节 pubic tubercle,也可扪及会阴部的耻骨弓 pubic arch、坐骨结节 ischial tuberosity 及尾骨尖 coccygeal apex。

第二节　盆　部

一、盆壁及盆筋膜

(一)盆壁的骨骼(图 6-2)

由两侧的髋骨及后方的骶、尾骨,借关节、韧带和软骨连结构成骨盆。骨盆具有保护盆内脏器,连结躯干和下肢,支持并传递重力等作用。骨盆可分为前上方的大骨盆和后下方的小骨盆,两者的分界称界线 terminal line。界线是由骶岬、骶翼前缘、弓状线、耻骨梳、

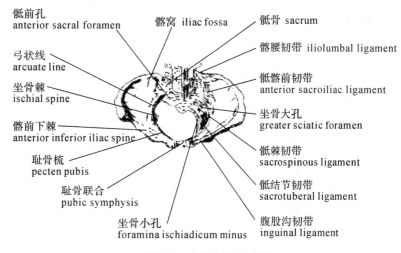

图 6-2　女性盆骨(上面观)

耻骨嵴及耻骨联合上缘共同连成的环状线。大骨盆又称假骨盆,属于腹腔的一部分。小骨盆又称真骨盆,有上口与下口,上口即界线;其下口由耻骨联合下缘、耻骨弓状韧带、耻骨下支、坐骨支、坐骨结节、骶结节韧带和尾骨尖共同围成。两侧的耻骨下支与坐骨支构成耻骨弓,其间的夹角称耻骨下角 subpubic angle。小骨盆的上口与下口之间为骨盆腔。骨盆具有明显的性别差异。女性的骨盆腔还是胎儿正常娩出的通道。骨盆的前壁为耻骨及耻骨联合;后壁由骶、尾骨及骶尾关节连结而成;侧壁为髂骨、坐骨、骶结节韧带及骶棘韧带。后两条韧带与坐骨大、小切迹围成坐骨大、小孔。骨盆的前外侧有闭孔,其周缘附着一层结缔组织膜,仅其前上方留有一管状裂隙,称闭膜管 obturator canal,通过闭孔神经及闭孔动静脉。

(二)盆壁的肌肉

覆盖于盆壁的肌肉有闭孔内肌 obturator internus 和梨状肌 piriformis。闭孔内肌位于盆侧壁的前份,该肌及其筋膜的上缘参与形成闭膜管。梨状肌位于盆侧壁的后份,该肌与坐骨大孔之间分别有梨状肌上孔 suprapiriform foramen 和梨状肌下孔 infrapiriform foramen。

(三)盆膈(图 6-3)

盆膈 pelvic diaphragm 又称盆底,由肛提肌 levator ani、尾骨肌 coccygeus 及覆盖于两肌上、下面的盆膈上筋膜 superior fascia of pelvic diaphragm 和盆膈下筋膜 inferior fascia of pelvic diaphragm 所构成。盆膈封闭骨盆下口的大部分,仅在其前方两侧肛提肌的前内缘之间留有一狭窄裂隙,称盆膈裂孔。其下方由尿生殖膈封闭,男性有尿道通过,女性有尿道和阴道通过。盆膈后部有肛管通过。盆膈封闭骨盆下口,具有支持和固定盆内脏器的作用,并与排便、分娩等有关。

1.肛提肌扁而薄,左、右联合成漏斗状,按其纤维起止及排列不同,又可分为四部分,由前内向后外,依次叙述如下。

(1)耻骨阴道肌 pubovaginalis:居内侧部,起自耻骨盆面和肛提肌腱弓的前份,肌纤维沿尿道及阴道两侧排列,并与尿道壁和阴道壁的肌层交织,然后同对侧的肌纤维构成"U"形襻围绕阴道,其作用是协助缩小阴道。在男性,此肌纤维经前列腺尖的两侧,向后止于会阴中心腱,其作用是悬吊固定前列腺,故又称前列腺提肌。

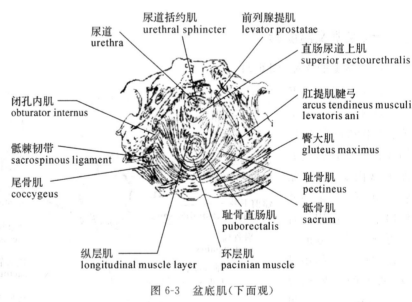

图 6-3　盆底肌(下面观)

(2)耻骨直肠肌 puborectalis:居中间部,起自耻骨盆面和肛提肌腱弓的前份,肌纤维向后止于肛管侧壁、后壁及会阴中心腱。在直肠肛管移行处,两侧肌束构成"U"形襻,是肛直肠环的主要组成部分。施行肛瘘手术时,切勿伤及此肌束,以免引起大便失禁。

(3)耻尾肌 pubococcygeus:居于外侧部,起自耻骨盆面及肛提肌腱弓的中份,止于骶、尾骨侧缘及肛尾韧带。

(4)髂尾肌 iliococcygeus:居后外侧部,起自肛提肌腱弓的后份和坐骨棘盆面,止于尾骨侧缘及肛尾韧带。

2.尾骨肌 coccygeus 位于肛提肌的后方,紧贴骶棘韧带的上面,起自坐骨棘盆面,止于尾骨及骶骨下部的侧缘。肛提肌和尾骨肌共同构成盆底,对腹、盆腔脏器具有承托和支持的功能,并参与直肠和阴道的括约作用。在排尿、排便及分娩时,还能协助增加腹内压。

二、盆部的血管、淋巴及神经

(一)左、右髂总动脉

腹主动脉平第 4 腰椎下缘的左前方,分为左、右髂总动脉,沿腰大肌内侧斜向外下,至骶髂关节前方又分成髂内、外动脉。髂总动脉的内后方分别有左、右髂总静脉伴行,左髂总静脉在第 5 腰椎下缘的右前方与右髂总静脉汇合成下腔静脉。因此,右髂总动脉起始部则位于左髂总静脉末段的前方。

(二)髂外动脉

髂外动脉沿腰大肌内侧缘下行,穿血管腔隙至股部。右髂外动脉起始部的前方有输尿管跨过,其外侧在男性有睾丸动、静脉及生殖股神经与之伴行,至其末段的前方有输精管越过。在女性,髂外动脉起始部的前方有卵巢动、静脉越过,其末段的前上方有子宫圆韧带斜向越过。髂外动脉近腹股沟韧带处发出腹壁下动脉和旋髂深动脉,后者向外上方贴髂窝走行,分布于髂肌和髂骨等。髂总动脉及髂外动脉的投影:自脐左下方 2cm 处至髂前上棘与耻骨联合连线的中点间的连线,此线的上 1/3 段为髂总动脉的投影;下 2/3 段为髂外动脉的投影。上、中 1/3 交界处即为髂内动脉的起点。

(三)髂内动脉(图 6-4、图 6-5)

髂内动脉为一短干,长约4cm,于骶髂关节前方由髂总动脉分出后,斜向内下进入盆腔。其前外侧有输尿管越过,后方邻近腰骶干,髂内静脉和闭孔神经行于其内侧。主干行至坐骨大孔上缘处一般分为前、后两干,前干分支多至脏器,后干分支多至盆壁。髂内动脉按其分布,又可分为壁支与脏支。

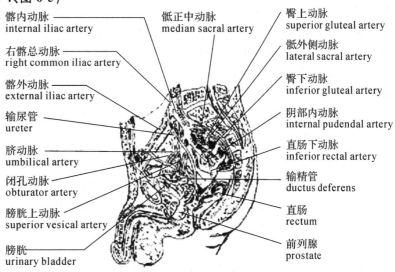

髂内动脉 internal iliac artery
骶正中动脉 median sacral artery
臀上动脉 superior gluteal artery
右髂总动脉 right common iliac artery
骶外侧动脉 lateral sacral artery
髂外动脉 external iliac artery
臀下动脉 inferior gluteal artery
输尿管 ureter
阴部内动脉 internal pudendal artery
脐动脉 umbilical artery
直肠下动脉 inferior rectal artery
闭孔动脉 obturator artery
输精管 ductus deferens
膀胱上动脉 superior vesical artery
直肠 rectum
膀胱 urinary bladder
前列腺 prostate

图 6-4 男性盆腔(正中矢状面)

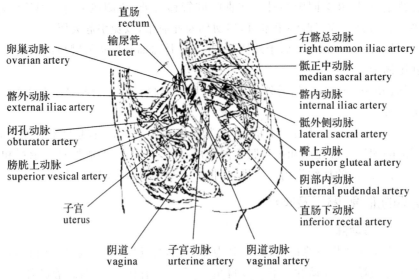

图 6-5　女性盆腔(正中矢状面)

1.壁支

(1)髂腰动脉 iliolumbar artery:起自后干,向后外方斜行,分布于髂骨、髂腰肌、腰方肌和脊髓等。

(2)骶外侧动脉 lateral sacral artery:起自后干,沿骶前孔内侧下行,分布于梨状肌、尾骨肌、肛提肌和骶管内诸结构。

(3)臀上动脉 superior gluteal artery:起自后干,多在腰骶干与第 1 骶神经之间,向下穿梨状肌上孔至臀部,分布于臀肌及髋关节。

(4)臀下动脉 inferior gluteal artery:起自前干,多在第 2、3 骶神经之间,向下穿梨状肌下孔至臀部,分布于邻近结构。

(5)闭孔动脉 obturator artery:起自前干,与同名静脉和神经伴行,沿盆侧壁经闭膜管至股部,分布于邻近诸肌及髋关节。该动脉穿闭膜管前尚发出一耻骨支,与腹壁下动脉的耻骨支在耻骨上支后面吻合,有时吻合支粗大,形成异常的闭孔动脉。在施行股疝手术需切开腔隙韧带时,应特别注意有无异常的闭孔动脉,避免伤及,以防出血。

2.脏支包括膀胱上动脉 superior vesical artery、膀胱下动脉 inferior vesical artery、子宫动脉 uterine artery、直肠下动脉 inferior rectal artery 以及阴部内动脉 internal pudendal artery 等。骶正中动脉 median sacral artery 亦分布于盆部。

(四)髂内静脉(图 6-6)

髂内静脉 internal iliac vein 位于髂内动脉的后内侧,它的属支一般均与同名动脉伴行。盆部的静脉数目较多,壁薄且吻合丰富。盆内脏器的静脉多环绕各器官形成静脉丛,在男性有膀胱静脉丛 vesical venous plexus、前列腺静脉丛 prostatic venous plexus 及直肠静脉丛 rectal venous plexus;在女性除没有前列腺静脉丛外,还有子宫静脉丛 uterine venous plexus、阴道静脉丛 vaginal venous plexus 及卵巢静脉丛 ovarian venous plexus 等。绝大多数的静脉均汇入髂内静脉,而直肠下静脉和肛静脉在直肠下部与门静脉系的属支直肠上静脉吻合,为患门静脉高压症时建立侧支循环的途径之一。

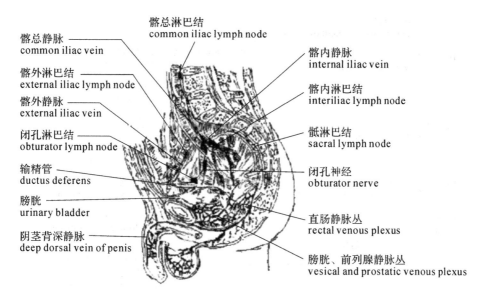

髂总静脉
common iliac vein

髂外淋巴结
external iliac lymph node

髂外静脉
external iliac vein

闭孔淋巴结
obturator lymph node

输精管
ductus deferens

膀胱
urinary bladder

阴茎背深静脉
deep dorsal vein of penis

髂总淋巴结
common iliac lymph node

髂内静脉
internal iliac vein

髂内淋巴结
interiliac lymph node

骶淋巴结
sacral lymph node

闭孔神经
obturator nerve

直肠静脉丛
rectal venous plexus

膀胱、前列腺静脉丛
vesical and prostatic venous plexus

图 6-6 盆部的静脉和淋巴结

三、盆内脏器

(一)直肠

直肠 rectum 为乙状结肠的延续部分,紧贴于骶骨前面,已无系膜,其上份为腹膜间位,前面和两侧有腹膜覆盖。至直肠中份,只有前面有腹膜覆盖,为腹膜外位器官,下段无腹膜,直至肛门。

1.位置与形态:直肠位于盆腔后部,上平第 3 骶椎高度接乙状结肠,向下穿盆膈延续为肛管。成人的直肠长 12～15cm,其下份肠腔明显膨大称直肠壶腹 ampulla of rectum。直肠在矢状面上有两个弯曲,上部的弯曲与骶骨曲度一致,称骶曲;在下部绕尾骨尖的弯曲,称会阴曲。在冠状面直肠尚有左、右侧弯曲,但不恒定。在做直肠或乙状结肠镜检查时,应注意这些弯曲,缓慢推进,以免损伤肠壁。

2.毗邻:直肠的后面借疏松结缔组织与骶、尾骨和梨状肌邻接,在疏松结缔组织内除骶正中血管、骶外侧血管、骶静脉丛外,还有出骶前孔的骶、尾神经前支,骶交感干及奇神经节等。直肠前面的毗邻有明显的性别差异,在男性,直肠上部隔直肠膀胱陷凹与膀胱底上部和精囊相邻,如直肠膀胱陷凹中有炎性液体,常用直肠指检以帮助诊断,有时可穿刺或切开直肠前壁进行引流。直肠下部借直肠膀胱隔与膀胱底下部、前列腺、精囊、输精管壶腹及输尿管盆部相邻。在女性,直肠上部隔直肠子宫陷凹与子宫及阴道穹后部相邻,故借直肠指检可了解分娩过程中子宫颈扩大的程度。直肠下部借直肠阴道隔与阴道后壁相邻。直肠两侧的上部为腹膜形成的直肠旁窝,两侧的下部与盆丛,直肠上动、静脉的分支,直肠侧韧带及肛提肌等相贴。

3.内面观(图 6-7、图 6-8):直肠腔内由黏膜和环行平滑肌形成的半月形横向皱襞,称直肠横襞 transverse folds of rectum,一般有三条:上直肠横襞位于乙状结肠与直肠交界附近的左侧壁;中直肠横襞最大且恒定,居直肠右前壁,相当于腹膜返折线的高度,距肛门约7cm,此横襞具有定位意义,可作为直肠镜检的定位标志;下直肠横襞多位于左侧壁。在进行肠腔内器械检查时,也要注意这些横襞,以免伤及。

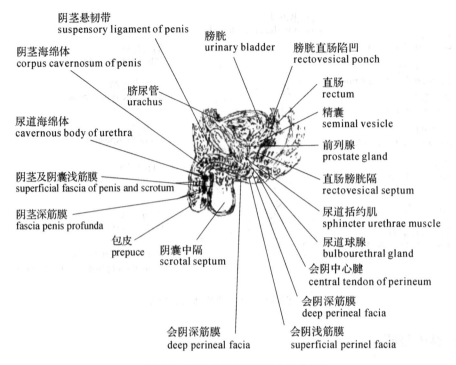

阴茎悬韧带
suspensory ligament of penis
阴茎海绵体
corpus cavernosum of penis
脐尿管
urachus
尿道海绵体
cavernous body of urethra
阴茎及阴囊浅筋膜
superficial fascia of penis and scrotum
阴茎深筋膜
fascia penis profunda
包皮
prepuce
阴囊中隔
scrotal septum
会阴深筋膜
deep perineal facia
膀胱
urinary bladder
膀胱直肠陷凹
rectovesical ponch
直肠
rectum
精囊
seminal vesicle
前列腺
prostate gland
直肠膀胱隔
rectovesical septum
尿道括约肌
sphincter urethrae muscle
尿道球腺
bulbourethral gland
会阴中心腱
central tendon of perineum
会阴深筋膜
deep perineal facia
会阴浅筋膜
superficial perinel facia

图 6-7 男性盆部筋膜（正中矢状面）

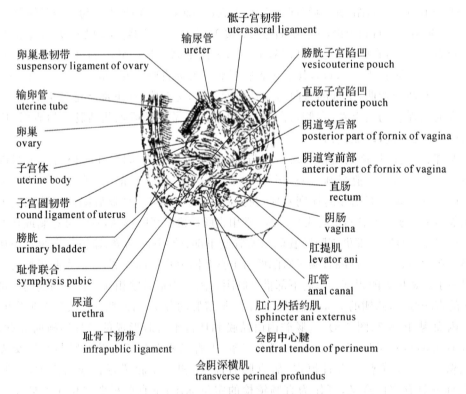

卵巢悬韧带
suspensory ligament of ovary
输卵管
uterine tube
卵巢
ovary
子宫体
uterine body
子宫圆韧带
round ligament of uterus
膀胱
urinary bladder
耻骨联合
symphysis pubic
尿道
urethra
耻骨下韧带
infrapublic ligament
会阴深横肌
transverse perineal profundus
输尿管
ureter
骶子宫韧带
uterasacral ligament
膀胱子宫陷凹
vesicouterine pouch
直肠子宫陷凹
rectouterine pouch
阴道穹后部
posterior part of fornix of vagina
阴道穹前部
anterior part of fornix of vagina
直肠
rectum
阴肠
vagina
肛提肌
levator ani
肛管
anal canal
肛门外括约肌
sphincter ani externus
会阴中心腱
central tendon of perineum

图 6-8 女性盆部筋膜（正中矢状面）

4. 血管、淋巴及神经（图 6-9、图 6-10、图 6-11）：直肠由直肠上动脉 superior rectal artery、直肠下动脉 inferior rectal artery 及骶正中动脉 median sacral artery 分布，彼此间有吻合。直肠主动脉为肠系膜下动脉的直接延续，行于乙状结肠系膜根内，经骶岬左前方下降至第 3 骶椎高度分为左、右两支，由直肠后面绕至两侧下行，分支前与乙状结肠动脉之间有吻合，

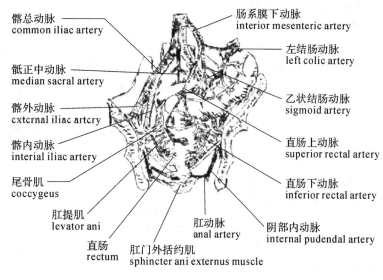

图 6-9　直肠和肛管的动脉

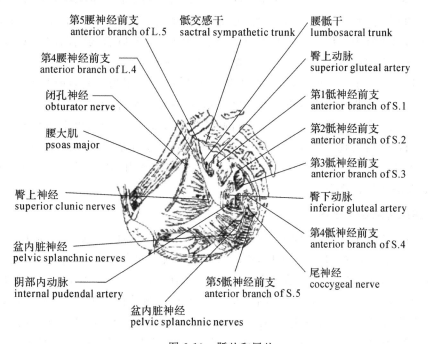

图 6-10　骶丛和尾丛

分布于直肠。直肠下动脉多起自髂内动脉前干，经直肠侧韧带进入直肠下部，主要分布于直肠。骶正中动脉有分支经直肠后面分布于直肠后壁。上述各动脉皆有同名静脉伴行，在直肠肌层和黏膜下层内吻合成丰富的静脉丛。直肠的淋巴多伴随相应的血管回流，直肠上部的淋巴管沿直肠上血管引流，向上注入肠系膜下淋巴结。直肠下部的淋巴管向两侧沿直肠下血管注入髂内淋巴结；部分淋巴管向后注入骶淋巴结；部分淋巴管穿肛提肌至坐骨直肠窝。直肠与肛管的淋巴管通过吻合支彼此相通，淋巴道转移是直肠癌主要的扩散途径，手术要求彻底清除。直肠的神经为内脏神经分布，交感神经发自肠系膜下丛和盆丛；副交感神经

发自盆内脏神经,经盆丛、直肠下丛沿直肠侧韧带分布于直肠。与排便反射有关的传入纤维,也由盆内脏神经传入。

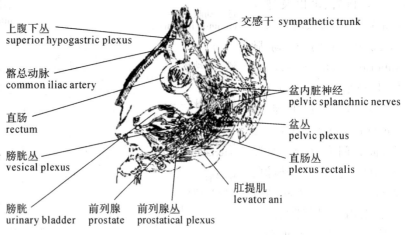

图 6-11　盆部的内脏神经

（二）膀胱

膀胱 urinary bladder 为腹膜外位器官,仅在膀胱上面有腹膜,充盈时为腹膜间位器官。它在空虚时一般不超过耻骨联合上缘。在充盈时,不同程度地超过耻骨联合上缘以上,此时腹膜随膀胱上移。当临床上需做膀胱手术或行膀胱穿刺时,可利用这一特点在耻骨联合上缘进行,而不损伤腹膜及腹膜腔。在膀胱后方,男性为直肠,腹膜从膀胱底部延伸到直肠,两者之间形成膀胱直肠陷凹 rectovesical pouch。该陷凹两侧为弧形的腹膜皱襞,即直肠膀胱襞(为膀胱直肠陷凹的前壁),该襞起自膀胱底部,向两侧伸展,环抱直肠,附着于第三骶椎的前面。

1. 毗邻:膀胱位于盆腔前部,空虚时上界约与骨盆上口相当。充盈时呈卵圆形,可升至耻骨联合上缘以上,此时腹膜返折处亦随之上移,膀胱前外侧壁直接贴腹前壁。临床上常采用这种解剖关系,在耻骨联合上缘之上进行膀胱穿刺或做手术切口,可不伤及腹膜。

2. 血管和淋巴:膀胱上动脉 superior vesical artery 起自髂内动脉前干,向下走行,分布于膀胱上、中部。膀胱下动脉 inferior vesical artery 起自髂内动脉前干,分布于膀胱下部、精囊、前列腺及输尿管盆部等。

（三）输尿管盆部与壁内部

1. 盆部:在骨盆上口处,左输尿管越过左髂总动脉末端的前方入盆,右输尿管则越过右髂外动脉的起始部前方入盆。在男性,输尿管到达膀胱外上角之前,输精管在其前上方由外向内越过,然后经输精管壶腹与精囊之间达膀胱底;在女性,输尿管盆部位于卵巢的后下方,经子宫阔韧带基底部,至子宫颈外侧约 2cm 处有子宫动脉从前上方跨过,两者距离很近,呈前后交叉关系,好似"水在桥下流"。在施行子宫切除术结扎子宫时,注意勿伤输尿管。

2. 壁内部:此部长约 1.5cm,是输尿管的最狭窄处,也是常见的结石滞留部位。

（四）前列腺

1. 毗邻:前列腺 prostate 位于膀胱颈和尿生殖膈之间。前列腺底的前份有尿道穿入,后份有射精管向前下穿入;前列腺尖两侧有前列腺提肌绕过。前面有耻骨前列腺韧带,连接前列腺鞘与耻骨盆面;后面平坦,借直肠膀胱隔与直肠壶腹相邻。

2. 被膜、分叶及血供:前列腺的表面有被膜覆盖,共 3 层:外层又称前列腺鞘,由盆筋膜构成,为丰富的静脉和疏松结缔组织;中层为纤维鞘;内层为肌层,肌层与间质组织内的大量肌肉纤维相连。因此,前列腺的被膜构成"屏障",口服药物不易被吸收进入腺组织而疗效受影响。

　　前列腺分为五叶,即前叶、中叶、后叶及左右两个侧叶。前叶很小,在临床上没有太大重要性。中叶在两侧叶间,肥大时向上发展,导致尿道内口后面的膀胱黏膜隆起,易引起排尿困难。后叶位于射精管开口以下的尿道后面,向上紧贴在中叶后面,直肠指诊时可触及。后叶于两侧叶间并无明显界限,很少发生肥大,但前列腺癌多发于此叶。两侧叶最大,位于尿道两侧,直肠指诊时可触及。两侧叶发生肥大时从两侧压迫尿道,很容易造成排尿困难及尿潴留。

　　前列腺实质表面包裹着薄而坚韧的固有膜,与前列腺鞘之间有静脉丛、动脉及神经的分支,静脉丛接受阴茎背深静脉,并有交通支与膀胱静脉丛吻合,经膀胱下静脉汇入髂内静脉或其属支。

(五)输精管盆部、射精管及精囊

　　输精管 ductus deferens 是附睾管的直接延续,长约 50cm,管壁较厚,肌层比较发达,而管腔细小。于活体触摸时,呈圆索状,有一定的坚实度。输精管的行程较长,起于附睾尾端,沿睾丸后缘上行进入精索。在精索内,输精管位于其他成分的后内侧,此段输精管位置表浅,输精管结扎手术常在此部进行。后经腹股沟管进入腹腔,立即弯向内下进入小骨盆腔。初沿盆侧壁行向后下,后经输尿管末端的前上方至膀胱底的后面。在此,两侧输精管逐渐接近,并膨大成输精管壶腹。输精管壶腹的下端变细,与精囊腺的排泄管汇成射精管。射精管长约 2cm,穿入前列腺底,开口于尿道的前列腺部。

　　精囊 seminal vesicle 为一对长椭圆形的囊状腺体,位于前列腺底的后上方,输精管壶腹的后外侧,前贴膀胱,后邻直肠。

(六)子宫

　　子宫 uterus 位于膀胱与直肠之间,倒置梨形,并分为三部分:子宫底、子宫体、子宫颈。子宫底为两侧输卵管进入子宫处以上的部分,向下为子宫体,子宫体下方略细,称子宫峡 isthmus of uterus。子宫峡以下的部分为子宫颈。子宫颈又分为两部分:其下部被阴道前、后壁包绕,称为子宫颈阴道部;阴道以上,子宫峡以下的部分为子宫颈阴道上部。

　　在子宫的两侧可见双层腹膜皱襞连至盆腔侧壁,称为子宫阔韧带。韧带的前后两层在输卵管的上方互相延续移行,将输卵管包于其中,故输卵管为腹膜内位器官,但输卵管外侧端不被腹膜包绕封闭。输卵管外侧端呈漏斗形,中央有一直径为 1～2mm 的小孔,称为输卵管腹腔口,此口向外朝向腹膜腔,紧贴卵巢,将卵巢排出的卵子吸入输卵管内在输卵管壶腹部停留 2～3d,如与精子结合,形成受精卵,再经输卵管峡部、子宫部移至子宫腔内孕育到胚胎。在子宫腔以外的部位孕育胚胎,统称宫外孕,是急腹症原因之一。漏斗部周围有许多指状突起,称输卵管伞,其中最长的一条连至卵巢,称为卵巢伞。

　　从子宫阔韧带的后面可观察到被阔韧带后层包裹隆起的卵巢。其上端与输卵管漏斗部相接触,称为输卵管端。该端和输卵管漏斗与盆腔侧壁之间的腹膜皱襞称为卵巢悬韧带。内含卵巢的血管、神经和淋巴。卵巢下端名为子宫端,借助卵巢固有韧带,连于子宫与输卵管结合处的后下方。此韧带在阔韧带后层表面可见到被突起的腹膜皱襞所覆盖。卵巢后缘游离,前缘有阔韧带后层构成的系膜,称卵巢系膜。在阔韧带前、后两层之间,可见到子宫圆韧带起自子宫底前下方,向前外走行,进入腹股沟管深环,穿腹股沟管和腹股沟浅环,止于大阴唇皮下,使子宫保持前倾前屈姿势。

　　1.毗邻:子宫位于膀胱与直肠之间。子宫前面隔膀胱子宫陷凹与膀胱上面相邻,子宫颈阴道上部的前方借膀胱阴道隔与膀胱底部相邻;子宫后面借直肠子宫陷凹及直肠阴道隔与直肠相邻(图6-8)。子宫颈保持在坐骨棘平面以上。成人正常的子宫呈轻度前倾、前屈姿势,前倾即子宫轴与阴道轴之间呈向前开放的角度,前屈为子宫体与子宫颈之间形成一个向前开放的角度。

　　2.血管(图6-12):子宫动脉 uterine artery 起自髂内动脉前干,沿盆侧壁向前内下走行,进入子宫阔韧带基部,在距子宫颈外侧2cm处,横向越过输尿管前上方,至子宫颈侧缘后,沿子宫两侧缘迂曲上行。

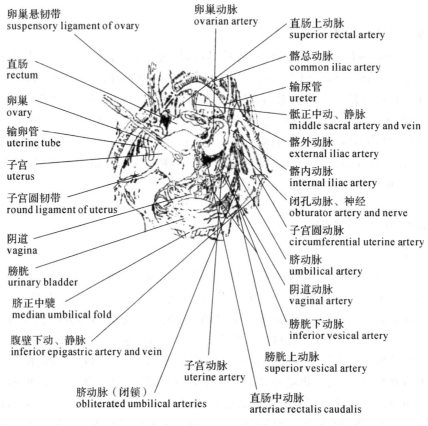

图6-12　子宫的血管

　　3.维持子宫正常位置的韧带:

　　(1)子宫阔韧带 broad ligament of uterus 位于子宫两侧,由双层腹膜形成,上缘游离,可限制子宫向两侧移动。

　　(2)子宫主韧带 cardinal ligament of uterus 位于子宫阔韧带基底部,由结缔组织和平滑肌纤维构成,连于子宫颈与盆侧壁之间,有固定子宫颈,维持子宫在坐骨棘平面以上的作用。

　　(3)子宫圆韧带 round ligament of uterus 起自子宫角,在子宫阔韧带内弯向盆侧壁,是维持子宫前倾的主要结构。

　　(4)骶子宫韧带起自子宫颈后面,向后呈弓形绕过直肠外侧,附着于骶骨前面。作用是向后上方牵引子宫颈,防止子宫前移,使子宫维持前屈姿势。

(5)耻骨子宫韧带起自子宫颈前面，向前呈弓形绕过膀胱外侧，附着于耻骨盆面，作用是限制子宫后倾后屈。

4.卵巢 ovary 位于髂内、外动脉分叉处的卵巢窝内，卵巢下端借卵巢固有韧带与同侧子宫角相连；其上端以卵巢悬韧带连于盆侧壁，此韧带内有卵巢血管、淋巴管及卵巢神经丛等穿行。

5.输卵管 uterine tube 位于子宫阔韧带上缘内，由内侧向外侧可分为四部：①子宫部 uterine part。②输卵管峡 isthmus of uterine tube，短而细直，当患附件炎时，有可能导致管腔堵塞而造成不孕。位置恒定，活动度小，为结扎部位。③输卵管壶腹 ampulla of uterine tube，是受精的部位，也是容易导致宫外孕的部位。④输卵管漏斗 infundibulum of uterine tube。

6.阴道 vagina 前壁短，上部借膀胱阴道隔与膀胱底、颈相邻，下部与尿道后壁相贴。阴道后壁较长，上部与直肠子宫陷凹相邻，中部与直肠壶腹相邻，下部与肛管之间有会阴中心腱。腹膜腔内有脓液积存时，可经阴道后壁上部进行穿刺或切开引流。

第三节　会　阴

一、肛区

(一)肛管

肛管 anus 长约 4cm，上续直肠，向后下绕尾骨尖终于肛门。

1.内面观：肛管内有 6～10 条纵向的黏膜皱襞，称肛柱 anal column。平肛柱上端的环形线，即肛直肠线 anorectal line。相邻肛柱下端之间呈半月形的黏膜皱襞，称肛瓣 anal valve。肛瓣与相邻肛柱下端围成的小隐窝，称肛窦 anal sinus。肛窦开口向上，窦内常有粪屑，感染后易致肛窦炎，严重者可形成肛瘘或坐骨直肠窝脓肿等。通过肛柱下端及肛瓣的边缘连成锯齿状的环形线，称齿状线 pectinate line，或肛皮线。此线上、下覆盖的上皮血液供应、淋巴引流以及神经分布完全不同，临床上有实用意义。齿状线稍下方有一呈环状隆起的光滑区，称肛梳 anal pecten，因其上皮深面含有静脉丛，故活体上呈浅蓝色。肛梳的下缘为一条略呈波浪形的线，称白线 white line，距肛门约 1.5cm。临床检查时可触到的浅沟即白线，也称括约肌间沟，为肛门内、外括约肌的交界处。肛管黏膜及皮下的静脉吻合成丛，可因血流不畅而淤积，以致曲张成痔，位于齿状线以上者为内痔，位于齿状线以下者为外痔，跨越齿状线上、下者为混合痔。

2.肛门：为肛管末端的开口，相当于尾骨尖下方 4cm 处，通常呈矢状位纵裂。由于肛门括约肌的紧缩，肛周的皮肤形成辐射状褶皱，内含汗腺和皮脂腺。

3.肛门括约肌(图 6-13)：位于肛管周围，包括肛门内括约肌与肛门外括约肌。

(1)肛门内括约肌 sphincter ani internus：为直肠壁的环行肌层在肛管处明显增厚形成，属于不随意肌。仅有协助排便的作用，无括约肛门的功能。

(2)肛门外括约肌 sphincter ani externus：为环绕肛门内括约肌周围的横纹肌，按其纤维所在位置，又可分为皮下部、浅部及深部。

1）皮下部：位于肛管下端皮下，肌束呈环形，前方附着于会阴中心腱，后方附着于肛门下端以下及肛尾韧带。手术损伤或需要切断此部时，不会引起大便失禁。

2）浅部：位于皮下部深面，肌束围成椭圆形，前方附着于会阴中心腱，后方附着于尾骨下部及肛尾韧带。

3）深部：位于浅部上方，环绕肛门内括约肌与直肠壁纵行肌层的外面。其深部的肌纤维与耻骨直肠肌相融合，形成较厚的环行肌束，前方有许多肌纤维互相交织，并与会阴浅横肌相接，在女性更为显著。后方的肌纤维多附着于肛尾韧带。由肛门外括约肌的浅、深部，耻骨直肠肌，肛门内括约肌以及直肠壁纵行肌层的下部等，在肛管与直肠移行处的外围，共同构成的强大肌环，称肛直肠环 anorectal ring。此环对括约肛门有重要作用，手术时若不慎被切断，可引起大便失禁。

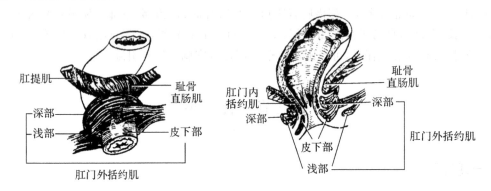

图 6-13　肛门括约肌

（二）坐骨直肠窝

1. 境界（图 6-14）：坐骨直肠窝 ischiorectal fossa 又称坐骨肛门窝，位于肛管两侧，呈楔形。内侧壁的下部为肛门外括约肌，上部为肛提肌、尾骨肌及其表面的盆膈下筋膜；外侧壁的下份为坐骨结节的内面，上份为闭孔内肌及其筋膜，还有由闭孔内肌筋膜形成的一个管状裂隙，称阴部管 pudendal canal（或 Alcock 管），管内有阴部内血管、阴部神经及其分支；顶向上，为内、外侧壁相交处；底朝下，为皮肤和浅筋膜；前壁为尿生殖膈；后壁为臀大肌下份和骶结节韧带。

坐骨直肠窝向前伸入肛提肌与尿生殖膈的汇合处，形成前隐窝，向后伸入臀大肌、骶结节韧带与尾骨之间，形成后隐窝。在坐骨直肠窝内，有大量脂肪组织和纤维隔，称坐骨肛门窝脂体，具有弹性缓冲作用。窝内脂肪的血供较差，感染时易形成脓肿或瘘管。

2. 窝内的血管、淋巴及神经：阴部内动脉起自髂内动脉前干，亦可与臀下动脉共干，经梨状肌下孔出盆腔，再经坐骨小孔至坐骨肛门窝。主干沿外侧壁上的阴部管前行。在阴部管内阴部内动脉发出肛动脉。在阴部管前端阴部内动脉分为会阴动脉和阴茎动脉（阴蒂动脉）进入尿生殖区。

阴部内静脉与同名动脉伴行，汇入髂内静脉。

阴部神经由骶丛发出，与阴部内血管伴行。在阴部管内分出肛神经 anal nerve、会阴神经 perineal nerve 及阴茎背神经 dorsal nerve of penis，与同名动脉伴行。由于阴部神经在行程中绕坐骨棘,故在行会阴手术时,在坐骨结节与肛门连线的中点刺向坐骨棘下方,进行阴部神经阻滞麻醉。

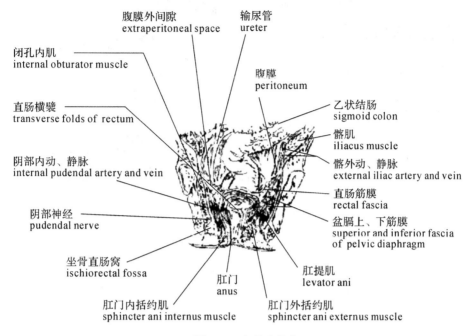

图 6-14　坐骨直肠窝

二、男性尿生殖区

(一)层次结构(图 6-15、图 6-16、图 6-17、图 6-18)

1.浅层结构:皮肤被以阴毛,富有汗腺及皮脂腺。浅筋膜分为浅、深两层,浅层即脂肪层,但含脂肪较少,深层即膜样层,又称浅会阴筋膜,覆盖于会阴肌浅层及各海绵体表面,向前延续于阴囊肉膜、浅阴茎筋膜以及腹前外侧壁的浅筋膜深层;两侧附着于耻骨弓和坐骨结节下缘;向后在会阴浅横肌后缘处与尿生殖膈上、下筋膜相愈着;在中线上还与会阴中心腱和男性的尿道球中隔相愈着。

2.深层结构:包括深筋膜、会阴肌等。深筋膜又分为浅层的尿生殖膈下筋膜及深层的尿生殖膈上筋膜。会阴肌亦可分为浅、深两层,浅层包括会阴浅横肌、坐骨海绵体肌及球海绵体肌三对;深层包括会阴深横肌及尿道括约肌,有的将深层两肌合称为尿生殖三角肌。尿生殖三角肌以及覆盖它们的尿生殖膈上、下筋膜,共同构成尿生殖膈,有封闭盆膈裂孔、加固盆底的作用。尿生殖膈上、下筋膜的前、后缘明显增厚,前缘附着于两耻骨下支之间,形成会阴横韧带或骨盆横韧带,它与耻骨弓状韧带之间围成一裂隙,内有阴茎(或阴蒂)背深静脉穿行。尿生殖膈上、下筋膜的两侧均附着于耻骨弓上,其后缘与浅会阴筋膜愈着,并向后移行于盆膈下筋膜。浅会阴筋膜、尿生殖膈上筋膜及尿生殖膈下筋膜三层之间形成两个间隙。

(1)会阴浅隙 superficial perineal space:位于浅会阴筋膜与尿生殖膈下筋膜之间,又称会阴浅袋。此隙向前开放,其内除会阴肌浅层、阴部神经、阴部内动脉的末支及其伴行的静脉外,男性尚有阴茎脚、尿道球及其内的尿道;女性尚有尿道、阴道下部、阴蒂脚、前庭球以及前庭大腺。

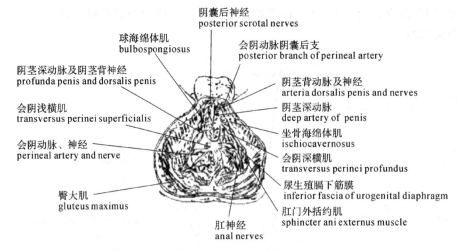

阴囊后神经
posterior scrotal nerves

球海绵体肌
bulbospongiosus

会阴动脉阴囊后支
posterior branch of perineal artery

阴茎深动脉及阴茎背神经
profunda penis and dorsalis penis

阴茎背动脉及神经
arteria dorsalis penis and nerves

会阴浅横肌
transversus perinei superficialis

阴茎深动脉
deep artery of penis

会阴动脉、神经
perineal artery and nerve

坐骨海绵体肌
ischiocavernosus

会阴深横肌
transversus perinei profundus

臀大肌
gluteus maximus

尿生殖膈下筋膜
inferior fascia of urogenital diaphragm

肛神经
anal nerves

肛门外括约肌
sphincter ani externus muscle

图 6-15 男性会阴的血管和神经

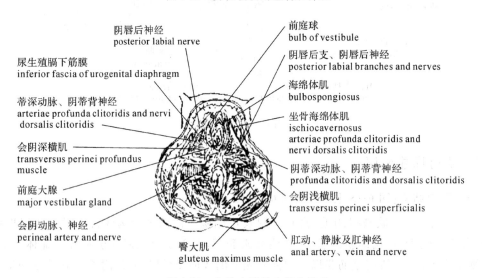

阴唇后神经
posterior labial nerve

前庭球
bulb of vestibule

尿生殖膈下筋膜
inferior fascia of urogenital diaphragm

阴唇后支、阴唇后神经
posterior labial branches and nerves

海绵体肌
bulbospongiosus

蒂深动脉、阴蒂背神经
arteriae profunda clitoridis and nervi dorsalis clitoridis

坐骨海绵体肌
ischiocavernosus
arteriae profunda clitoridis and nervi dorsalis clitoridis

会阴深横肌
transversus perinei profundus muscle

阴蒂深动脉、阴蒂背神经
profunda clitoridis and dorsalis clitoridis

前庭大腺
major vestibular gland

会阴浅横肌
transversus perinei superficialis

会阴动脉、神经
perineal artery and nerve

臀大肌
gluteus maximus muscle

肛动、静脉及肛神经
anal artery、vein and nerve

图 6-16 女性会阴的血管和神经

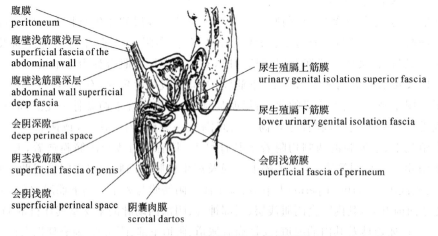

腹膜
peritoneum

腹壁浅筋膜浅层
superficial fascia of the abdominal wall

腹壁浅筋膜深层
abdominal wall superficial deep fascia

尿生殖膈上筋膜
urinary genital isolation superior fascia

会阴深隙
deep perineal space

尿生殖膈下筋膜
lower urinary genital isolation fascia

阴茎浅筋膜
superficial fascia of penis

会阴浅筋膜
superficial fascia of perineum

会阴浅隙
superficial perineal space

阴囊肉膜
scrotal dartos

图 6-17 会阴筋膜矢状面模式图

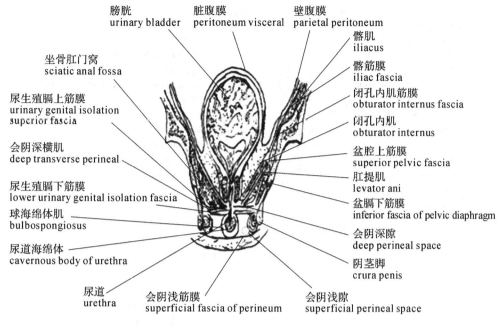

图 6-18　男性盆腔冠状切面模式图

（2）会阴深隙 deep perineal space：位于尿生殖膈上、下筋膜之间，又称会阴深袋。此隙封闭，其内除会阴肌深层、阴部神经、阴部内动脉的末支及其伴行的静脉外，男性尚有尿道膜部及尿道球腺，女性尚有尿道及阴道下部。

（二）阴囊及睾丸精索的被膜（图 6-19、图 6-20）

阴囊 scrotum 的皮肤薄而柔软，有色素沉着、汗腺及皮脂腺，并含大量的弹性纤维，故富有伸缩性。浅筋膜内缺少脂肪，含有稀疏的平滑肌纤维和致密结缔组织以及弹性纤维，称为肉膜 tunica dartos。肉膜在中线向深部延伸成阴囊中隔，将阴囊分成左、右两部，各容纳睾丸、附睾及精索下部。来自壁腹膜的睾丸鞘膜，又分为壁、脏两层，并围成闭锁的鞘膜腔，睾丸鞘膜不完全覆盖睾丸。完全包被睾丸的被膜有三层，由浅入深为精索外筋膜、提睾肌及其筋膜和精索内筋膜，它们分别与腹前外侧壁的诸肌或筋膜相续。精索 spermatic cord 是由输精管、睾丸动脉、蔓状静脉丛、淋巴管、神经及鞘韧带等并包以被膜形成的圆索状结构，始于腹股沟管深环，经腹股沟管及浅环入阴囊，终于睾丸后缘。其中，输精管光滑坚韧，在阴囊侧壁近阴茎根部易于触摸，临床上做输精管结扎术常在此处进行。

（三）男性尿道

男性尿道 male urethra（图 6-21、图 6-22）分为前列腺部、膜部及海绵体部。海绵体部又可分为尿道球部和尿道阴茎体部，临床上将此部称为前尿道，将膜部及前列腺部称为后尿道。骑跨伤时常累及尿道球部，骨盆骨折亦常合并尿道膜部的损伤。尿道在不同的部位损伤，可在相应部位引起尿外渗，若前尿道破裂，尿液可渗至会阴浅隙，向前蔓延至阴茎、阴囊，向上可达腹前外侧壁的 Scarpa 筋膜深面；若尿道部破裂，尿液仅渗入会阴深隙中，并不向外蔓延。

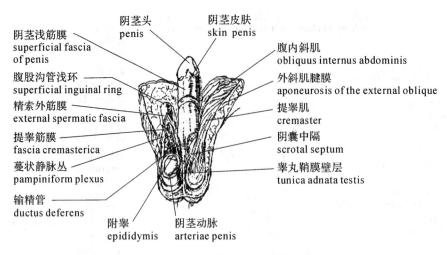

图 6-19　阴囊、睾丸和精索被膜

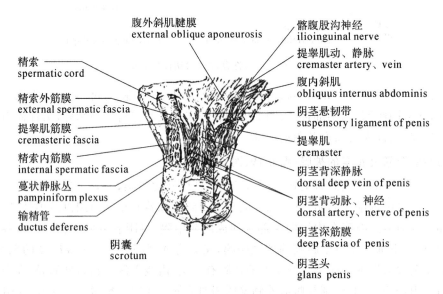

图 6-20　男性外生殖器的血管和神经

三、女性尿生殖区

　　女性尿生殖区的结构与男性相似,不同的是在女性会阴浅隙内,坐骨海绵体肌覆盖的是阴蒂脚,此肌收缩时,可使阴蒂勃起,而球海绵体肌环绕阴道口及尿道外口,并覆盖前庭球及前庭大腺,收缩时可压迫前庭球及前庭大腺,并使阴道缩小。另外,在会阴深隙内环绕尿道和阴道的肌肉称为尿道阴道括约肌,可紧缩尿道及阴道。

(一) 尿生殖三角

　　女性尿生殖三角的层次结构基本与男性相似,有会阴浅筋膜,尿生殖膈下、上筋膜,浅、深层会阴肌,并形成浅、深两个间隙。女性的两个间隙因尿道和阴道通过,被不完全分开,故没有男性尿液外渗那样的临床意义。前庭球和球海绵体肌也被尿道和阴道不完全分开,

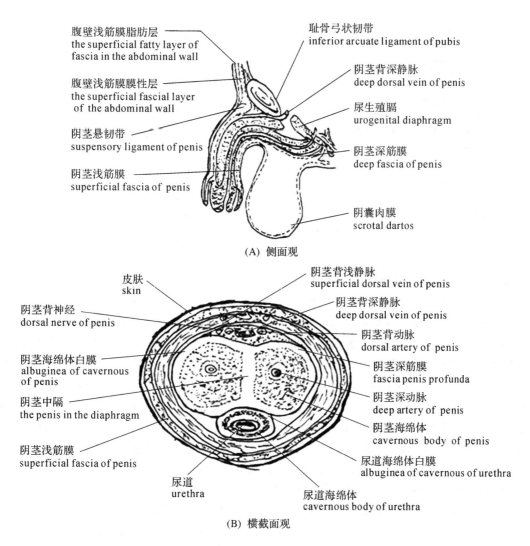

图 6-21 阴茎的层次结构

但前庭大腺位于会阴浅隙内。

女性尿生殖三角内血管神经的来源、行程和分布,也基本与男性一致,仅阴茎和阴囊的血管神经变为阴蒂和阴唇的血管神经。

（二）女性尿道

女性尿道长 $3\sim5cm$,直径约 $0.6cm$,其特点是较男性尿道短、宽、直,仅有排尿功能。尿道内口被约平耻骨联合后面中央或上部,女性低于男性。其走行向前下方,穿过尿生殖膈,开口于阴道前庭的尿道外口。尿道内口周围被由平滑肌组成的膀胱括约肌所环绕。穿过尿生殖膈处则被由横纹肌形成的尿道阴道括约肌所环绕。尿道外口位于阴道口的前方、阴蒂的后方 $2.0\sim2.5cm$ 处,为尿道阴道括约肌所环绕。在尿道下端有尿道旁腺,其导管开口于尿道周围。尿道旁腺发生感染时可形成囊肿,并可压迫尿道,导致尿路不畅。

（三）女性外生殖器

女性外生殖器指生殖器官的外露部分,又称外阴,包括阴阜、大阴唇、小阴唇、阴蒂、前

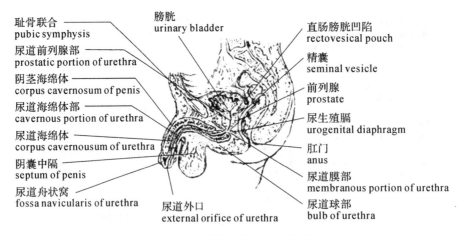

耻骨联合
pubic symphysis

尿道前列腺部
prostatic portion of urethra

阴茎海绵体
corpus cavernosum of penis

尿道海绵体部
cavernous portion of urethra

尿道海绵体
corpus cavernousum of urethra

阴囊中隔
septum of penis

尿道舟状窝
fossa navicularis of urethra

膀胱
urinary bladder

尿道外口
external orifice of urethra

直肠膀胱凹陷
rectovesical pouch

精囊
seminal vesicle

前列腺
prostate

尿生殖膈
urogenital diaphragm

肛门
anus

尿道膜部
membranous portion of urethra

尿道球部
bulb of urethra

图 6-22　男性盆腔正中矢状断面

庭、前庭大腺、前庭球、尿道口、阴道口和处女膜。

　　阴蒂 clitoris 是一勃起结构,与男性阴茎为同源器官,位于唇前连合的下后方。阴蒂内含有两个阴蒂海绵体。阴蒂海绵体可分为阴蒂脚、阴蒂体和阴蒂头三部分。阴蒂脚呈圆柱形,附着于坐骨支和耻骨下支,表面覆以坐骨海绵体肌。在耻骨联合下缘附近,两侧阴蒂脚相连构成阴蒂体。两阴蒂体之间有不完整的海绵体中隔(又名梳状隔)将它们隔开。阴蒂体折转向前下方,其游离端即阴蒂头。阴蒂头为圆形的小结节,直径为 6～8mm,被阴蒂包皮所包绕。阴蒂头与阴蒂包皮之间的阴蒂沟内常有阴蒂垢。阴蒂头下面以阴蒂系带连于小阴唇。阴蒂海绵体外包以折膜,白膜的外面包有阴蒂筋膜。阴蒂体背侧与耻骨联合之间有浅、深两条结缔组织索。浅索为阴蒂系韧带,深索称阴蒂悬韧带。阴蒂海绵体也可充血而勃起。阴蒂头的神经末梢丰富,具有高度敏感性,易受刺激而勃起。

　　(1)阴阜:阴毛下的柔软多肉组织,用以保护女性内生殖器。

　　(2)阴蒂包皮:用以保护阴蒂,由两片小阴唇的上方接合处形成。

　　(3)大阴唇:柔软、丰厚的皮肤组织,包含可制造油脂的腺体和少量阴毛,为外阴两侧、靠近两股内侧的一对长圆形隆起褶皱。前连阴阜,后连会阴;由阴阜起向下向后伸张开来,前面左、右大阴唇联合为前联合,后面两端会合为后联合,后联合位于肛门前,但不如前联合明显。大阴唇外面长有阴毛。皮下为脂肪组织、弹性纤维及静脉丛。未婚妇女的两侧大阴唇自然合拢,遮盖阴道口及尿道口。经产妇的大阴唇由于分娩影响而向两侧分开。

　　(4)小阴唇:是一对柔软黏膜褶皱,在大阴唇的内侧。小阴唇的左右两侧上端分叉相互联合,其上方的皮褶称为阴蒂包皮,下方的皮褶称为阴蒂系带,阴蒂就在它们的中间。小阴唇的下端在阴道口底下会合,称为阴唇系带。小阴唇黏膜下有丰富的神经分布,故感觉敏锐。

　　(5)前庭:两侧小阴唇所圈围的菱形区称前庭,表面有黏膜遮盖,近似一个三角形。三角形的尖端是阴蒂,底边是阴唇系带,两边是小阴唇。尿道开口在前庭上部。阴道开口在它的下部。此区域内还有尿道旁腺、前庭球和前庭大腺。

　　(6)前庭球:前庭球系一对海绵体组织,又称球海绵体,有勃起性。位于阴道口两侧,前与阴蒂静脉相连,后接前庭大腺,表面为球海绵体肌所覆盖。

　　(7)前庭大腺:前庭大腺又称巴氏腺,位于阴道下端,大阴唇后部,也被球海绵体肌所覆盖。前庭大腺是一个如小蚕豆大的腺体,它的腺管很狭窄,约为 1.5~2cm,开口于小阴唇下端的内侧,腺管的表皮大部分为鳞状上皮,仅在管的最里端由一层柱状细胞组成。性兴奋时分泌黄白色黏液,起滑润阴道口作用。正常检查时摸不到此腺体。

(8)尿道口:尿道口介于耻骨联合下缘及阴道口之间,为一不规则之椭圆小孔,小便由此流出。其后壁有一对腺体,称为尿道旁腺,开口于尿道后壁,常为细菌潜伏之处。

(9)阴道口:阴道对外的出口,是排出经血和阴道分泌物的位置,也是生产时胎儿头部露出的地方。

(10)处女膜:阴道口由一个不完全封闭的黏膜遮盖,这黏膜叫处女膜。处女膜中间有一孔,经血即由此流出。处女膜孔的大小及膜的厚薄各人不同。处女膜破后,黏膜呈许多小圆球状物,称为处女膜痕。

(11)会阴:会阴是阴道口和肛门间的薄膜部分。分娩时会产生非常大的延展,能让胎儿头部顺利露出阴道口。

(四)会阴中心腱

会阴中心腱 perineal central tendon 或称会阴体 perineal body,在男性位于肛管与阴茎根之间,在女性位于肛管与阴道前庭后端之间,具有加固盆底、承托盆内脏器的作用(图 6-23、图 6-24)。

会阴中心腱是泌尿生殖窦和肛门三角之间的连接点。会阴中心腱处皮下脂肪组织缺如,切除泌尿生殖区和肛区的皮下脂肪组织可以暴露会阴浅隙。球海绵体肌分别位于阴道外口两侧大阴唇深面,与会阴浅横肌、肛门外括约肌一起连接于会阴中心腱浅部。会阴中心腱深部组织主要位于肛管前部。肛门外括约肌表现为三层环状肌束样结构:肛门外括约肌的深部和耻骨直肠肌组成了顶层的肌束环,肛门外括约肌皮下部组成了底层的肌束环,两肌束环均连接于会阴中心腱;肛门外括约肌的浅部组成了中间环连接于尾骨。

会阴中心腱主要由阴部神经分支支配。骶 2 至骶 4 神经发出的神经支组成的阴部神经于尾骨肌与梨状肌之间下降,通过坐骨大孔出骨盆,经由坐骨棘后表面通过坐骨小孔进入会阴区,潜行于坐骨直肠窝侧壁的阴部管内。直肠下神经在坐骨棘处由阴部神经分出,最后进入肛门外括约肌。在盆膈下筋膜和盆膈内筋膜交界处阴部神经分为阴蒂背神经和会阴神经。会阴神经和直肠下神经终末支分布于会阴中心腱。

阴部内动脉是髂内动脉前干的主要分支之一,其与阴部神经伴行于阴部管内,分为直肠下动脉、会阴动脉和阴蒂背动脉。会阴动脉水平段及直肠下动脉的分支提供会阴中心腱的主要血液供应。髂内动脉的另一分支直肠中动脉的 2/3 血液提供直肠,小部分分支分布于会阴中心腱上部。肠系膜下动脉的分支直肠上动脉也有少部分分支分布于会阴中心腱。

会阴中心腱的静脉主要通过与阴部内动脉及分支伴行的阴部内静脉和会阴静脉进行血液回流。静脉回流血液经过阴道旁静脉丛与膀胱静脉丛、子宫静脉丛、直肠静脉丛汇合。会阴中心腱后部的血液通过直肠内静脉丛和直肠下静脉丛引流。会阴中心腱上部血液经过直肠中静脉和直肠上静脉引流。会阴中心腱处的淋巴液经淋巴管回流至腹股沟浅淋巴结、腹股沟深淋巴结和髂内淋巴结。

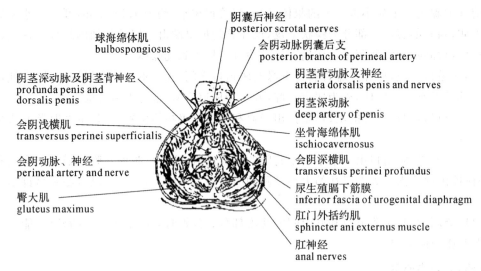

图 6-23　男性会阴的血管和神经

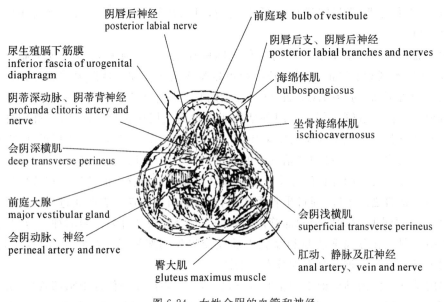

图 6-24　女性会阴的血管和神经

第四节　盆会阴部手术学

一、肾积水

尿液积聚在肾内成为肾积水。成人肾积水超过 1000ml 或者小儿超过 24h 的尿液总量时,称为巨大肾积水。肾积水的原因分先天性与后天性两种,主要原因是上尿路梗阻。泌尿系外病因如女性生殖系统病变、盆腔肿瘤或炎症,腹膜后纤维化、脓肿、出血、肿瘤等也可导致肾积水。

【临床表现】

梗阻的病因、部位、程度和时间长短不同,肾积水的临床表现也不同,甚至可无症状。

1.腰部隐痛不适和肿块:先天性肾盂输尿管连接处狭窄、肾下极异位血管或纤维束压迫输尿管致肾积水,由于发展常较缓慢,症状不明显或仅有腰部隐痛不适。

2.腹部包块:肾积水达严重程度时,腹部可出现肿块。

3.原发病变的症状和体征:泌尿系统各部位的结石、肿瘤、炎症或结核引起的继发性肾积水,多数表现为原发病症状,很少显现肾积水的症状。上尿路急性梗阻(如结石),可出现肾绞痛、恶心、呕吐、血尿及肾区压痛等;下尿路梗阻时,主要表现为排尿困难和膀胱不能排空,甚至出现尿潴留,而引起肾积水的症状常较晚。

4.并发症:①感染:表现为急性肾盂肾炎症状,出现寒战、高热、腰痛及膀胱刺激症状等。如梗阻不解除,感染的肾积水很难治愈,或可发展成为脓肾,腹部有可能扪及肿块,患者常有低热及消瘦等。②肾衰竭:若尿路梗阻长时间得不到解除,最终会导致肾功能减退,甚至衰竭。

【治疗原则】

肾积水的治疗应根据梗阻病因、发病急缓、梗阻严重程度、有无并发症以及肾功能损害情况等综合考虑,及早去除病因,恢复肾功能。

1.原发病治疗:如先天性肾盂输尿管狭窄的离断成形术、尿路结石的体外冲击波碎石或者内镜下碎石取石术。双侧上尿路梗阻导致氮质血症或尿毒症,如患者没有生命危险,应优先选择解除梗阻、引流尿液,不应先做血液透析;如引流尿液后肌酐不下降或有明显高钾血症等情况,则行血液透析。

2.肾造瘘术:对于梗阻造成严重肾积水,需先做造瘘引流,待肾功能恢复后择期解除病因;如果患者病情危重,不能耐受较大手术或梗阻暂时不能除去时,可在超声引导下经皮肾穿刺造瘘,将尿液引流出来,以控制感染和改善肾功能,待患者身体条件允许时,再解除病因;如梗阻病因不能除去,肾造瘘则作为永久性的治疗措施。

3.尿液引流:对于输尿管难以修复的炎性狭窄、晚期肿瘤压迫或侵犯等梗阻引起的肾积水,为了保护肾功能和改善生活质量,需经膀胱镜放置双J管长期内引流肾盂尿液。

4.肾切除术:重度肾积水,肾实质显著破坏、萎缩、引起肾性高血压或合并严重感染,肾功能严重丧失而对侧肾功能正常时可切除患肾。

二、良性前列腺增生

良性前列腺增生简称前列腺增生,病理学表现为细胞增生,是引起老年男性排尿障碍最常见的疾病。

【临床表现】

前列腺增生的症状取决于梗阻程度、病变发展速度以及是否合并感染,症状可时轻时重。

1.尿频:尿频是最常见的早期症状,夜间更为明显。随着病情发展,梗阻越重,残余尿量增加,尿频越明显,也可出现急迫性尿失禁。合并感染时会出现膀胱刺激征。

2.进行性排尿困难:进行性排尿困难是前列腺增生最重要的症状,发展缓慢,主要表现为排尿迟缓、断续、射程缩短、尿线细而无力、终末滴沥、排尿时间延长等。梗阻严重时,需用力排尿,并且排尿终末有尿不尽感。

3.尿潴留:前列腺增生任何阶段可因受凉、便秘、劳累、饮酒、久坐等导致前列腺突然充血、水肿可引起急性尿潴留,进而出现充溢性尿失禁。梗阻严重者也可因膀胱逼尿肌收缩力减弱,残余尿量逐渐增加而出现慢性尿潴留。

4.并发症:增生腺体表面黏膜较大的血管破裂时,可发生不同程度的无痛性肉眼血尿;若合并感染或结石时,可有尿频、尿急、尿痛症状;严重积水可引起肾功能不全表现;长期排尿困难导致腹压增大,还可并发痔、脱肛及疝。

【治疗原则】

根据增生和梗阻程度采取不同治疗方法。

1.观察等待:对于未引起明显梗阻、症状较轻、不影响生活与睡眠者,一般不需治疗,可观察等待,但需密切随访。一旦症状加重,应开始治疗。

2.非手术治疗:梗阻较轻或不能耐受手术者可采用非手术治疗,包括药物治疗,如 α 肾上腺能受体阻滞剂(α-受体阻滞剂)、5α 还原酶抑制剂和植物类药。因雌激素对心血管系统副作用大,不宜常规应用。还有激光治疗、经尿道高温治疗等方法。

3.手术治疗:适应证:排尿梗阻严重、残余尿量较多,或出现并发症,如反复尿潴留、反复泌尿系感染、膀胱结石、继发上尿路积水,药物治疗疗效不佳且全身状况能够耐受手术。主要方式有:①经尿道前列腺切除术(transurethral resection of prostate,TURP),适用于大多数良性前列腺增生患者,是目前最常用的手术方式。②开放手术,仅有巨大的前列腺或合并膀胱结石者选用,可采用耻骨上经膀胱或耻骨后前列腺切除术。

三、上尿路结石

上尿路结石包括肾结石和输尿管结石。临床上肾结石约占上尿路结石的 35%,输尿管结石约占 65%。结石常停留或嵌顿在输尿管的三个生理狭窄处。上尿路结石的主要症状是疼痛和血尿,其程度和结石的部位、大小、活动与否以及造成有无损伤、感染、梗阻有关。

【临床表现】

1.疼痛:肾结石可引起肾区疼痛伴肋脊角叩击痛。肾盂大结石及肾盏结石可无明显症状,活动后出现上腹或腰部钝痛。小结石在肾盂输尿管连接处梗阻而致肾绞痛。肾绞痛是一种突发性严重疼痛,剧烈难忍,多在深夜至凌晨发作,持续数分钟至数小时不等。疼痛先从腰部开始,沿输尿管向下放射到膀胱甚至睾丸,性质为刀割样阵发性绞痛,患者精神恐惧、坐卧不安、面色苍白、出冷汗,可伴恶心、呕吐,发作结束时,疼痛可完全缓解。

2.血尿:通常为镜下血尿,少数患者可见肉眼血尿。有时上尿路结石仅表现为活动后镜下血尿。

3.膀胱刺激症状:结石并发感染或输尿管膀胱壁段结石时,可出现尿频、尿急、尿痛。

4.并发症:少数结石可能并发尿路感染。患侧肾区可有轻度叩击痛,并发重度积水时可触及肿大的肾。

【治疗原则】

1.药物治疗:结石直径<0.6cm、表面光滑、结石以下尿路无梗阻时可采用药物排石治疗,通过结石成分分析确定药物治疗方案。肾绞痛患者应及时解痉止痛。

2.体外冲击波碎石:大多数上尿路结石适用,特别是直径≤2cm 的肾结石及输尿管上段结石。禁忌证:结石远端尿路梗阻、妊娠、出血性疾病、严重心脑血管病、主动脉或肾动脉瘤、尚未控制的泌尿系感染。过于肥胖、肾位置过高、骨关节严重畸形、结石定位不清等不宜采用此法。碎石后多数患者会出现一过性肉眼血尿,一般不需要特殊处理。

3.手术治疗:

(1)非开放性手术:输尿管肾镜取石或碎石术、经皮肾镜取石或碎石术、腹腔镜输尿管取石。

(2)开放性手术:仅少数患者,如体外冲击波碎石和腔内碎石失败者、结石远端存在梗阻、部分泌尿系统畸形、结石嵌顿紧密及非手术治疗失败、肾积水严重或病肾无功能等,需要开放性手术治疗。主要的术式有肾盂切开取石术、肾实质切开取石术、输尿管切开取石术、肾部分切除术和肾切除术等。

四、下尿路结石

原发性膀胱结石多见于男孩,与营养不良和低蛋白饮食有关;继发性膀胱结石较为多见,常见于良性前列腺增生、膀胱憩室、神经源性膀胱、异物或肾、输尿管结石排入膀胱。尿道结石见于男性,绝大多数来自肾和膀胱,也可由尿道狭窄、尿道憩室及异物存在等导致。多数尿道结石存在于前尿道。

【临床表现】

膀胱结石的典型症状是排尿突然中断,疼痛可放射至远端尿道及阴茎头部,并有排尿困难和膀胱刺激症状。尿道结石典型症状是排尿困难,点滴状排尿,伴尿痛,重者可发生急性尿潴留及会阴部剧痛。下尿路结石常伴血尿和感染。

【治疗原则】

1.膀胱结石:需手术治疗,并同时治疗病因。若有排尿困难,应先留置导尿管,以引流尿液及控制感染。小儿及膀胱感染严重者,应做耻骨上膀胱造瘘,以加强尿液引流。

(1)经尿道膀胱镜取石或碎石:大多数结石应用碎石钳碎石,并将碎石取出,适用于结石直径<2~3cm 的结石。较大的结石需采用超声、激光或气压弹道碎石。

(2)耻骨上膀胱切开取石术:为传统的开放手术,适用于直径>4cm 或较硬结石,以及有膀胱镜检查禁忌证的患者。

2.尿道结石:治疗应根据结石的位置选择适当的方法,尽量不作尿道切开取石,以免尿道狭窄。①前尿道结石:在麻醉下压迫结石近端尿道,阻止结石后退,然后注入无菌液体石蜡,再轻轻地向尿道远端推挤,最后钩取或钳出。取出有困难者可选择输尿管镜下碎石后取出。②后尿道结石:用尿道探条将结石轻轻地推入膀胱,再按膀胱结石处理。

五、尿道损伤

尿道损伤多发生于男性青壮年,以闭合性损伤常见,主要因外来暴力所致,多为挫伤或撕裂伤。会阴部骑跨伤可引起尿道球部损伤。骨盆骨折引起膜部尿道撕裂或撕断。经尿道器械操作不当可引起球膜部交界处尿道损伤。男性尿道损伤是泌尿外科常见急症,若早期处理不当,易产生尿道狭窄、尿瘘等并发症。

【病理】

尿道损伤有以下三种病理类型:尿道挫伤、尿道裂伤、尿道断裂。

1.尿道挫伤:尿道内层损伤,阴茎筋膜完整,仅有水肿和出血,可以自愈。

2.尿道裂伤:尿道壁部分断裂,引起尿道周围血肿和尿外渗,愈合后可引起瘢痕性尿道狭窄。

3.尿道断裂:尿道完全离断,断端退缩、分离、血肿和尿外渗明显,可发生尿潴留。不同断裂部位尿外渗的范围不同:①尿道球部断裂:血液和尿液会使会阴、阴茎、阴囊和下腹壁肿胀、淤血,有时向上扩展至下腹壁;②致尿道膜部断裂:骨盆骨折和盆腔血管丛的损伤可引起大出血,在前列腺和膀胱周围形成大血肿。后尿道断裂可以使尿液外渗至耻骨后间隙和膀胱周围。

【临床表现】

1.休克:骨盆骨折所致后尿道损伤,可引起损伤性或失血性休克。

2.疼痛:尿道球部损伤时会阴部肿胀、疼痛,排尿时加重;后尿道损伤表现为下腹部疼痛,局部肌紧张、压痛;合并骨盆骨折者,移动时疼痛加剧。

3.尿道出血:前尿道破裂时可见尿道外口流血,后尿道破裂时可无尿道口流血或仅少量血液流出。

4.排尿困难:尿道挫裂伤后因局部水肿或疼痛性括约肌痉挛,发生排尿困难。尿道断裂时,可发生尿潴留。

5.血肿及尿外渗:尿道骑跨伤或后尿道损伤引起尿生殖膈撕裂时,会阴、阴囊部出现血肿及尿外渗,并发感染时则出现全身中毒症状。

【治疗原则】

1.紧急处理:合并休克者应首先积极抗休克治疗,并同时做好术前准备;尿潴留不宜导尿或未能立即手术者,可紧急行耻骨上膀胱穿刺或造瘘术。

2.早期处理:

(1)插导尿管:对损伤轻、后尿道破口小或仅有部分破裂的患者可试插导尿管,如顺利进入膀胱,应留置导尿管2周左右。尿道不完全性撕裂一般会在3周内愈合,恢复排尿。对损伤较重者,一般不宜插入导尿管,避免加重局部损伤及血肿感染。

(2)膀胱造瘘:尿潴留者可行局麻下耻骨上高位膀胱穿刺造瘘。经膀胱尿道造影明确尿道无狭窄及尿外渗后,才可拔除膀胱造瘘管。若不能恢复排尿,造瘘后3个月再行尿道瘢痕切除术及尿道端端吻合术。

(3)尿道会师复位术:为早期恢复尿道的连续性,避免尿道断端远离形成瘢痕假道,对部分病情不严重、骨盆环稳定的患者,可采用尿道会师复位术,并留置导尿管1~2周。主要是靠牵引力使已断裂的尿道复位对合。休克严重者在抢救期间不宜做此手术,只做膀胱造瘘。

3.并发症处理:①后尿道损伤常并发尿道狭窄。狭窄轻者定期尿道扩张即可。尿道外口狭窄应行尿道外口切开术。如狭窄严重,引起排尿困难,可行内镜下尿道内冷刀切开,用激光治疗瘢痕严重者。狭窄严重引起尿道闭锁者,可经会阴切除狭窄段,行尿道端端吻合术。②尿外渗:应在尿外渗的部位行多处皮肤切开,切口应深达浅筋膜以下,置多孔引流管引流,必要时行耻骨上膀胱造瘘,3个月后再修补尿道。③尿瘘:如果尿外渗未及时得到引流,感染后可形成尿道周围脓肿,脓肿破溃可形成尿瘘。因此,应在解除狭窄的同时切除或清理瘘管。

六、骨盆骨折

在躯干骨损伤中,骨盆骨折 fracture of the pelvic 的发生率仅次于脊柱损伤,常合并静脉丛和动脉大量出血,以及盆腔内脏器损伤。

【病因】

骨盆骨折多由直接暴力挤压骨盆所致。年轻人骨盆骨折主要是由于交通事故和高处坠落引起,老年人最常见的原因是摔倒。

【分类】

1.按骨折位置与数量分类

(1)骨盆边缘撕脱性骨折:发生于肌肉猛烈收缩而造成骨盆边缘肌肉附着点撕脱性骨折,骨盆环不受影响。最常见的有髂前上棘撕脱骨折、髂前下棘撕脱骨折和坐骨结节撕脱骨折。

(2)骶尾骨骨折:包括骶骨骨折和尾骨骨折。后者通常于滑倒坐地时发生,一般移位不明显。

(3)骨盆环单处骨折:包括髂骨骨折、闭孔环处骨折、轻度耻骨联合分离和轻度骶髂关节分离。此类骨折不会引起骨盆环变形。

(4)骨盆环双处骨折伴骨盆变形:包括双侧耻骨上、下支骨折;耻骨上、下支骨折合并耻骨联合分离、合并骶髂关节脱位或合并髂骨骨折;髂骨骨折合并骶髂关节脱位;耻骨联合分离合并骶髂关节脱位等。产生这类骨折的暴力通常较大,往往并发症也较多。

2.按暴力的方向分类

(1)暴力来自侧方(LC 骨折):侧方的挤压力量可以使骨盆的前后部结构及骨盆底部韧带发生一系列损伤。

(2)暴力来自前方(APC 骨折):可分为 3 类。①APC-Ⅰ型:耻骨联合分离;②APC-Ⅱ型:耻骨联合分离,骶结节和骶棘韧带断裂,骶髂关节间隙增宽,轻度分离;③APC-Ⅲ型:耻骨联合分离,骶结节和骶棘韧带断裂,骶髂关节前、后方韧带都断裂,骶髂关节分离。

(3)暴力来自垂直方向的剪力(VS 骨折):通常暴力很大,在前方会发生耻骨联合分离或耻骨支垂直性骨折,骶结节和骶棘韧带都断裂,骶髂关节完全性脱位,一般还带骶骨或髂骨的骨折块,半个骨盆可以向前上方或后上方移位。

(4)暴力来自混合方向(CM 骨折):通常是混合性骨折。

上述骨折中以 APC-Ⅲ型骨折与 VS 骨折最严重,并发症也多见,下面的内容主要讲述该两型骨折。

【临床表现】

1.症状:患者髋部肿胀、疼痛,不敢坐起或站立。有大出血或严重内脏损伤者可有面色苍白、出冷汗、脉搏细数、烦躁不安等低血压和休克早期表现。

2.体征:

(1)骨盆分离试验与挤压试验阳性:检查者双手交叉撑开两髂嵴,此时两骶髂关节的关节面更紧贴,而骨折的骨盆前环产生分离,如出现疼痛即为骨盆分离试验阳性。检查者用双手挤压患者的两髂嵴,伤处出现疼痛为骨盆挤压试验阳性。在做上两项检查时偶尔会感到骨擦音。

（2）肢体长度不对称：用皮尺测量胸骨剑突与两髂前上棘之间的距离，骨盆骨折向上移位的一侧长度较短。也可测量脐孔与两侧内跟尖端的距离。

（3）会阴部瘀斑：是耻骨和坐骨骨折的特有体征。

【治疗原则】

先处理休克和各种危及生命的并发症，再处理骨折。

1.非手术治疗：

（1）卧床休息：骨盆边缘性骨折、骶尾骨骨折和骨盆环单处骨折时无移位，以卧床休息为主，卧床 3～4 周或至症状缓解即可。骨盆环单处骨折者用多头带做骨盆环形固定，可以减轻疼痛。

（2）牵引：单纯性耻骨联合分离且较轻者可用骨盆兜带悬吊固定。但由于治疗时间较长，目前大多主张手术治疗。

2.手术治疗：对骨盆环双处骨折伴骨盆变形者，多主张手术复位及内固定，再加上外固定支架。

复习思考题

一、名词解释

1.盆膈　2.耻骨后隙　3.直肠后隙　4.直肠壶腹　5.直肠横襞　6.膀胱三角　7.尿生殖膈　8.输尿管间襞　9.子宫附件　10.子宫角　11.子宫旁组织　12.阴道穹　13.产科会阴　14.坐骨直肠窝　15.肛直肠线　16.肛窦　17.齿状线　18.肛直肠环　19.会阴浅隙　20.会阴深隙

二、问答题

1.盆腔脏器的排列关系如何？直肠指检时，其前方在男、女性分别可触到哪些结构？

2.膀胱空虚或充盈时，腹膜被覆情况有何不同？有何临床意义？

3.试述直肠、膀胱、子宫的位置、毗邻、血供、淋巴回流。

4.子宫切除术，游离子宫时需切断哪些结构？术中应防止损伤哪些重要结构？

5.何谓子宫附件？试述输卵管的位置、分部及临床意义。

6.试述肛管的范围，肛门括约肌的区分和功能。

7.说明坐骨直肠窝的位置、组成及临床意义。

8.何谓会阴浅隙、会阴深隙？尿道在尿生殖膈以上断裂或海绵体部断裂时尿液渗出途径如何？

9.何谓尿生殖膈？会阴浅、深隙内男、女性各有何结构？

10.说明阴囊、睾丸、精索被膜的层次排列。

11.说明肛管的位置、黏膜结构。

12.试述会阴中心腱的位置、形态结构以及临床意义。

第七章　上　肢

【教学目的与要求】

1. 掌握重要的骨性和肌性标志。

2. 掌握腋动脉、肱动脉、桡动脉和尺动脉的体表投影。

3. 掌握正中神经、尺神经、桡神经的体表投影。

4. 掌握头静脉、贵要静脉的起始、行程、回流及交通关系。

5. 掌握腋腔前壁的层次结构。

6. 掌握腋腔后壁的构成、三边孔和四边孔的围成及其通过的结构。

7. 掌握腋腔的内容:腋动脉的分段、分支及与臂丛的关系,腋淋巴结群的位置和收集范围。

8. 掌握腋神经与肱骨外科颈的关系及其临床意义。

9. 了解肩胛动脉网的位置、构成的临床意义。

10. 掌握浅层的浅静脉。

11. 掌握肱动脉的来源、行程、分支和分部;掌握肱深动脉、尺侧上副动脉与神经的伴行关系,肱动脉与肱静脉、贵要静脉及三大神经干的伴行关系;掌握肱动脉与肱骨的位置关系及其临床意义。

12. 掌握正中神经的行程。

13. 掌握肱骨肌管的构成,桡神经及肱深血管的行程、分支与分布。

14. 掌握肘前区的肌性标志及肘前区浅静脉常见类型及其临床意义。

15. 掌握肱二头肌腱膜的形态及其临床意义。

16. 掌握肘窝的构成、内容及其毗邻关系。

17. 掌握尺神经在肘后区的位置及其临床意义。

18. 掌握前臂前群肌的配布、作用和神经支配及前臂前区的血管、神经的组成、行程、分支和分布。

19. 掌握骨间后血管、神经的行程及分布。

20. 掌握腕管的构成及其内容物的排列和临床意义,掌握掌腱膜的形态结构。

21. 掌握掌浅弓的位置、构成、分支和分布,掌深弓和尺神经深支的位置、分支和分布。

22. 掌握正中神经、尺神经在手掌的分支和分布。

23. 掌握解剖学"鼻烟壶"的位置、边界,窝底结构及其临床意义。

24. 掌握手背静脉网的分布、收集范围及回流。

25. 掌握手背筋膜间隙的位置、交通和临床意义。

26. 掌握指髓间隙的构成及其临床意义。

27.掌握手指腱鞘的构成及内容,拇指和小指腱滑膜鞘的交通。

【教学重点与难点】

1.腋腔的内容。

2.肱动脉的来源、行程、分支和分部。

3.掌握肱深动脉、尺侧上副动脉与神经的伴行关系,肱动脉与肱静脉、贵要静脉及三大神经干的伴行关系。

4.掌握肱动脉与肱骨的位置关系及其临床意义。

5.前臂前群肌的配布、作用和神经支配及前臂前区的血管、神经的组成、行程、分支和分布。

6.手指腱鞘的构成及内容,拇指和小指腱滑膜鞘的交通。

第一节　概　述

上肢 upper limbs 借肩部与颈部、胸部相连。与下肢相比,上肢的骨骼细短而轻巧,肌肉数量多,排列复杂,运动灵活。手又是上肢的重要部分,其运动功能轻巧精致,由于其神经分布丰富,又是重要的触觉器官。

一、境界与分区

上肢通过肩部、胸和背部相接。以三角肌前、后缘上份与腋前、后襞下缘中点的连线与胸、背部为界。其与颈部界线是锁骨上缘外 1/3 段及肩峰至第 7 颈椎棘突连线的外 1/3 段。

上肢可分为肩、臂、肘、前臂和手部。

二、表面解剖

(一)体表标志

1.肩部:锁骨 clavicle、肩峰 acromion、肩胛冈 spine of scapula、喙突 coracoid process、肱骨大结节 greater tuberosity humerus、腋前、后襞 anterior and posterior axillary folds。

2.臂部:肱二头肌 biceps brachii、肱二头肌内、外侧沟 medial and lateral sulci of the biceps、三角肌粗隆 deltoid tuberosity。

3.肘部:肱骨内、外上髁 medial and lateral epicondyle of humerus、尺骨鹰嘴 olecranon of ulna、桡骨头 head of radius、肱二头肌腱 tendon of biceps brachii。

4.手部:桡骨茎突 styloid process of radius、尺骨头 head of ulna、尺骨茎突 styloid process of ulna、掌心 palm、鱼际 thenar 和小鱼际 hypothenar

5.“鼻烟壶”anatomical snuff box 又称腕桡侧窝 radial carpal fossa,为位于手背外侧部的浅凹,在拇指充分外展和后伸时明显。其桡侧界为拇长展肌腱和拇短伸肌腱;尺侧界为拇长伸肌腱;近侧界为桡骨茎突,窝底为手舟骨和大多角骨。窝内有桡动脉通过,可触及其搏动。

(二)对比关系

正常时,肩峰、肱骨大结节和喙突之间呈一等腰三角形。伸肘时,尺骨鹰嘴与肱骨内、外上髁处于同一水平线上;屈肘呈直角时,三者构成等腰三角形,当肩、肘关节脱位时,上述关系发生改变。

(三)上肢的轴线及提携角(图 7-1)

上肢轴线是经肱骨头—肱骨小头—尺骨头中心的连线,肱骨的纵轴称臂轴,尺骨的长轴称前臂轴。该两轴的延长线在肘部构成向外开放的夹角,正常时为 165°~170°,其补角为 10°~20°,即提携角 carrying angle。此角大于 20°称肘外翻;小于 0°度为肘内翻;0°~10°时为直肘。

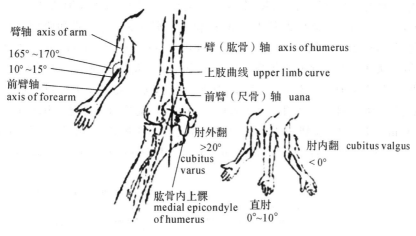

臂轴 axis of arm
165°~170°
10°~15°
前臂轴 axis of forearm

臂(肱骨)轴 axis of humerus
上肢曲线 upper limb curve
前臂(尺骨)轴 uana

肘外翻 >20° cubitus varus
肱骨内上髁 medial epicondyle of humerus

肘内翻 cubitus valgus <0°
直肘 0°~10°

图 7-1　上肢轴线及提携角

(四)体表投影

1.上肢动脉干的投影:上肢外展 90°,掌心向上,从锁骨中点至肘前横纹中点远侧 2cm 处的连线,为腋动脉和肱动脉的体表投影;两者以大圆肌下缘为界。从肘前横纹中点远侧 2cm 处,分别至桡骨茎突前方和豌豆骨桡侧的连线,为桡、尺动脉的投影。

2.上肢神经干的投影:

(1)正中神经 median nerve:在臂部与肱动脉一致;在前臂为从肱骨内上髁与肱二头肌腱连线的中点至腕远侧纹中点稍外侧的连线。

(2)尺神经 ulnar nerve:从腋窝顶,经肱骨内上髁与尺骨鹰嘴间,至豌豆骨桡侧缘的连线。

(3)桡神经 radial nerve:从腋后襞下缘外端与臂交点处,斜过肱骨后方,至肱骨外上髁的连线。

第二节　肩　部

一、腋区

(一)腋窝的构成(图7-2、图7-3、图7-4)

1.顶:由锁骨中1/3、第1肋和肩胛骨上缘围成,是腋窝的上口,与颈根部相通。

2.底:由浅入深为皮肤、浅筋膜及腋筋膜。皮肤借纤维隔与腋筋膜相连。腋筋膜中央部较薄弱,且有皮神经、浅血管及淋巴管穿过而呈筛状,故名筛状筋膜。

3.四壁:有前壁、外侧壁、内侧壁及后壁。前壁由胸大、小肌,锁骨下肌和锁胸筋膜clavipectoral fascia构成。锁胸筋膜呈三角形,位于锁骨下肌、胸小肌和喙突之间。胸小肌下缘以下的筋膜,连于腋筋膜,称为腋悬韧带axillary suspensory ligament。外侧壁由肱骨结节间沟、肱二头肌短头和喙肱肌组成。内侧壁由前锯肌及其深面的上4肋与肋间隙构成。后壁由肩胛下肌、大圆肌、背阔肌与肩胛骨构成。由于肱三头肌长头穿过大圆肌和肩胛下肌、小圆肌之间,其内侧为三边孔trilateral foramen,有旋肩胛动静脉circumflex scapular artery and vein通过;肱三头肌长头与肱骨外科颈之间为四边孔quadrilateral foramen,有腋神经axillary nerve及旋肱后动静脉posterior humeral circumflex artery and vein通过。

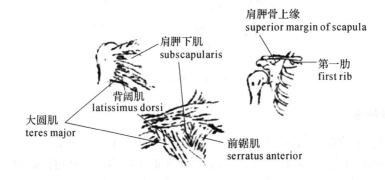

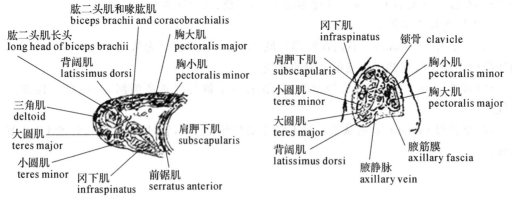

图7-2　腋腔的构成

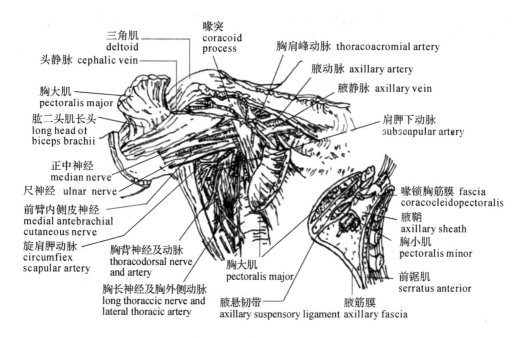

图 7-3 腋腔前壁

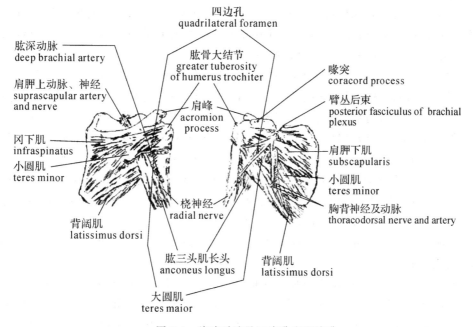

图 7-4 腋腔后壁及三边孔和四边孔

(二)腋窝的内容

1.腋动脉 axillary artery:以胸小肌为标志分为 3 段(图 7-5)。

(1)腋动脉第一段:从第 1 肋外侧缘至胸小肌上缘,在锁骨胸肌三角内。其前方有皮肤、浅筋膜、胸大肌及其筋膜、锁骨下肌、锁胸筋膜,以及穿过该筋膜的头静脉、胸肩峰血管及胸外侧神经等。后方有臂丛内侧束及胸长神经、前锯肌、第 1 肋间隙等。外侧为臂丛外侧束和后束。内侧有腋静脉以及腋动脉第 1 段发出的胸上动脉及伴行静脉。胸肩峰动脉自第 1 段发出,穿锁胸筋膜至胸大、小肌,三角肌及肩峰。

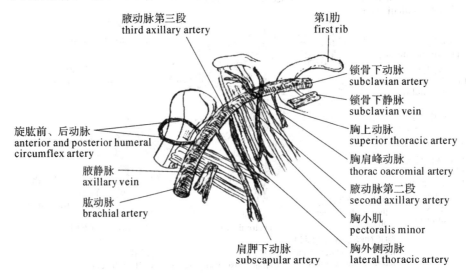

图 7-5　腋动脉的分段与分支

(2)腋动脉第二段:位于胸小肌后方的胸肌三角内。其前方除皮肤、浅筋膜外,有胸大、小肌及其筋膜;后方为臂丛后束及肩胛下肌;外侧为臂丛外侧束;内侧有腋静脉及臂丛内侧束。胸外侧动脉自第二段发出,与其伴行静脉于腋中线前方沿前锯肌下行,营养该肌;女性有分支至乳房。胸长神经于腋中线后方下行,支配前锯肌。

(3)腋动脉第三段:位于胸小肌下缘至大圆肌下缘之间。其末段位置表浅,仅被以皮肤及浅、深筋膜,是腋动脉最易暴露的部位。其前方有正中神经内侧根及旋肱前血管越过;后方有桡神经、腋神经及旋肱后血管;外侧有正中神经、肌皮神经、肱二头肌短头和喙肱肌;内侧有尺神经和腋静脉。腋动脉第三段的主要分支有肩胛下动脉 subscapular artery 和旋肱前、后动脉 anterior and posterior humeral circumflex artery。肩胛下动脉平肩胛下肌下缘发出,其分支为旋肩胛动脉 circumflex scapular artery 和胸背动脉 thoracodosal artery,后者与胸背神经伴行至背阔肌。旋肱后动脉先向后穿四边孔,然后与旋肱前动脉分别绕过肱骨外科颈的后方和前方,相互吻合并分布于三角肌和肩关节。

2.腋静脉 axillary vein 位于腋动脉内侧,两者之间的前方有臂内侧皮神经和前臂内侧皮神经;后方为尺神经。

3.臂丛 brachial plexus 位于腋窝内的是臂丛锁骨下部。由来自臂丛锁骨上部的三个后股合成后束;上、中干的前股合成外侧束;下干的前股延续为内侧束。三束先位于腋动脉第一段的后外侧,继而位于腋动脉第二段的内、外侧及后方,在腋动脉第三段周围分为五大终支(图 7-6)。

4.腋淋巴结 axillary lymph node 位于腋窝脂肪组织中,约 15～20 个,可分为五群(图 7-7)。

(1)外侧淋巴结 lateral lymph node:沿腋静脉远端排列,收纳上肢的淋巴。其输出管多注入中央及尖淋巴结,少部分注入锁骨上淋巴结。手和前臂的感染首先侵入此群淋巴结。

(2)胸肌淋巴结 pectoral lymph node:在胸小肌下缘,沿胸外侧血管排列,收纳胸前外侧壁、乳房外侧部的淋巴。其输出管注入中央及尖淋巴结。行乳腺癌根治手术时,应避免损伤

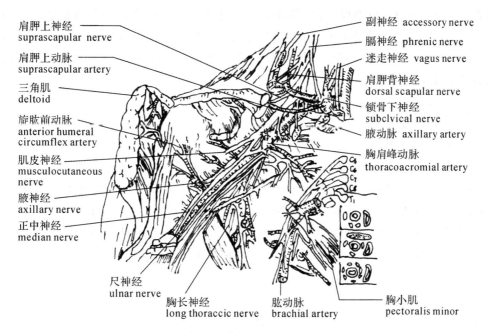

图 7-6　腋窝内容及臂丛组成

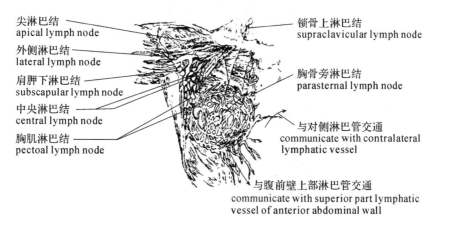

图 7-7　腋窝、乳房淋巴结

胸长神经,否则前锯肌瘫痪,出现"翼状肩"。

（3）肩胛下淋巴结 subscapular lymph node:位于腋后壁,沿肩胛下血管、神经排列,收纳背部、肩胛区及胸后壁的淋巴。其输出管注入中央及尖淋巴结。行乳腺癌手术清除淋巴结时,注意保护胸背神经,以免导致背阔肌瘫痪。

（4）中央淋巴结 central lymph node:位于腋窝底的脂肪组织中,收纳上述三群淋巴结的输出管。其输出管注入尖淋巴结。

（5）尖淋巴结 apical lymph node:位于胸小肌与锁骨之间,锁胸筋膜深面,沿腋静脉近侧端排列,收纳中央淋巴结及其他各群淋巴结的输出管,以及乳房上部的淋巴。其输出管合成锁骨下干,左侧注入胸导管,右侧注入右淋巴导管。

5.腋鞘及腋窝组织:腋鞘 axillary sheath,亦称颈腋管,由椎前筋膜延续包绕腋血管及臂丛而成。行锁骨下臂丛麻醉时,需将药液注入此鞘内。腋血管、臂丛及腋淋巴结之间,有蜂窝组织填充,并沿血管、神经束鞘与邻近各区相交通。向上经腋鞘达颈根部;向下达臂前、后区;向后经三边孔、四边孔分别与肩胛后区、三角肌区相交通;向前通胸肌间隙。因此,这些区域的感染可互相蔓延。

二、三角肌区及肩胛区

(一)三角肌区(图7-8)

三角肌区 deltoid region 指三角肌所在的区域。此区皮肤较厚,浅筋膜较致密,有腋神经的臂外侧上皮神经分布。三角肌从前、外、后包绕肩关节。腋神经的前支支配三角肌的前部与中部,其后支支配三角肌的后部和小圆肌。旋肱后血管与腋神经伴行穿四边孔,绕肱骨外科颈,向前与旋肱前血管吻合。当肱骨外科颈骨折时,可伤及腋神经,致三角肌麻痹,日后可形成“方肩”,而肩关节脱位时,亦有“方肩”表现,须加以鉴别。

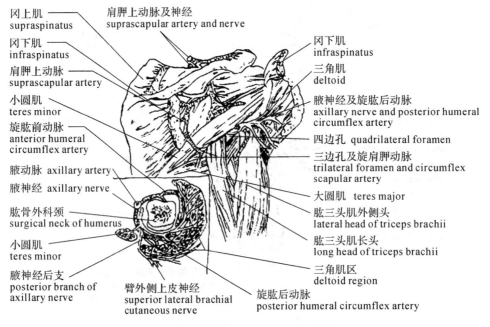

冈上肌 suprascapular　　　肩胛上动脉及神经 suprascapular artery and nerve
冈下肌 infraspinatus　　　冈下肌 infraspinatus
肩胛上动脉 suprascapular artery　　　三角肌 deltoid
小圆肌 teres minor　　　腋神经及旋肱后动脉 axillary nerve and posterior humeral circumflex artery
旋肱前动脉 anterior humeral circumflex artery　　　四边孔 quadrilateral foramen
腋动脉 axillary artery　　　三边孔及旋肩胛动脉 trilateral foramen and circumflex scapular artery
腋神经 axillary nerve　　　大圆肌 teres major
肱骨外科颈 surgical neck of humerus　　　肱三头肌外侧头 lateral head of triceps brachii
小圆肌 teres minor　　　肱三头肌长头 long head of triceps brachii
腋神经后支 posterior branch of axillary nerve　　　三角肌区 deltoid region
臂外侧上皮神经 superior lateral brachial cutaneous nerve　　　旋肱后动脉 posterior humeral circumflex artery

图7-8　三角肌区及肩胛区的结构

(二)肩胛区(图7-8)

肩胛区 scapular region 指肩胛骨后面的区域。此区皮肤厚,浅筋膜致密;肌肉由浅入深为斜方肌,背阔肌,冈上、下肌,小、大圆肌;肌的深面为肩胛骨。肩胛上神经起自臂丛锁骨上部,与肩胛上血管分别经肩胛上横韧带的深面和浅面,分布于冈上、下肌。肩峰下囊位于肩峰与冈上肌腱之间,向前可延至喙肩韧带下方。三角肌下囊位于三角肌中部上份与肱骨大结节之间。两囊可彼此交通,当臂外展时起滑动作用。

(三)肌腱袖(图7-9)

肌腱袖,又称肩袖 rotator cuff 或旋转袖,由冈上、下肌,小圆肌和肩胛下肌的腱性部,在肩关节囊周围连成腱板,围绕肩关节的前、后和上方,分别止于肱骨大、小结节,并与关节囊愈着,对肩关节起稳定作用。当肩关节扭伤或脱位时,可致肌腱袖撕裂或肱骨大结节骨折等。

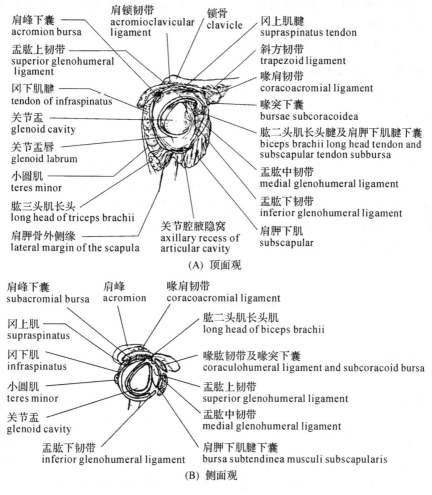

(A) 顶面观

(B) 侧面观

图 7-9　肌腱袖

三、肩关节

(一)肩关节的骨端结构

肩关节由肱骨头和肩胛骨的关节盂构成。两关节面均覆盖一层关节软骨。肱骨头较大,关节盂浅小,呈椭圆形;周围有纤维软骨形成的盂唇使关节盂稍加深加大,但仅能容纳关节头的1/4~1/3。因此,肩关节的运动范围较大,但稳固性较差,临床上易发生肩关节脱位。

(二)关节囊和韧带

关节囊薄而松弛,于肩胛骨处附着于关节盂的周缘、喙突根部和肩胛骨颈。在肱骨则包绕解剖颈,内侧可达外科颈。

纤维层被下列腱纤维加强:上、下部分别由冈上肌肌腱及肱三头肌长头腱;前、后部分别由肩胛下肌腱、冈下肌腱和小圆肌。关节囊下壁最为薄弱,肩关节脱位时,肱骨头常从下壁脱出。关节囊内有肱二头肌长头腱通过。肩关节的韧带主要有盂肱韧带,位于关节囊前壁内面,有加强关节囊前壁的作用。喙肱韧带,自喙突根部的外侧缘斜向外下方,达肱骨大结节的前面。此韧带加强关节囊上部,而且有限制肱骨向外侧旋转和防止肱骨头向上方脱位的作用。在肩关节上方,喙肩韧带与喙突、肩峰共同形成一弓状骨与韧带结构,称为喙肩弓coracoacromial arch,可防止肱骨头向上脱位。

(三)血液供应与神经支配

肩关节的血液供应主要来自肩胛上动脉和旋肱前、后动脉的分支;神经来自肩胛上神经和腋神经的分支。

四、肩胛动脉网

肩胛动脉网位于肩胛骨的周围。其构成有:肩胛上动脉 suprascapular artery,为甲状颈干的分支,经肩胛上横韧带上方,达冈上窝;肩胛背动脉 dorsal scapular artery,即颈横动脉降支,沿肩胛骨内侧缘下行,发支分布于冈下窝;旋肩胛动脉 circumflex scapular artery,为肩胛下动脉的分支,分布于冈下窝。三条动脉的分支彼此吻合成网,是肩部重要的侧支循环途径。当腋动脉血流受阻时,该网仍可维持上肢的血运。

第三节 臂 部

一、臂前区

(一)浅层结构(图 7-10)

臂前区的皮肤较薄,浅筋膜薄而疏松,有臂外侧下皮神经 inferior lateral brachial cutaneous nerve、臂内侧皮神经 medial brachial cutaneous nerve 和肋间臂神经 intercostobrachial nerve 分布。头静脉 cephalic vein 和贵要静脉 basilic vein 分别起自手背静脉网的桡侧和尺侧,到达臂前区后,头静脉沿肱二头肌外侧沟上行,最后经三角肌与胸大肌间沟,穿锁胸筋膜注入腋静脉或锁骨下静脉;肱二头肌外侧沟下部还有前臂外侧皮神经 lateral antebrachial cutaneous nerve 走行。贵要静脉和前臂内侧皮神经走行于肱二头肌内侧沟的下半,它们在臂中点平面出入深筋膜,贵要静脉汇入肱静脉,或直接续于腋静脉。

(二)深层结构(图 7-11)

1.筋膜与肌肉:臂前区的深筋膜较薄,向上移行于三角肌筋膜和腋筋膜;向下移行于前臂筋膜;在臂部屈、伸肌之间形成臂内、外侧肌间隔,附着于肱骨,并共同围成臂前区骨筋膜鞘,包绕肱二头肌、喙肱肌和肱肌。

2.血管神经束:

(1)肱动脉 brachial artery:在大圆肌下缘处续于腋动脉,沿肱二头肌内侧沟下行至肘窝深部;自上而下越过喙肱肌、肱三头肌长头和肱肌的前方。该动脉在臂部的分支有:

1)肱深动脉 deep brachial artery,起自肱动脉上端,与桡神经伴行于桡神经沟内,穿肱骨肌管至臂后区;沿途分支营养肱三头肌和肱肌。其终支为桡侧副动脉,参与构成肘关节动脉网。

2)尺侧上副动脉 superior ulnar collateral artery,平肱肌起点处,发自尺动脉,与尺神经

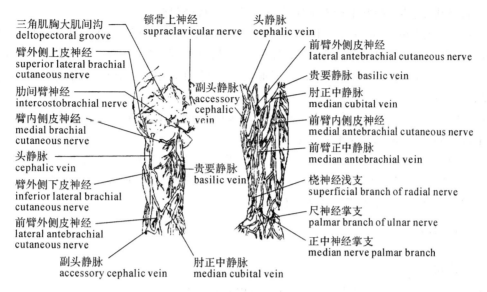

图 7-10　上肢浅静脉及皮神经

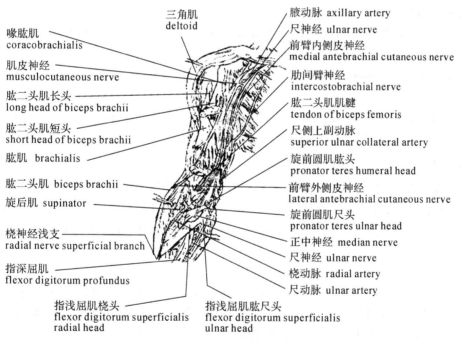

图 7-11　臂前区深层结构

伴行,穿臂内侧肌间隔,达臂后区,参与构成肘关节动脉网。

　　3)尺侧下副动脉 inferior ulnar collateral artery,平肱骨内上髁上方5cm处起自肱动脉,经肱肌前面行向内侧,分为前、后两支,参与构成肘关节动脉网。肱动脉在臂上份居于肱骨内侧,臂中份位于肱骨前内方,臂下份行于肱骨前方。因此,手压止血时,在臂上份、中份和下份应分别压向外侧、后外和后方。

　　(2)肱静脉 brachial vein:有两条肱静脉与肱动脉伴行;贵要静脉至臂中点稍下方穿深筋

膜汇入肱静脉,或伴肱静脉上行至大圆肌下缘处汇合成腋静脉。

(3)正中神经 median nerve:伴肱动脉沿肱二头肌内侧沟下行,在臂上部位于肱动脉的外侧,在臂中点平面越过动脉前方,向下行于肱动脉内侧至肘窝,向下穿旋前圆肌进入前臂。

(4)尺神经 ulnar nerve:在臂上部位于肱动脉内侧,在臂中点上方离开肱动脉,穿臂内侧肌间隔入臂后区。

(5)桡神经 radial nerve:在臂上部行于肱动脉后方,然后伴肱深动脉沿桡神经沟走行;绕肱骨中段背侧转向外下方,穿肱骨肌管至臂后区。

(6)肌皮神经 musculocutaneous nerve:起自臂丛外侧束,穿喙肱肌,经肱二头肌与肱肌之间,行向外下方,发肌支支配上述三肌;其末支从肱二头肌与肱肌之间穿出,在肱二头肌外侧沟下份浅出深筋膜,称为前臂外侧皮神经。

二、臂后区

(一)浅层结构

臂后区,皮肤较厚,浅筋膜较致密,有四条皮神经分布。

1.臂外侧上皮神经 superior lateral brachial cutaneous nerve,是腋神经的皮支,分布于三角肌区和臂外侧区的皮肤。

2.臂外侧下皮神经 inferior lateral brachial cutaneous nerve,起自桡神经,分布于臂外区下份的皮肤。

3.臂后皮神经 posterior brachial cutaneous nerve,是桡神经在腋窝的分支,分布于臂后区的皮肤。

4.前臂后皮神经 posterior antebrachial cutaneous nerve,也是桡神经的分支,约平臂中、下1/3交界处穿出深筋膜,分布于前臂后区的皮肤。

(二)深层结构

1.筋膜与肌肉:臂后区的深筋膜厚而坚韧,借臂内、外肌间隔与肱骨共同围成臂后区骨筋膜鞘,包绕肱三头肌。该肌的内、外侧头、长头与肱骨桡神经沟形成一个绕肱骨中份后面的管道,称为肱骨肌管 humeromuscular tunnel,内有桡神经及伴行的肱深血管,故又名桡神经管。

2.血管神经束:

(1)桡神经血管束 radial neurovascular bundle:由桡神经和肱深血管组成。桡神经在大圆肌下缘于肱骨交角处斜向下外,于肱骨干后方与肱深动脉及两条伴行静脉经肱骨肌管,至臂中、下1/3交界处,与肱深动脉前支桡侧副动脉共同穿外侧肌间隔达臂前区。后者与桡侧返动脉吻合。肱深动脉后支中副动脉在臂后区下行,与骨间返动脉吻合。由于桡神经穿肱骨肌管时紧贴骨面,故肱骨中段骨折时,易伤及桡神经,致前臂伸肌麻痹,引起腕下垂。

(2)尺神经:与尺侧上副动脉伴行,在臂中份以下,行于臂内侧肌间隔后方,经肘后内侧沟至前臂前区。

第四节　肘　部

一、肘前区

(一)浅层结构

肘前区皮肤薄而柔软,浅筋膜疏松,浅静脉粗大,位于皮下。头静脉与前臂外侧皮神经行于肱二头肌腱外侧;贵要静脉与前臂内侧皮神经行于肌腱内侧。肘正中静脉通常从头静脉斜向上内,连于贵要静脉,吻合成"N"形;或由前臂正中静脉至肘前区分为头正中静脉和贵要正中静脉,呈"Y"形分别汇入头静脉和贵要静脉。上述静脉管径粗大、位置表浅,比较固定,是临床上做静脉穿刺及导管插入的常用部位。肘浅淋巴结位于肱骨内上髁上方,贵要静脉附近,又名滑车上淋巴结,收纳手与前臂尺侧半的浅淋巴,其输出管注入腋淋巴结。

(二)深层结构

1.筋膜:肘前区筋膜上续臂筋膜,下连前臂筋膜。从肱二头肌腱内侧,向下内止于前臂筋膜的部分,称为肱二头肌腱膜。其上缘是肘前区重要的肌性标志,它与肱二头肌腱交角处,是触及肱动脉搏动和测量血压的听诊部位。

2.肘窝:是肘前区尖端朝向远侧的三角形凹陷。

(1)境界:上界为肱骨内、外上髁的连线,下外侧界为肱桡肌,下内侧界为旋前圆肌。肘窝浅面依次为皮肤、浅筋膜、深筋膜及肱二头肌腱膜;深面由肱肌与旋后肌组成,再后方为肘关节囊。

(2)内容:肱二头肌腱是肘窝内的中心标志。其内侧有肱动脉及两条伴行静脉,再内侧为正中神经。肱动脉在肘窝中点远侧2cm处分为桡、尺动脉;两者在肘窝内均发出返支参与肘关节动脉网的构成。桡动脉从肘窝尖处、尺动脉经旋前圆肌深面分别进入前臂桡、尺侧。肘深淋巴结位于肱动脉分叉处。正中神经越过尺动脉前方,穿旋前圆肌两头之间进入前臂。肱二头肌腱外侧有前臂外侧皮神经穿出深筋膜,分布于前臂外侧皮肤。在肱肌与肱桡肌之间有桡神经与桡侧副动脉伴行。平肱骨外上髁处,桡神经分为浅、深两支,浅支为感觉支,经肱桡肌深面达前臂桡侧,深支为混合性神经,穿旋后肌至前臂后区,改名为骨间后神经posterior interosseous nerve,支配前臂诸伸肌:尺侧腕伸肌、小指伸肌、桡侧腕短伸肌、桡侧腕长伸肌、指伸肌、拇短伸肌、拇长伸肌。

二、肘后区(图 7-12)

肘后区皮肤厚而松弛,移动度较大,浅筋膜不甚发达,在皮肤与尺骨鹰嘴之间常有鹰嘴皮下囊。肱三头肌腱止于尺骨鹰嘴。肱骨内上髁与尺骨鹰嘴之间有尺神经通过。肘关节脱位或内上髁骨折时,均可伤及尺神经。

(一)肘后三角

肘后三角posterior cubital triangle是指肘关节在屈肘成直角时,肱骨内、外上髁与尺骨鹰嘴尖端三者呈顶向远侧的等腰三角形,当肘关节伸直时,三点则在一条直线上。肘关节脱

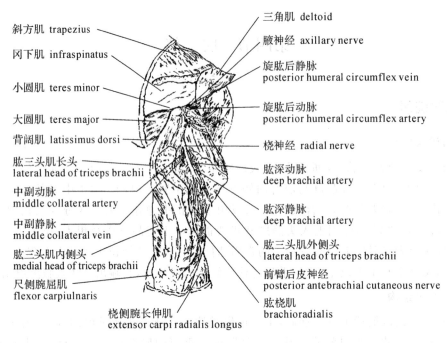

斜方肌 trapezius
冈下肌 infraspinatus
小圆肌 teres minor
大圆肌 teres major
背阔肌 latissimus dorsi
肱三头肌长头
lateral head of triceps brachii
中副动脉
middle collateral artery
中副静脉
middle collateral vein
肱三头肌内侧头
medial head of triceps brachii
尺侧腕屈肌
flexor carpiulnaris
桡侧腕长伸肌
extensor carpi radialis longus

三角肌 deltoid
腋神经 axillary nerve
旋肱后静脉
posterior humeral circumflex vein
旋肱后动脉
posterior humeral circumflex artery
桡神经 radial nerve
肱深动脉
deep brachial artery
肱深静脉
deep brachial artery
肱三头肌外侧头
lateral head of triceps brachii
前臂后皮神经
posterior antebrachial cutaneous nerve
肱桡肌
brachioradialis

图 7-12　臂后区深层结构

位或骨折时,上述正常关系即发生改变。

(二)肘外侧三角

肘外侧三角 lateral cubital triangle 是指屈肘 90°时,肱骨外上髁、桡骨头与尺骨鹰嘴尖端三者呈尖向前的三角形,其中央点是肘关节穿刺的进针部位。伸肘时,上述三者之间的凹陷称肘后窝,深面适对肱桡关节,并可触及桡骨头,也是肘关节穿刺常用部位。

三、肘关节

(一)肘关节的骨端结构

肘关节由肱骨下端和桡、尺骨上端构成。肱骨滑车与尺骨滑车切迹构成肱尺关节;肱骨小头与桡骨关节凹构成肱桡关节 humeroradial joint;桡骨头环状关节面与尺骨桡切迹构成桡尺近侧关节 proximal radioulnar joint。各关节面均覆盖一层关节软骨。上述三个关节共同包在一个关节囊内。

(二)关节囊与韧带

关节囊上端分别附着于冠突窝、桡窝和鹰嘴窝的上缘以及肱骨滑车内侧缘和肱骨小头外侧缘;下端附着于尺骨滑车切迹关节面的边缘、鹰嘴、冠突的边缘,以及桡骨环状韧带 anular ligament of radius。关节囊的前、后壁薄而松弛,两侧有韧带加强。外侧为桡侧副韧带 radial collateral ligament,由肱骨外上髁至桡骨环状韧带;内侧为尺侧副韧带 ulna collateral ligament,自肱骨内上髁至尺骨冠突和鹰嘴。此外,尚有桡骨环状韧带包绕桡骨头的环状关节面,将桡骨头紧紧束缚于尺骨桡切迹内。该韧带附着于尺骨桡切迹的前、后缘,形成一上口大、下口小的骨纤维环,容纳桡骨头在环内旋转而不易脱出。

（三）血液供应与神经支配（图 7-13）

肘关节 elbow joint 由肘关节动脉网供应血液。来自肘关节附近的正中神经、尺神经、桡神经和肌皮神经的分支分布于肘关节。

四、肘关节动脉网

肘关节动脉网由肱动脉、桡动脉及尺动脉的九条分支，在肘关节前后吻合而成。

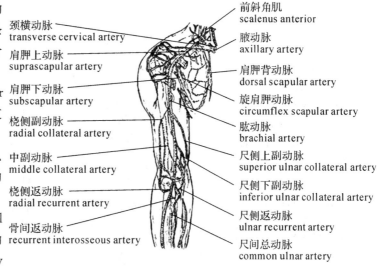

1. 尺侧下副动脉 inferior ulnar collateral artery 的前支与尺侧返动脉前支吻合。

2. 尺侧下副动脉后支、尺侧上副动脉与尺侧返动脉后支吻合。

3. 桡侧副动脉 radial collateral artery 与桡侧返动脉 radial recurrent artery 吻合。

图 7-13　肩胛动脉网和肘关节动脉网

4. 中副动脉与骨间后动脉 posterior interosseous artery 的骨间返动脉吻合。

肘关节动脉网构成了肘关节周围丰富的侧支循环途径。

第五节　前臂部

一、前臂前区

（一）浅层结构（图 7-14）

前臂前区皮肤较薄，移动度较大。浅筋膜中尺侧有贵要静脉及其属支，以及前臂内侧皮神经；桡侧有头静脉及其属支，以及前臂外侧皮神经；正中神经和尺神经的掌支均于屈肌支持带近侧浅出深筋膜。

（二）深层结构

1. 筋膜：前臂前区的深筋膜薄而韧，近肘部有肱二头肌腱膜加强；远侧部在腕前部加厚，形成厚而坚韧的扁带，称为屈肌支持带 flexor retinaculum。前臂前区的深筋膜向深部发出肌间隔，介于屈、伸肌之间，分别连于尺、桡骨；它与两骨和前臂骨间膜共同围成前臂前骨筋膜鞘。

2. 肌肉：前臂肌前群共有 9 块，分为 3 层。

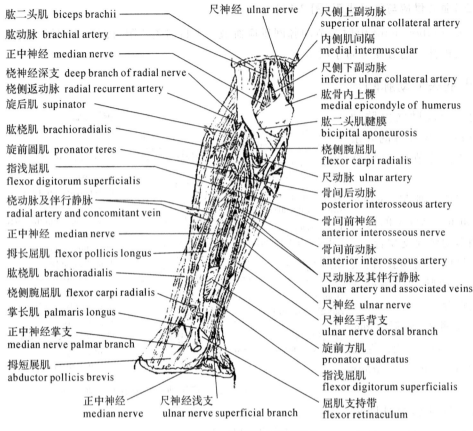

肱二头肌 biceps brachii
肱动脉 brachial artery
正中神经 median nerve
桡神经深支 deep branch of radial nerve
桡侧返动脉 radial recurrent artery
旋后肌 supinator
肱桡肌 brachioradialis
旋前圆肌 pronator teres
指浅屈肌 flexor digitorum superficialis
桡动脉及伴行静脉 radial artery and concomitant vein
正中神经 median nerve
拇长屈肌 flexor pollicis longus
肱桡肌 brachioradialis
桡侧腕屈肌 flexor carpi radialis
掌长肌 palmaris longus
正中神经掌支 median nerve palmar branch
拇短展肌 abductor pollicis brevis

尺神经 ulnar nerve

尺侧上副动脉 superior ulnar collateral artery
内侧肌间隔 medial intermuscular
尺侧下副动脉 inferior ulnar collateral artery
肱骨内上髁 medial epicondyle of humerus
肱二头肌腱膜 bicipital aponeurosis
桡侧腕屈肌 flexor carpi radialis
尺动脉 ulnar artery
骨间后动脉 posterior interosseous artery
骨间前神经 anterior interosseous nerve
骨间前动脉 anterior interosseous artery
尺动脉及其伴行静脉 ulnar artery and associated veins
尺神经 ulnar nerve
尺神经手背支 ulnar nerve dorsal branch
旋前方肌 pronator quadratus
指浅屈肌 flexor digitorum superficialis
屈肌支持带 flexor retinaculum

正中神经 median nerve　　尺神经浅支 ulnar nerve superficial branch

图 7-14　前臂前区深层结构

（1）浅层：从桡侧到尺侧依次为肱桡肌 brachioradialis、旋前圆肌 pronator teres、桡侧腕屈肌 flexor carpi radialis、掌长肌 palmaris longus 及尺侧腕屈肌 flexor carpi ulnaris。

（2）中层：只有指浅屈肌 flexor digitorumsuperficialis。

（3）深层：桡侧为拇长屈肌 flexor pollicis longus，尺侧为指深屈肌 flexor digitorum profundus，两肌远侧深面为旋前方肌 pronator quadratus。

旋前圆肌的两头分别起自肱骨内上髁与尺骨冠突，两者之间有正中神经穿过，尺头的深面有尺动脉穿过。肌纤维斜向下外，止于桡骨中 1/3 的外面及后面，此处近端有旋后肌 supinator 附着，远端有旋前方肌附着。当桡骨骨折时，骨折线在旋前圆肌止点以上或以下，其错位结果不同。掌长肌的肌腹很短，肌腱细长，可屈腕并紧张掌腱膜，临床上可取其腱作肌腱移植用。

3.血管神经束：前臂前区有四个血管神经束（图 7-15）。

（1）桡血管神经束：由桡动脉及其两条伴行静脉和桡神经浅支组成。走行于前臂桡侧屈、伸肌分界线上，此线是剖露桡骨的安全入路。

1）桡动脉：有两条伴行静脉，行于肱桡肌尺侧缘，此缘是暴露桡动脉的标志。该动脉上 1/3 位于肱桡肌与旋前圆肌之间，下 2/3 位于肱桡肌与桡侧腕屈肌之间，其远侧 1/3 位置表浅，为触摸脉搏处。

2）桡神经浅支：是桡神经干的直接延续，沿肱桡肌深面下行于桡动脉外侧；在前臂近侧

1/3两者相距较远,中1/3两者相伴行,远侧1/3又分开;经肱桡肌腱深面,转至前臂后区,分布于腕及手背桡侧半皮肤,以及桡侧两个半指近节指骨背侧皮肤。

(2)尺血管神经束:由尺动脉及两条伴行静脉和尺神经组成。

1)尺动脉:经旋前圆肌深面,穿指浅屈肌腱弓至前臂前区尺侧;在前臂近侧1/3,位于指浅屈肌深面,在远侧2/3,位于尺侧腕屈肌与指浅屈肌之间,经屈肌支持带的浅面、豌豆骨桡侧入手掌。尺动脉上端发出骨间总动脉,该动脉分为骨间前、后动脉,分别行于前臂骨间膜前、后方。

2)尺神经:自肘后尺神经沟下行,穿尺侧腕屈肌腱弓的深面入前臂前区。在前臂近侧1/3与尺血管相距较远,于远侧2/3伴行于尺血管尺侧,经腕部豌豆骨桡侧入手掌。尺神经发肌支支配尺侧腕屈肌、指深屈肌尺侧半;于桡腕关节近侧5cm处分出手背支,分布于手背尺侧半皮肤。

(3)正中神经血管束:由正中神经及其伴行血管组成。

1)正中神经:穿旋前圆肌及肱、尺二头之间,经指浅、深屈肌腱弓深面,至前臂中1/3位于指浅、深屈肌之间,远侧1/3位于桡侧腕屈肌与掌长肌之间。手术中应注意与掌长肌腱的鉴别。正中神经发肌支支配旋前圆肌、桡侧腕屈肌、掌长肌和指浅屈肌,并发出掌支分布于手掌近侧部皮肤。正中神经的桡侧没有分支,是进行手术入路的安全侧。

2)骨间前动脉的分支及其伴行静脉是正中神经的伴行血管。

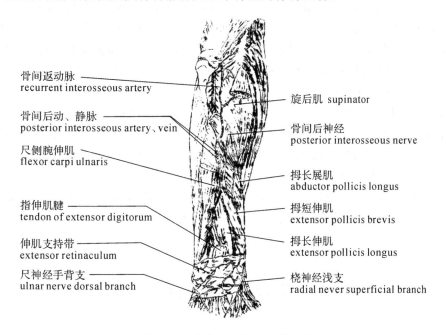

图 7-15 前臂后面的肌、血管和神经

(4)骨间前神经血管束:由骨间前血管和神经组成。骨间前神经是正中神经的分支,与起自骨间总动脉的骨间前动脉伴行,位于前臂骨间膜前方,拇长屈肌和指深屈肌之间,旋前方肌深面。发支支配拇长屈肌、指深屈肌桡侧半和旋前方肌。

4.前臂屈肌后间隙:位于前臂前区远侧1/4,指深屈肌腱、拇长屈肌腱与旋前方肌之间;其内、外侧界分别为尺、桡侧腕屈肌及前臂筋膜,该间隙向远侧经腕管与掌中间隙相通。两个间隙感染时,炎症可互相蔓延。

二、前臂后区

(一)浅层结构

前臂后区皮肤较厚,移动度较小。浅筋膜内有头静脉和贵要静脉的属支,彼此吻合成网。前臂后区神经是桡神经的分支,与前臂内、外侧的皮神经共同分布于该区的皮肤。

(二)深层结构

1.筋膜:前臂后区的深筋膜厚而坚韧,近侧份为肱三头肌腹腱增强;远侧在腕背侧增厚形成伸肌支持带。深筋膜与前臂内、外侧肌间隔,尺、桡骨及前臂骨间膜共同围成前臂后骨筋膜鞘。

2.肌肉:前臂肌后群共10块,分为两层。

(1)浅层:共有5块肌,自桡侧向尺侧依次为桡侧腕长伸肌 extensor carpi radialis longus、桡侧腕短伸肌 extensor carpi radialis brevis、指伸肌 extensor digitorum、小指伸肌 extensor digiti minimi 和尺侧腕伸肌 extensor carpi ulnaris。它们以一个共同起点,即伸肌总腱起自肱骨外上髁后面;另外,还起自深筋膜深面及各肌之间的肌间隔。

(2)深层:有5块肌,旋后肌 supinator 位于上外侧部,其余从桡侧向尺侧分别为拇长展肌 abductor pollicis longus、拇短伸肌 extensor pollicis brevis、拇长伸肌 extensor pollicis longus 和示指伸肌 extensor indicis。由于伸、展拇指的3块肌肉从深层浅出,经桡侧腕长、短伸肌腱的浅面,故将浅层肌又分为两群:外侧群为桡侧腕长、短伸肌及肱桡肌;后群为指伸肌、小指伸肌和尺侧腕伸肌;分别由桡神经和骨间神经的分支支配。两肌群间的缝隙,因无神经走行,是前臂后区手术的安全入路。

3.血管神经束:由骨间后神经、血管组成,走行于浅、深层伸肌之间。

(1)桡神经深支和骨间后神经:桡神经在肘窝分为浅、深两支。深支行向下后,发支支配桡侧腕长、短伸肌和旋后肌,随后穿入旋后肌,并在桡骨头下方5～7cm处穿出该肌,改名为骨间后神经,发支支配其余诸肌。

(2)骨间后动脉:起自骨间总动脉,经骨间膜近侧缘进入前臂后区,在浅、深层之间伴骨间后神经下行,分支营养临近诸肌,并参与形成肘关节动脉网。该动脉有骨间后静脉伴行。

第六节　手　部

一、手掌

(一)表面解剖

1.三条腕横纹:腕近侧纹平尺骨头;腕中纹不恒定,约平尺、桡骨茎突;腕远侧纹相当于腕中关节线,适平屈肌支持带的近侧缘,其中点正对掌长肌腱隆起,是正中神经入掌处。

2.三条腱隆起:当用力握拳、屈腕时,腕前可见三条纵行肌腱隆起。掌长肌腱居腕前中线,其深面有正中神经,其桡侧为桡侧腕屈肌腱;该腱与桡骨茎突之间有桡动脉,是诊脉的常用部位;尺侧腕屈肌腱居最内侧,其末端止于豌豆骨。

3.三条掌纹:鱼际纹斜行于鱼际尺侧,其深面有正中神经通过。掌中纹斜行,形式不一,其桡侧端与鱼际纹重叠;该纹与掌中线的交点,标志掌浅弓的顶点。掌远纹横行,适对第3～5掌指关节的连线。少数人,此线与掌中纹连成一线,称"通贯手"。

(二)浅层结构(图 7-16)

1.皮肤与浅筋膜:腕前区皮肤及浅筋膜薄而松弛,有正中神经、尺神经的掌支,以及前臂内、外侧皮神经的分支分布。掌部皮肤厚而坚韧,角化层较厚,无毛囊及皮脂腺,但汗腺丰富。浅筋膜在鱼际和小鱼际处较薄,但掌心处致密,由纤维隔将皮肤与掌腱膜紧密相连,分隔皮下组织成无数小叶,浅血管、淋巴管和皮神经穿行其间。

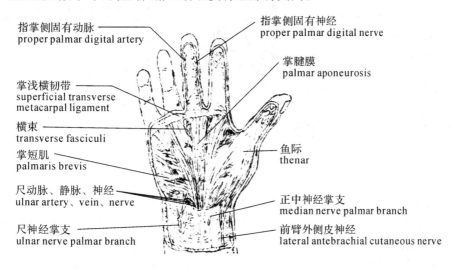

图 7-16 掌腱膜

2.浅血管、淋巴管及皮神经:浅动脉分支细小,数目多,且无静脉伴行。浅静脉及浅淋巴管多吻合成网。尺神经掌支、正中神经掌支和桡神经浅支分别分布于掌内侧1/3、外侧 2/3和鱼际外侧部皮肤,彼此间分布互有重叠。

3.掌短肌:位于小鱼际近侧部的浅筋膜内,属退化的皮肌,受尺神经浅支支配。掌短肌具有固定浅筋膜、保护深面尺神经血管的作用。

(三)深层结构(图 7-17)

1.腕部深筋膜:为前臂深筋膜在腕前区的延续,并增厚形成屈肌支持带。

(1)屈肌支持带 flexor retinaculum:是腕前深筋膜增厚形成的扁带,厚而坚韧。桡侧附着于手舟骨和大多角骨的结节;尺侧附着于豌豆骨和钩骨钩;近侧续前臂深筋膜;远侧连掌腱膜。其近侧缘位于腕远侧横纹深面。它与腕骨沟共同构成腕管。掌长肌腱、尺神经和尺动脉经屈肌支持带浅面入掌;指浅、深屈肌腱及其滑膜鞘,拇长屈肌腱及其滑膜鞘和正中神经均经其深面入掌(图 7-18);桡侧腕屈肌腱穿过屈肌支持带在大多角骨附近入掌。

(2)腕管 carpal canal:由屈肌支持带与腕骨沟共同围成。管内有指浅、深屈肌腱和拇长屈肌腱 9 条肌腱穿过,分别被屈肌总腱鞘和拇长屈肌腱鞘包绕。两鞘均超过屈肌支持带近侧和远侧 2.5cm，两者之间有正中神经通过入手掌。腕骨骨折时可压迫正中神经，引起腕管综合征。

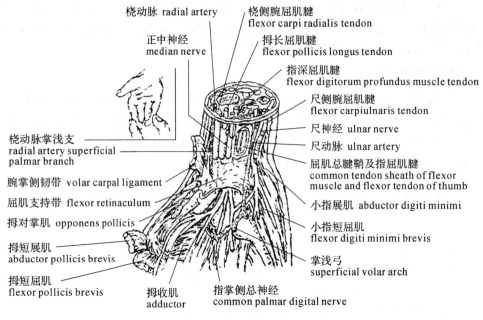

桡动脉 radial artery
桡侧腕屈肌腱 flexor carpi radialis tendon
正中神经 median nerve
拇长屈肌腱 flexor pollicis longus tendon
指深屈肌腱 flexor digitorum profundus muscle tendon
尺侧腕屈肌腱 flexor carpiulnaris tendon
桡动脉掌浅支 radial artery superficial palmar branch
尺神经 ulnar nerve
尺动脉 ulnar artery
腕掌侧韧带 volar carpal ligament
屈肌总腱鞘及指屈肌腱 common tendon sheath of flexor muscle and flexor tendon of thumb
屈肌支持带 flexor retinaculum
小指展肌 abductor digiti minimi
拇对掌肌 opponens pollicis
拇短展肌 abductor pollicis brevis
小指短屈肌 flexor digiti minimi brevis
拇短屈肌 flexor pollicis brevis
掌浅弓 superficial volar arch
拇收肌 adductor
指掌侧总神经 common palmar digital nerve

图 7-17　腕前区深层结构

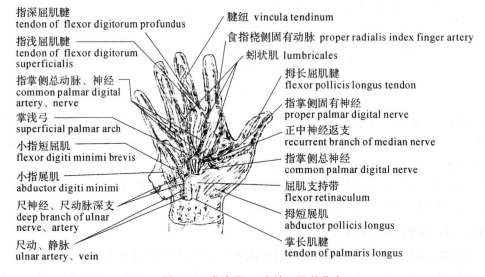

指深屈肌腱 tendon of flexor digitorum profundus
腱纽 vincula tendinum
指浅屈肌腱 tendon of flexor digitorum superficialis
食指桡侧固有动脉 proper radialis index finger artery
蚓状肌 lumbricales
指掌侧总动脉、神经 common palmar digital artery、nerve
拇长屈肌腱 flexor pollicis longus tendon
掌浅弓 superficial palmar arch
指掌侧固有神经 proper palmar digital nerve
小指短屈肌 flexor digiti minimi brevis
正中神经返支 recurrent branch of median nerve
小指展肌 abductor digiti minimi
指掌侧总神经 common palmar digital nerve
尺神经、尺动脉深支 deep branch of ulnar nerve、artery
屈肌支持带 flexor retinaculum
拇短展肌 abductor pollicis longus
尺动、静脉 ulnar artery、vein
掌长肌腱 tendon of palmaris longus

图 7-18　掌浅弓、正中神经及其分支

2.掌部深筋膜：分为浅、深两层。

(1)浅层：覆盖鱼际肌、小鱼际肌和掌心指屈肌腱的前面；其掌心部有掌长肌腱纤维增强，厚而坚韧，呈三角形，称为掌腱膜 palmar aponeurosis。其尖向近侧与掌长肌腱相连，远侧纵行纤维分成 4 束，行向第 2~5 指，横行纤维位于纵行纤维的深面。在掌骨头处，由位于指蹼深面的掌浅横韧带与掌腱膜纵、横纤维束围成三个指蹼间隙，是手指血管、神经穿过的部位，又是手掌、手背与手指三者间的通道。掌腱膜可协助屈指；外伤和炎症时，可引起掌腱膜挛缩,影响手指运动。

(2)深层:位于诸指屈肌腱与骨间肌、掌骨之间,又名骨间掌侧筋膜。

3.手掌的筋膜间隙(图 7-19):位于掌骨筋膜鞘的中间鞘内,中间鞘内有掌中间隔,将掌中间鞘分为外侧的鱼际间隙和内侧的掌中间隙。

(1)掌中间隙 midpalmar space:位于中间鞘尺侧半的深部,在第 3～5 指屈肌腱、第 2～4 蚓状肌与骨间掌侧筋膜之间,内侧为掌内侧肌间隔,外侧以掌中隔与鱼际间隙分开。间隙的近端位于屈肌总腱鞘的深面,经腕管与前臂屈肌后间隙;其远侧端经第 2～4 蚓状肌鞘达第 2～4 指蹼间隙,并经此处通指背。

(2)鱼际间隙 thenar space:位于中间鞘的桡侧半的深部,在掌中隔、外侧肌间隔与拇收肌筋膜之间。此间隙的近侧端为盲端,远侧经第 1 蚓状肌鞘与示指指背相通。

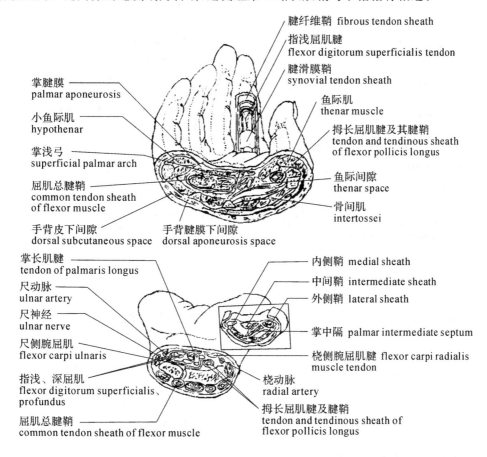

图 7-19　手掌骨筋膜鞘及其内容

二、手背

(一)表面解剖

1.骨性标志:腕背部可触及桡骨背侧结节,尺骨头以及尺、桡骨茎突。

2.解剖学"鼻烟壶":位于腕和手背桡侧,当伸、展拇指时,呈尖向拇指的三角形凹陷。其桡侧界为拇长展肌腱和拇短伸肌腱;尺侧界为拇长伸肌腱;近侧界为桡骨茎突;窝底为手舟骨及大多角骨,并可触及桡动脉搏动。当舟骨骨折时,因肿胀"鼻烟壶"消失,窝底可有压痛。

3.肌性标志:伸指肌腱隔皮清晰可见。当拇指内收时,第1骨间背侧肌形成隆起,其近侧端为桡动脉入掌处。

(二)浅层结构(图7-20、图7-21)

手背皮肤薄而柔软,有毛和皮脂腺;浅筋膜薄而松弛,移动度较大。手背浅静脉丰富,吻合成手背静脉网,收集手指及手背浅、深部的静脉血。手背静脉网的桡侧和尺侧分别与拇指和小指的静脉合成头静脉和贵要静脉的起端。手掌的静脉血,一般由掌侧流向背侧,从深层入浅层静脉,至手背静脉回流。手背浅淋巴管与浅静脉伴行,淋巴回流与静脉相似,故当手指和手掌感染时,手背较手掌肿胀明显。皮神经有桡神经浅支和尺神经手背支,各发5条指背神经,分别布于手背桡侧半和尺侧半,以及各两个半手指背侧皮肤。

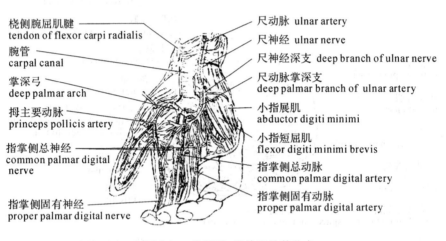

桡侧腕屈肌腱
tendon of flexor carpi radialis

腕管
carpal canal

掌深弓
deep palmar arch

拇主要动脉
princeps pollicis artery

指掌侧总神经
common palmar digital nerve

指掌侧固有神经
proper palmar digital nerve

尺动脉 ulnar artery

尺神经 ulnar nerve

尺神经深支 deep branch of ulnar nerve

尺动脉掌深支
deep palmar branch of ulnar artery

小指展肌
abductor digiti minimi

小指短屈肌
flexor digiti minimi brevis

指掌侧总动脉
common palmar digital artery

指掌侧固有动脉
proper palmar digital artery

图7-20 掌深弓、尺神经及其分支

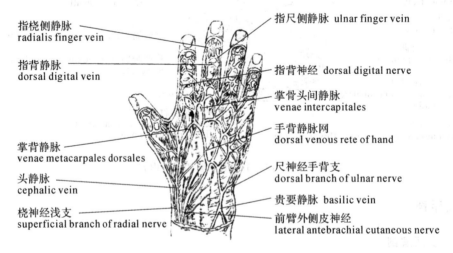

指桡侧静脉
radialis finger vein

指背静脉
dorsal digital vein

掌背静脉
venae metacarpales dorsales

头静脉
cephalic vein

桡神经浅支
superficial branch of radial nerve

指尺侧静脉 ulnar finger vein

指背神经 dorsal digital nerve

掌骨头间静脉
venae intercapitales

手背静脉网
dorsal venous rete of hand

尺神经手背支
dorsal branch of ulnar nerve

贵要静脉 basilic vein

前臂外侧皮神经
lateral antebrachial cutaneous nerve

图7-21 手背浅层结构

(三)深层结构(图 7-22、图 7-23)

1.伸肌支持带 extensor retinaculum 又名腕背侧韧带,由腕背深筋膜增厚而成;内侧附于尺骨茎突和三角骨,外侧附于桡骨远端外侧缘。它向深面发出 5 个隔,附于尺、桡骨背面,形成 6 个骨纤维性管道,有 9 块前臂伸肌的肌腱及其腱鞘通过,从桡侧至尺侧依次为:

(1)拇长展肌 abductor pollicis longus 与拇短伸肌腱 tendon of extensor pollicis brevis;

(2)桡侧腕长、短伸肌腱 tendon of extensor carpi radialis longus and brevis;

(3)拇长伸肌腱 tendon of extensor pollicis longus;

(4)指伸肌与示指伸肌腱 extensor digitorum and it's tendon;

(5)小指伸肌腱 tendon of extensor digiti minimi;

(6)尺侧腕伸肌腱 tendon of extensor carpi ulnaris。

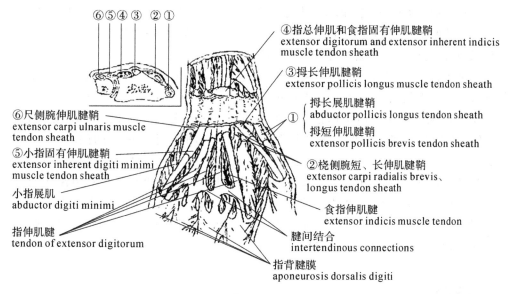

图 7-22　腕后区及手背深层结构

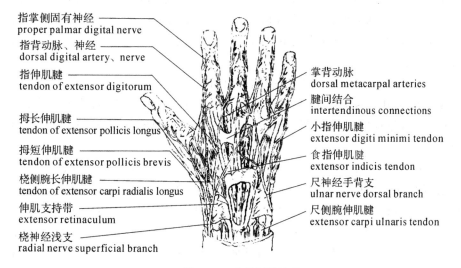

图 7-23　手背深层结构

2.手背筋膜间隙:手背深筋膜分浅、深两层。浅层是伸肌支持带的延续,并与伸指肌腱结合,形成手背腱膜,其两侧分别附着于第2、5掌骨。手背深筋膜深层,又名骨间背侧筋膜,覆盖第2~5掌骨及第2~4骨间背侧肌表面。它在掌骨近端以纤维隔与手背腱膜相结合,远端在指蹼处两层筋膜彼此结合。因此,手背浅筋膜、手背腱膜和手背深筋膜深层三层之间形成两个筋膜间隙,即手背皮下间隙和腱膜下间隙,两者常彼此交通,当感染时可互相扩散,使整个手背肿胀。

三、手指

(一)浅层结构

1.皮肤:手指掌侧皮肤比背侧厚,富有汗腺与指纹,但无皮脂腺。指掌侧有3条皮纹:近侧纹适对近节指骨的中部;中、远横纹与指关节相当。指腹处神经末梢和血管特别丰富。指甲是指背皮肤的衍生物,由真皮增厚而生成。甲下的真皮为甲床;甲根部的表皮生发层是指甲的生长点,围绕甲根及其侧缘的皮肤皱襞,称为甲廓。

2.浅筋膜:指掌侧的皮下组织积聚成球,且有纤维隔介于其间,将皮肤连于指屈肌腱鞘。在指横纹处无皮下组织,皮肤与腱鞘直接相连;当刺伤感染时,常导致腱鞘炎。

3.指髓间隙 pulp space:又称指髓 pulp space,位于远节指骨远侧 4/5 的皮肤和骨膜之间,有纤维隔连于指远纹的皮下和指深屈肌腱末端,形成指端的密闭间隙。纤维隔将指腹的脂肪分成小叶,其间有血管和神经末梢分布。指端感染时,肿胀压迫血管和神经末梢,剧烈疼痛,应及时进行指端侧方切开引流减压,且必须切断纤维隔引流才能通畅。

4.手指的血管和神经:每指均有两条指掌侧固有动脉 proper palmar digital artery 和两条指背动脉 dorsal digital artery,分别与同名神经伴行,均位于指掌、背侧面与侧面的交界线上。手指的静脉主要位于背侧;浅淋巴管与指腱鞘及指骨骨膜的淋巴管相交通,故感染时可互相蔓延。

(二)深层结构

1.指浅、深屈肌腱:指浅屈肌腱在近节指骨处覆盖并包绕指深屈肌腱,并向远侧分为两股附着于中节指骨中部的两侧缘,形成肌腱裂孔,容纳深腱穿过。指深屈肌腱穿肌腱裂孔后,止于远端。浅腱主要屈近侧指关节,深腱主要屈远侧指关节,两腱有独立的滑动范围,又互相协同增强肌力。

2.指腱鞘:是包绕指浅、深屈肌腱的鞘管,由两部分组成(图 7-24)。

(1)腱纤维鞘 fibrous sheath of tendon:由手指深筋膜增厚而成,附着于指骨及关节囊的两侧,形成一骨纤维性管道;其纤维分环状部和交叉部,对肌腱起约束、支持和滑车作用,并增强肌的拉力。

(2)腱滑膜鞘 synovial sheath of tendon:位于腱纤维鞘内,为包绕肌腱的双层套管状结构,由滑膜构成,分脏、壁两层。鞘的内层包在肌腱表面,称为脏层;外层贴在腱纤维层的内面和骨面,称为壁层;腱滑膜两端密闭,在骨面移行到肌腱的两层滑膜部分,称为腱系膜,即腱纽,内有出入肌腱的血管和神经。第2~4指的滑膜鞘从远节指骨底向近侧延伸,均越过3个关节,达掌指关节的近侧。拇指和小指的滑膜鞘分别与桡侧囊和尺侧囊相连续。

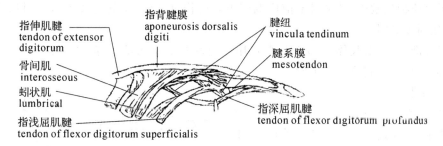

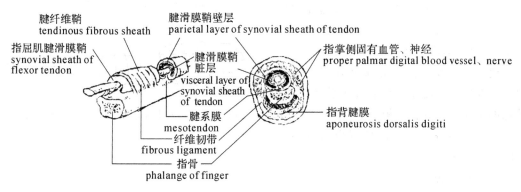

图 7-24 手指屈肌腱及腱鞘

3.指伸肌腱:指伸肌腱越过掌骨头后向两侧扩展,包绕掌骨头和近节指骨的背面,称指背腱膜,又称腱帽。它向远侧分为 3 束:中间束止于中节指骨底;两条侧束在中节指骨背侧合并后,止于远节指骨底。侧束近侧部有骨间肌腱参与;中间部有蚓状肌腱加强。指伸肌腱可伸全部指关节;在骨间肌和蚓状肌协同下,还可屈掌指关节,伸指关节。当中间束断裂时,不能伸近侧指关节;两侧束断裂时,远侧指关节不能伸直,呈"锤状指";三束皆断时,全指呈屈曲状态。

第七节 上肢手术学

一、牵引术

牵引术 traction 是利用牵引力和反牵引力作用于骨折部,对抗软组织的紧张和回缩,达到脱位复位或使骨折复位固定的治疗方法。牵引方法包括皮牵引、骨牵引和兜带牵引。皮牵引是利用贴敷于患肢皮肤上的胶布或包捆于患肢皮肤上的牵引带,进而维持骨折的复位和稳定。利用其与皮肤的摩擦力,通过滑轮装置及肌肉在骨骼上的附着点,将牵引力传递到骨骼,称间接牵引。骨牵引是将不锈钢针穿入骨骼的坚硬部位,通过牵引钢针直接牵引骨骼,称直接牵引。兜带牵引是利用布袋或海绵兜带兜住身体突出部位施加牵引力。

(一)操作前

1.做好解释:向患者及家属解释牵引的意义、目的、步骤及注意事项,以便配合。

2.了解药物过敏史:骨牵引术前应询问患者药物过敏史,尤其是普鲁卡因过敏史,如过敏,可改用利多卡因。

3.局部准备:牵引肢体局部皮肤必须用肥皂水和清水擦洗干净,去除油污。必要时剃毛。行颅骨牵引时,剃除全部头发。

4.用物准备:皮牵引备胶布、纱布绷带、扩张板、安息香酸酊或海绵牵引带;骨牵引备骨牵引器械包(内备骨圆针和克氏针、手摇钻、骨锤)、切开包、牵引弓等手术器械;另外还需准备牵引床、牵引架、牵引绳、重锤、包扎平整的布朗-毕洛架及托马斯架等。

皮牵引的胶布两头分叉劈开,易扩展其宽度。在胶布长度中点黏着面上放置比肢端稍宽的中央有孔的扩张板(图7-25)。

5.体位准备　牵引前摆好患者体位,协助医师进行牵引。

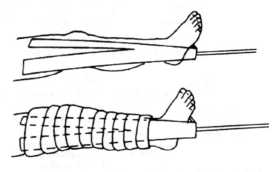

图7-25　下肢皮肤牵引的胶布贴及绷带包扎方法

(二)操作方法

1.皮牵引:无创,简单易行,但牵引重量小,一般不超过5kg。多用于四肢牵引。行下肢皮牵引时,牵引不能压迫腓骨头部,以免压迫腓总神经,导致肢体麻痹。

(1)胶布牵引:多用于四肢。局部皮肤涂以安息香酸酊(婴幼儿除外),以增加黏合力及减少对胶布的过敏。在骨隆突处加适当宽度的胶布,沿肢体纵轴粘贴胶布于肢体两侧并使之与皮肤紧贴,平整无褶皱。胶布外用绷带缠绕,防止松脱。借牵引绳通过滑轮进行皮牵引。

(2)海绵带牵引:将海绵带平铺于床上,用大毛巾包裹需牵引的肢体,骨突出处垫以棉花或纱布,将肢体包好,扣上尼龙搭扣,拴好牵引绳,进行牵引。

2.骨牵引:牵引力量大,持续时间长;因系有创牵引方式,所以可能发生感染。常应用于颈椎骨折、脱位,肢体开放性骨折及肌肉丰富处的骨折。

(1)进针:①四肢牵引:做皮肤小切口,协助医师用手摇钻将牵引针钻入骨质,并穿过骨质从对侧皮肤突出。针孔处皮肤用乙醇纱布覆盖,牵引针的两端套上软木塞或有胶皮盖的小瓶,以免刺伤皮肤或划破被褥(图7-26);②颅骨牵引:用安全钻头钻穿骨外板,将牵引弓两侧的钉尖插入此孔,旋紧固定螺丝,扭紧固定,以防滑脱(图7-27)。

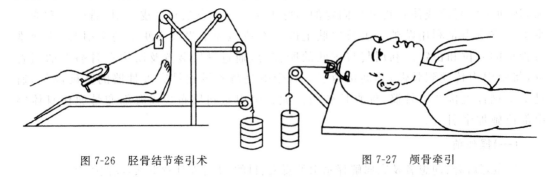

图7-26　胫骨结节牵引术　　　　　　　　　图7-27　颅骨牵引

（2）牵引：系上牵引绳，通过滑车，加上所需重量进行牵引。牵引重量根据病情、部位和患者体重确定，下肢牵引质量一般是体重的 1/10～1/7，颅骨牵引质量一般 6～8kg。

3.兜带牵引：

（1）枕颌带牵引：常用于颈椎骨折、脱位、颈椎间盘突出及颈椎病。卧床持续牵引时，牵引质量一般为 2.5～3kg；坐位牵引时，牵引质量自 6kg 开始，可逐渐增加至 15kg，每日 1～2 次，每次 30min。牵引时避免枕颌带压迫两耳及头面两侧（图 7-28）。

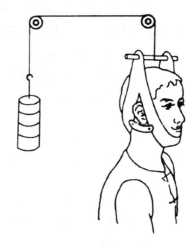

图 7-28　枕颌带牵引

（2）骨盆水平牵引：将骨盆兜带包于骨盆，在骨盆兜带上加适当重量，可定时间歇牵引。也可将特制胸部兜带拴在床架上或将床尾抬高 20～25cm 行反牵引。常用于腰椎间盘突出症的治疗（图 7-29）。

（3）骨盆悬吊牵引：将兜带从后方包于骨盆，前方两侧各系牵引绳，交叉至对侧上方通过滑轮及牵引支架进行牵引。常用于骨盆骨折的复位与固定。牵引重量以将臀部抬离床面 2～3cm 为准（图 7-30）。

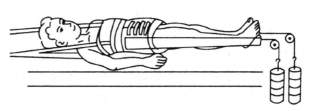

图 7-29　骨盆水平牵引

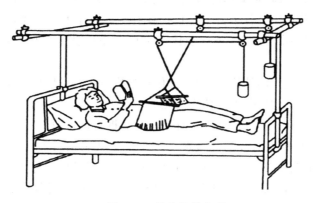

图 7-30　骨盆悬吊牵引

二、石膏绷带固定术

石膏绷带 plaster bandage 是常用的外固定材料之一，适用于骨关节损伤及术后的固定。石膏绷带卷是将熟石膏粉撒在上过浆的纱布绷带上用木板刮匀，石膏绷带经温水浸泡后，包在固定的肢体上，5～10min 即可硬结成型，并逐渐干燥固定，对患肢起有效的固定作用。近年来，黏胶石膏绷带的使用较为广泛，是将胶质黏合剂与石膏粉完全混合后牢固地黏附在支持纱布上制成，使石膏绷带的处理更为清洁、舒适。

常用的石膏类型可分为石膏托、石膏夹板、石膏管型、躯体石膏及特殊类型石膏等（图 7-31）。

1. 体位：将患者置于关节功能位，特殊情况下根据需要摆放。由专人维持或置于石膏牵引架上，切不可中途变换体位。

2. 覆盖衬垫：在石膏固定处的皮肤表面覆盖一层衬垫，可用棉织筒套、棉垫或绵纸，以防局部受压形成压疮。

3. 制作石膏条：根据肢体长度选择石膏绷带的型号，在平台上将石膏绷带来回折叠，通常上肢10~12层，下肢12~15层，而后从两头向中间折叠，平放入水内浸泡充分后，向中间轻挤，去除多余水分后，推模压平，置于患肢背面。

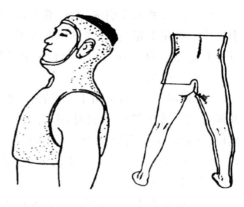

图 7-31 躯干石膏

4. 石膏包扎：

(1)石膏托制作：若制作石膏托，则直接用普通绷带缠绕即可。

(2)石膏管型制作：若制造石膏管型，则将石膏卷平放入水桶并完全浸没，至石膏卷停止冒气泡时双手持石膏卷两头取出，挤去多余水分。石膏卷贴着躯体从肢体近侧向远侧推动，使绷带粘贴缠绕，每一圈绷带覆盖上一圈绷带的1/3。缠绕过程中用手掌均匀抚摸绷带，以使各层贴合紧密，平整无褶，曲线明显，粗细不匀处要用拉回打"褶裥"，不可包得过紧或过松；层次均匀，一般包5~7层，绷带边缘、关节部位及骨折部多包2~3层；石膏绷带的厚度上下一致，以不断裂为标准，不可任意加厚。

5. 捏塑：石膏未定型前，根据局部解剖特点适当捏塑及整理，使石膏在干固过程中固定牢稳而不移动位置，重点注意各个关节部位。在石膏表面涂上石膏糊，加以按摩，使表面光滑。四肢绷带应露出手指或脚趾，观察肢体末端血液循环、感觉和运动的同时可进行功能锻炼。

6. 包边：将衬边从内面向外拉出一些，包住石膏边缘；若无衬垫，可用一宽胶布沿石膏边包起。在石膏表面涂上石膏糊，可以使表面光滑。

7. 标记：用记号笔在石膏外标记固定日期及预计拆石膏日期。

8. 开窗：石膏未干前，为方便局部检查或伤口引流、更换辅料等，可在相应部位石膏上开窗。方法是确定开窗范围并标记，用石膏刀沿标记线向内侧斜切，边切边将切开的石膏向上拉直至完全切开。已开窗的石膏需用棉花填塞后包好，或将石膏复原后，用绷带加压包紧，以防软组织向外突出。

9. 石膏拆除：拆石膏前需向患者解释，使用石膏锯时可有振动、压迫及热感，但无痛感，不会切到皮肤。石膏拆除后，患者可能有肢体减负的感觉。石膏下的皮肤一般有一层黄褐色的痂皮或死皮、油脂等；其下的新生皮肤较为敏感，避免搔抓，可用温水清洗后，涂一些润肤霜保护皮肤，每日行局部按摩。由于长时间固定不动，开始活动时肢体可能产生关节僵硬感或肢体肿胀，应指导患者加强患肢功能锻炼，必要时用弹性绷带包扎患肢，并逐步放松，以缓解不适症状。

三、肱骨干骨折

肱骨干骨折 fracture of the shaft of the humerus 是发生在肱骨外科颈下1~2cm至肱

骨髁上 2cm 一段内的骨折。在肱骨干中、下 1/3 段后外侧有桡神经沟,此处骨折容易发生桡神经损伤。

【病因】

肱骨干骨折可由直接暴力或间接暴力引起。直接暴力所致常发生在肱骨中、上段,致横形或粉碎性骨折。间接暴力所致常发生在肱骨干中、下 1/3 骨折,由于手部或肘部着地,外力向上传导,加上身体倾倒所产生的剪式应力。也可因投掷运动或"掰腕"引起,多为斜形或螺旋形骨折。骨折端的移位取决于外力作用的大小、方向、骨折的部位和肌肉牵拉方向等。

【临床表现】

1.症状:局部出现疼痛、肿胀、皮下瘀斑,上肢活动障碍。

2.体征:患侧上臂可见畸形,反常活动,有骨摩擦感/骨擦音。若合并桡神经损伤,可出现患侧垂腕畸形,各手指掌指关节不能背伸,拇指不能伸直,前臂旋后障碍,手背桡侧及虎口皮肤感觉减退或消失。

【治疗原则】

1.手法复位外固定:在止痛、持续牵引和使肌肉放松的情况下复位,复位后可选择石膏或小夹板固定。桡神经贴附于肱骨干中、下 1/3 处,因此该处骨折手法复位时禁用反折手法,以免损伤桡神经。复位后比较稳定的骨折,可用 U 形石膏固定。中、下段长斜形或长螺旋形骨折因手法复位后不稳定,可采用上肢悬垂石膏固定,宜采用轻质石膏,以免因重量太大导致骨折端分离。选择小夹板固定者可在屈肘 90° 应用三角巾悬吊,成人固定 6～8 周,儿童固定 4～6 周(图 7-32)。

2.切开复位内固定:切开直视下复位后用加压钢板螺钉内固定或带锁髓内针固定。近年来采用有限接触钢板固定治疗肱骨干下 1/3 骨折,因减少了对血供的影响而降低了骨折不愈合的发生率。内固定物可在半年以后取出,若无不适也可不取。

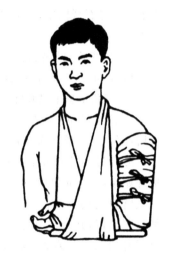

图 7-32　上臂或超肩小夹板固定

对于有桡神经损伤的患者,术中探查神经,若完全断裂,可一期修复桡神经。若为挫伤,神经连续性存在,则切开神经外膜,减轻神经继发性病理改变。

3.康复治疗:无论是手法复位外固定,还是切开复位内固定,术后均应早期进行康复治疗。在锻炼过程中,要随时检查骨折对位、对线及愈合情况。在锻炼过程中,可配合理疗、中医、中药治疗等。

四、前臂双骨折

尺桡骨干双骨折 fracture of the ulna and radius 较多见,占各类骨折的 6% 左右,以青少年多见。因骨折后常导致复杂的移位,使复位十分困难,易发生骨筋膜室综合征。

【病因与分类】

1.直接暴力:多由重物直接打击、挤压或刀砍引起。特点为两骨同一平面的横形或粉碎性骨折,多伴不同程度的软组织损伤,包括肌肉、肌腱断裂,神经性血管损伤等,整复对位不稳定。

2.间接暴力:常为跌倒时手掌着地,由于桡骨负重较多,暴力作用向上传导后首先使桡骨骨折,继而残余暴力通过骨间膜向内下方传导,引起低位尺骨斜形骨折。

3.扭转暴力:跌倒时手掌着地,同时前臂发生旋转,导致不同平面的尺桡骨螺旋形骨折或斜形骨折,尺骨的骨折线多高于桡骨的骨折线。

【临床表现】

1.症状:受伤后,患侧前臂出现疼痛、肿胀、畸形及功能障碍。

2.体征:可发现畸形、反常活动、骨摩擦音或骨擦感。尺骨 1/3 骨干骨折可合并桡骨小头脱位,称为孟氏(Monteggia)骨折。桡骨干下 1/3 骨折合并尺骨小头脱位,称为盖氏(Galeazzi)骨折。

【治疗原则】

1.手法复位外固定:除了要达到良好的对位、对线以外,特别需注意防止畸形和旋转。

复位成功后可采用石膏固定,即用上肢前、后石膏夹板固定,待肿胀消退后改为上肢管型石膏固定,一般 8~12 周可达到骨性愈合;也可采用小夹板固定,即在前臂掌侧、背侧、尺侧和桡侧分别放四块小夹板并捆扎,将前臂放在防旋板上固定,再用三角巾悬吊患肢(图 7-33)。

2.局部制动:支持并保护患肢在复位后体位,防止腕关节旋前或旋后。

3.指导功能锻炼:复位固定后应尽早开始手指伸曲和用力握拳活动,并进行上臂肌肉的主动舒缩运动。2 周后局部肿胀消退,开始练习腕关节活动。4 周

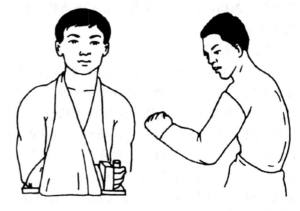

(A) 前臂放小夹板固定　　　　(B) 上肢管型石膏固定

图 7-33　　前臂双骨折外固定

以后开始练习肘关节和肩关节活动。8~10 周后拍片证实骨折已愈合,才可进行前臂旋转活动。

五、桡骨远端骨折

桡骨远端骨折是指桡骨远端关节面 3cm 以内的骨折,多见于有骨质疏松的中老年女性。

【病因与分类】

多为间接暴力引起。跌倒时,手部着地,暴力向上传导,发生桡骨远端骨折。根据受伤的机制不同,可发生伸直型骨折和屈曲型骨折。伸直型骨折(Colles 骨折)多因跌倒后手掌着地、腕关节背伸、前臂旋转而受伤。屈曲型骨折(Smith 骨折)常见于跌倒后手背着地、腕关节屈曲而受伤,也可由腕背部受到直接暴力打击发生,较伸直型骨折少见。

【临床表现】

1.症状:伤后腕关节局部疼痛和皮下瘀斑、肿胀,出现功能障碍。

2.体征:患侧腕部压痛明显,腕关节活动受限。伸直型骨折由于远折端向背侧移位,从侧面看腕关节呈"银叉"畸形;又由于其远折端向桡侧移位,从正面看呈"枪刺样"畸形(图 7-34)。屈曲型骨折者受伤后腕部出现下垂畸形。

【治疗原则】

1.手法复位外固定:对伸直型骨折者,手法复位后在旋前、屈曲、尺偏位用桡腕关节石膏绷带固定或小夹板固定2周。水肿消退后,在腕关节中立位改用前臂管型石膏或继续用小夹板固定。屈曲型骨折的处理原则与伸直型骨折基本相同,复位手法相反。

2.切开复位内固定:严重粉碎性骨折移位明显、手法复位失败或复位后外固定不能维持复位者,可行切开复位,用松质骨螺钉、T形钢板或钢针固定。

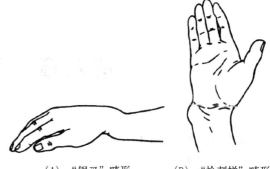

(A) "银叉"畸形　　　　(B) "枪刺样"畸形

图7-34　伸直型桡骨下端骨折后典型畸形

复习思考题

一、名词解释

1.腋鞘　2.肱骨肌管　3.腕管　4.指髓间隙　5.指腱鞘　6.手掌筋膜间隙　7.手掌骨筋膜鞘　8.锁胸筋膜　9.三角肌区　10.肩胛区

二、问答题

1.试述腋窝的构成及内容。

2.腋窝前壁的层次是怎样排列的?在胸小肌上、下缘各能观察到哪些内容?

3.腋动脉有哪些主要分支?它们的走行、分布怎样?

4.腋窝内包括臂丛的哪些部分?简述三个束的构成、位置与分支。

5.腋淋巴结可分为几群?各群的位置、收纳范围、回流及临床意义有哪些?

6.哪些神经与肱骨骨面紧贴,损伤后可出现什么样的畸形?为什么?

7.乳房外侧部癌肿时,癌细胞常先侵入哪些淋巴结,临床上在何处能摸到肿大的淋巴结?

8.试述肘窝的构成,并以肱二头肌腱为标志,总结肘窝内神经、血管的位置关系。

9.以肱二头肌内、外侧沟为标志,总结臂前区有关血管、神经的安排。

10.试述前臂前区血管神经束的名称、组成和位置。

11.腕管是如何构成的?有哪些结构通过腕管?

12.试述掌心部的层次结构。

13.试述手掌骨筋膜鞘的构成、分部及各鞘内容。

14.分别指出与下列血管伴行或关系密切的神经:

(1)旋肱后动脉　　　(2)肱深动脉　　　(3)尺侧上副动脉　　　(4)桡副动脉

(5)胸外侧动脉　　　(6)头静脉　　　(7)掌深弓

第八章　下　　肢

【教学目的与要求】

1.掌握下肢重要的骨性和肌性标志。

2.掌握 Nelaton 线和 Kapan 点的位置及其临床意义。

3.掌握坐神经、股动脉和足背动脉的体表投影。

4.掌握大、小隐静脉的起止、行程、交通、属支及其临床意义。

5.掌握梨状肌上、下孔及坐骨小孔的构成及其穿经结构。

6.掌握坐骨神经与梨状肌的关系。

7.掌握阔筋膜的配布及特点;掌握髂胫束和隐静脉裂孔。

8.掌握肌腔隙、血管腔隙的位置、境界及内容。

9.掌握股鞘与股管。

10.掌握股三角的位置、境界、构成及内容物的位置关系。

11.掌握收肌管的构成、位置及内容。

12.掌握闭孔动脉、静脉、神经的行程、分支和分布。

13.掌握坐骨神经的行程、分支和分布。

14.掌握腘窝的境界、构成及内容物的位置关系。

15.掌握胫神经、腓总神经的行程、分支和分布。

16.掌握腘动、静脉的位置和行程。

17.掌握腓浅神经的行程、分布及其受伤后的表现。

18.掌握胫前动、静脉,腓深神经的行程和分布。

19.掌握腓肠神经的合成、行程、分布。

20.掌握胫后动脉、静脉和胫神经的行程、分支和分布。

21.掌握踝前区肌腱排列顺序,足背动脉的毗邻、行程、分支和分布。

22.掌握踝管的构成及内容的排列关系,踝管的临床意义。

【教学重点与难点】

梨状肌上、下孔及坐骨小孔的构成及其穿经结构。

第一节　概　述

下肢 lower limbs 借肢带骨与躯干相连,骨骼粗大,关节面宽,辅助结构多而坚韧,稳定性大于灵活性,肌肉较发达,具有支持体重及运动的功能。

一、境界与分区

前方以腹股沟与腹部分界,后方以髂嵴与腰、骶部分界,上端内侧为会阴部。

二、表面解剖

(一)体表标志

1. 臀部与股部:髂嵴 iliac crest 全长均可触及,其前端为髂前上棘 anterior superior iliac spine,后端为髂后上棘 posterior superior iliac spine。髂前上棘后上方 5～7cm 处有髂结节 iliac tubercle 及其下方约 10cm 处的股骨大转子 greater trochanter of femur。屈髋时在臀部下方可触及坐骨结节 ischial tuberosity,股部前上方还可触及耻骨联合 pubic symphysis 和耻骨结节 pubic tubercle。

2. 膝部:有髌骨 patella、髌韧带 patellar ligament、胫骨粗隆 tibial tuberosity、股骨内外上髁 medial and lateral condyle of femur、收肌结节 adductor tubercle。

3. 小腿、踝与足:有沿胫骨粗隆向下的胫骨前缘 anterior border of tibia、腓骨头 fibular head、腓骨 fibula、内、外踝 medial,lateral malleolus 以及后方的跟腱 calcaneal tendon、跟骨结节 tuberosity of calcaneus、舟骨粗隆 tuberosity of navicular、第 5 跖骨粗隆。

(二)对比关系(图 8-1)

1. Nelaton 线:侧卧,髋关节屈 90°～120°,自坐骨结节至髂前上棘的连线,称 Nelaton 线。正常情况下,该线恰好通过股骨大转子尖。当髋关节脱位或股骨颈骨折时,大转子尖可向此线上方移位。

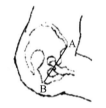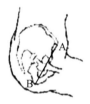

(A) Nelaton线

2. Kaplan 点:仰卧,两下肢并拢伸直,两髂前上棘处同一平面时,左、右大转子尖经同侧髂前上棘的延长线,正常情况下,两延长线相交于脐或脐以上,相交点称 Kaplan 点。当髋关节脱位或股骨颈骨折时,该点常移至脐下,且偏向健侧。

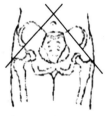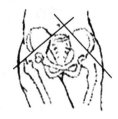

(B) Kaplan点

(三)颈干角与膝外翻角(图 8-2)

图 8-1　Nelaton 线和 Kaplan 点

股骨颈与股骨体长轴之间向内的夹角叫颈干角 collodiaphysial angle,正常成人约为 125°～130°。大于此角者,为髋外翻;小于此角者,为髋内翻。股骨体长轴与胫骨颈长轴在膝关节处相交,向外的夹角正常约为 170°,其补角称膝外翻角,若外侧夹角<170°为膝外翻,呈"X"形腿;若外侧夹角>170°为膝内翻,呈"O"形腿。

(四)体表投影

1. 臀上动、静脉与神经 superior gluteal artery, vein, nerve 自髂后上棘至股骨大转子尖连线的上、中 1/3 交点,即为臀上动、静脉与神经的投影。

2. 臀下动、静脉与神经 inferior gluteal artery, vein, nerve 自髂后上棘至坐骨结节连线

的中点连线,即为臀下动、静脉与神经的投影。

3.坐骨神经 sciatic nerve 的出盆点在髂后上棘与坐骨结节连线中点外侧 2～3cm 处。坐骨神经干的投影位置为股骨大转子与坐骨结节连线的中、内 1/3 交点至股骨两髁之间的中点连线。

4.股动脉 femoral artery:大腿微屈并外展、外旋时,由髂前上棘至耻骨联合连线的中点至收肌结节连线的上 2/3 段。

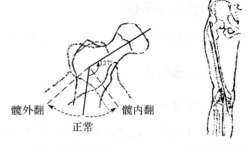

髋外翻　髋内翻
正常
(A) 股骨颈干角　　(B) 膝外翻角

图 8-2　股骨颈干角和膝外翻角

5.腘动脉 popliteal artery:平股部的中、下 1/3 交点作一环线,此线与股后正中线相交处内侧约 2.5cm 处为起点,该点至腘窝中点的连线,即为腘动脉斜行段的投影。经腘窝中点向下的垂线,为腘动脉垂直段的投影。

6.胫前动脉 anterior tibial artery:胫骨粗隆与腓骨头连线的中点与内、外踝经足背连线的中点,此两点的连线为胫前动脉的投影。

7.胫后动脉 posterior tibial artery:腘窝中点下方 7～8cm 处为起点,该点至内踝后缘与跟腱内缘之间连线的中点,即为胫后动脉的投影。

8.足背动脉 dorsal artery of foot:内、外踝经足背连线的中点与第 1、2 跖骨底之间的连线。

第二节　臀　部

一、境界

上为髂嵴,下为臀沟,内侧为骶、尾骨的外侧缘,外侧为髂前上棘至大转子间的连线。

二、浅层结构

臀部皮肤较厚,富有皮脂腺和汗腺。浅筋膜较发达,有许多纤维束连接皮肤与深筋膜,其间充满较厚的皮下脂肪,后下部厚而致密,形成脂肪垫,承受坐位时的压力。臀部的皮神经可分三组。臀上皮神经为第 1～3 腰神经后支的外侧支,经竖脊肌外缘自胸腰筋膜的骨纤维管穿出,越过髂嵴分布于臀上部的皮肤。当腰部急性扭伤时,被固定的臀上皮神经易受牵拉错位而引起腰腿痛。臀中皮神经为第 1～3 骶神经的后支,在髂后上棘至尾骨尖连线的中 1/3 段穿出深筋膜,分布于臀部内侧和骶骨后面的皮肤。臀下皮神经为股后皮神经的分支,绕臀大肌下缘反向上行,穿出深筋膜分布于臀下部皮肤。此外,臀部外侧的皮肤还有髂腹下神经的外侧皮支分布。

三、深层结构(图 8-3)

(一)深筋膜

臀部的深筋膜称臀筋膜 gluteal fascia,上方附着于髂嵴,向下续于阔筋膜。臀筋膜在臀大肌上缘分为两层包绕臀大肌,由筋膜的深面向臀大肌的肌束间发出许多小的纤维隔,分隔各个肌束,故筋膜与肌肉结合紧密,其内侧与骶骨背面愈着,外侧移行于阔筋膜,并参与髂胫束 iliotibial tract 的形成。当臀筋膜损伤时,可引起腰腿痛,是腰腿痛的病因之一,称臀筋膜综合征。

（二）肌层

臀肌属髋肌后群,分为三层。浅层有臀大肌 gluteus maximus 与阔筋膜张肌 tensor fasciae latae,前者略呈四边形,是维持人体直立和后伸髋关节的重要肌。在臀大肌与坐骨结节之间有臀大肌坐骨囊,在臀大肌外下部的腱膜与大转子之间有臀大肌转子囊。臀大肌与臀中肌之间为臀大肌下间隙,此间隙的范围与臀大肌的中、外侧部相当,其中充以脂肪、结缔组织和血管神经。此间隙可沿神经血管经梨状肌上、下孔 suprapiriform foramen, infrapiriform foramen 与盆内相通,下部内侧与坐骨直肠窝的脂肪组织相连,向下沿坐骨神经至股后区,发生感染时可相互蔓延。臀肌中层由上而下依次是臀中肌 gluteus medius、梨状肌 piriformis、上孖肌 superior gemellus、闭孔内肌 obturator internus、下孖肌 inferior gemellus 和股方肌 quadratus femoris。深层有臀小肌 gluteus minimus 和闭孔外肌 obturator externus。

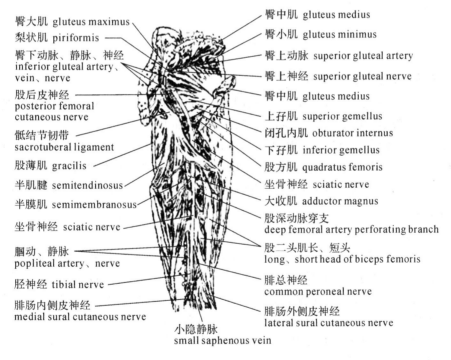

图 8-3　臀部及大腿的肌肉、血管和神经（后面观）

（三）梨状肌上、下孔及孔内穿行的结构（图 8-4）

梨状肌起于第 2～4 骶椎前面的骶前孔外侧,向外穿过坐骨大孔至臀部,止于股骨大转子。自髂后上棘与尾骨尖连线中点,至股骨大转子的连线,为梨状肌下缘的体表投影。梨状肌穿坐骨大孔,将其分为梨状肌上孔及梨状肌下孔,孔内穿行结构的关系如下:

1. 梨状肌上孔由外侧至内侧依次为臀上神经、臀上动脉及臀上静脉。

2．梨状肌下孔由外侧至内侧大致为坐骨神经，股后皮神经，臀下神经，臀下动、静脉，阴部内动、静脉及阴部神经。

3．坐骨神经与梨状肌的关系有各种类型，其中以一总干经梨状肌下孔出盆者为最常见；变异型以坐骨神经在盆内分为两支，胫神经出梨状肌下孔，而腓总神经穿梨状肌者多见，其他类型较为少见。由于梨状肌与坐骨神经的位置关系密切，故梨状肌损伤、出血、肿胀等，容易压迫坐骨神经，引起腰腿痛，称梨状肌损伤综合征。

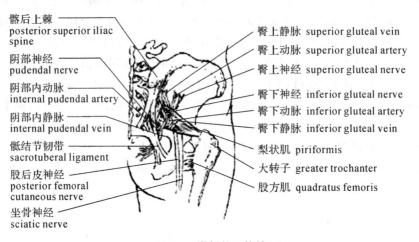

髂后上棘 posterior superior iliac spine
阴部神经 pudendal nerve
阴部内动脉 internal pudendal artery
阴部内静脉 internal pudendal vein
骶结节韧带 sacrotuberal ligament
股后皮神经 posterior femoral cutaneous nerve
坐骨神经 sciatic nerve

臀上静脉 superior gluteal vein
臀上动脉 superior gluteal artery
臀上神经 superior gluteal nerve
臀下神经 inferior gluteal nerve
臀下动脉 inferior gluteal artery
臀下静脉 inferior gluteal vein
梨状肌 piriformis
大转子 greater trochanter
股方肌 quadratus femoris

图 8-4　臀部的血管神经

（四）坐骨小孔及其穿行结构

坐骨小孔 lesser sciatic foramen 由骶棘韧带 sacrospinous ligament、坐骨小切迹 lesser sciatic notch 与骶结节韧带 sacrotuberous ligament 共同围成。

由外侧向内侧依次有阴部内动脉 internal pudendal artery、阴部内静脉 internal pudendal vein 及阴部神经 pudendal nerve 通过。它们经坐骨小孔至坐骨直肠窝 ischiorectal fossa，分布于窝内结构及肛管下部，主干继而前行至尿生殖区，分布于会阴及外生殖器。

（五）髋关节

1．骨性结构

（1）髋臼 acetabulum：髋臼由耻骨、坐骨及髂骨三部分融合而成，位于髂前上棘与坐骨结节连线的中点。髋臼边缘的骨质隆起，中央凹陷为髋臼窝，在其下部有一宽而深的髋臼切迹，切迹上有髋臼横韧带附着，围成髋臼孔，内有血管通过。髋臼边缘有骨性唇状隆起，可对抗人体直立时所产生的压力和屈髋产生的应变力，骨唇上紧贴有坚韧的纤维软骨构成髋臼唇，加深加宽髋臼，增加关节的稳固性。髋臼唇的外上部有一定的可动性，先天性髋脱位中可动的髋臼唇如转进关节腔内，会妨碍股骨头的纳入。髋臼上部骨质坚固，为一有力的支持部，但中心部的窝底骨质较薄，如暴力作用于股骨大转子外侧，使股骨头撞击髋臼，有可能引起髋臼骨折而形成髋关节的中心脱位。在施行髋关节脱位切开复位时，注意不要切除髋臼唇和髋臼横韧带，以免影响关节的稳固性。

（2）股骨上端：股骨上端包括股骨头、股骨颈和股骨大、小转子。股骨头呈半球形，其顶端近关节面中心处有股骨头凹，为股骨头韧带附着处。除股骨头外，均有透明软骨覆盖，软骨在中心部较厚，向周围渐薄。股骨大转子和小转子是股骨颈基底部的骨性突起。大转子位于股骨颈基底部上外侧,呈长方形,是臀部、骨盆和闭孔诸肌附着处,大转子尖正对髋关节的中心。小转子比大转子低,位于股骨干的后内侧,是髂腰肌的附着处。大转子内侧有一凹陷称转子窝,施行股骨髓内针固定术时,髓内针可自该处打入。

2.关节囊、滑膜及韧带

关节囊的近端附着于髋臼边缘的髋臼唇和髋臼横韧带,其远端在前面止于转子间线,在后面止于转子间嵴上内侧约 1.25cm,相当于股骨颈后部外、中 1/3 交界处,故股骨颈的前部位于囊内,而颈的后部只有中、内 1/3 位于囊内。关节囊内面衬有滑膜,在关节囊附着处,滑膜随其外的纤维层返折增厚形成上、下支持带,血管通过支持带到达股骨头边缘并进入股骨头。髋关节的韧带,囊内有髋臼横韧带 transverse acetabular ligament、股骨头韧带 ligament of head of femur 和轮匝带 zona orbicularis,后者是关节囊内层横向纤维增厚而成,位于股骨颈后下部,正好托住股骨头,增加其稳定性。关节囊外的韧带有前侧的髂股韧带、内上侧的耻股韧带及后上侧的坐股韧带,其中以髂股韧带最为坚强。髂股韧带起自髂前上棘,呈人字形向下扩展,止于转子间线。该韧带使髋关节囊前壁加厚,防止股骨头向前脱位。直立时的人体重心落于髋关节之后方,髂股韧带尚有限制髋关节过度后伸,对维持人体直立起稳定作用。耻股韧带起自髂耻隆突,止于转子间线下部,较为薄弱。坐股韧带起自髋臼的坐骨部,止于大转子根部,加强关节囊后部,防止髋关节过度内旋。

3.血液供应与神经支配

髋关节的血供主要来自旋股内侧动脉 medial femoral circumflex artery、旋股外侧动脉 lateral femoral circumflex artery、闭孔动脉 obturator artery 和股骨滋养动脉 femoral nutrient arteries。此外,髂内动脉发出的营养支及臀上动脉的深支还供应髋臼的上部和关节囊的上部,臀下动脉的关节支供应髋臼的后下部及其邻近的关节囊。旋股内、外侧动脉始于股深动脉,旋股内侧动脉深支绕股骨颈后方,沿转子间嵴上行。旋股外侧动脉的升支绕股骨颈前方走行,两者发出分支于大转子处形成吻合,并有分支经股骨颈基底部穿髋关节囊至股骨颈,供应股骨颈和股骨头的部分血液,其中以旋股内侧动脉的终支最为重要。闭孔动脉出闭膜管后,行于闭孔外肌深面,发出髋臼支经髋臼孔进入髋臼,再分为两支:一支分布于髋臼窝的软组织;另一支经股骨头韧带分布于股骨头,此支可因发育不全而缺如,即使存在,其血液也仅供应股骨头凹的有限区域,故股骨头的血供比股骨颈为少。股骨颈骨折部位越高,近侧段缺血越严重,因而极易引起不愈合及股骨头坏死。此外,在切开关节囊施行髋关节手术时,应注意保护关节囊在股骨颈上的附着部,不宜剥离过多,以免影响股骨头的血液循环。髋关节的神经由后方的坐骨神经的股方肌支和臀上神经,前方的股神经和内侧的闭孔神经分支分布。后两神经也有分支至膝关节,故当髋关节发生病变时,常引起膝关节反射性痛,须加以鉴别。临床上所应用的闭孔神经前支合并坐骨神经的股方肌肌支切除治疗髋关节疼痛有一定效果,但由于髋关节具多源性神经分布,故其疗效并不理想。

(六)髋周围动脉网(图 8-5)

髋关节周围有髂内、外动脉及股动脉等的分支分布,通常所称的"臀部十字吻合"位于臀大肌深面,股方肌与大转子附近。十字吻合的两侧分别为旋股内侧动脉及旋股外侧动脉,上部为臀上动脉 superior gluteal artery 及臀下动脉 inferior gluteal artery,下部为第 1 穿动脉

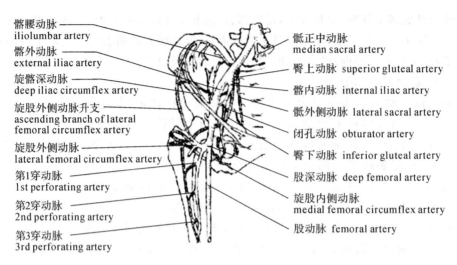

髂腰动脉
iliolumbar artery
髂外动脉
external iliac artery
旋髂深动脉
deep iliac circumflex artery
旋股外侧动脉升支
ascending branch of lateral
femoral circumflex artery
旋股外侧动脉
lateral femoral circumflex artery
第1穿动脉
1st perforating artery
第2穿动脉
2nd perforating artery
第3穿动脉
3rd perforating artery

骶正中动脉
median sacral artery
臀上动脉 superior gluteal artery
髂内动脉 internal iliac artery
骶外侧动脉 lateral sacral artery
闭孔动脉 obturator artery
臀下动脉 inferior gluteal artery
股深动脉 deep femoral artery
旋股内侧动脉
medial femoral circumflex artery
股动脉 femoral artery

图 8-5 髋周围动脉网

等组成吻合丰富的动脉网。其次,在近髋关节的盆侧壁处,还有旋髂深动脉 deep iliac circumflex artery、髂腰动脉 iliolumbar artery、骶外侧动脉 lateral sacral artery、骶正中动脉 median sacral artery 等及其间的吻合支。此外,盆内脏器两侧之间的动脉吻合也较丰富,故结扎一侧髂内动脉时,可借髋周围动脉网建立侧支循环,以代偿髂内动脉分布区的血液供应。

第三节 股 部

一、股前内侧区

(一)浅层结构(图 8-6、图 8-7、图 8-8)

股前区内侧份皮肤较薄,移动性大,而外侧份皮肤较厚,且移动性小,故前者常作中厚层植皮的供皮区。浅筋膜内含脂肪较多,在近腹股沟处分为脂肪层及膜样层,分别与腹前壁的。Camper 筋膜和 Scarpa 筋膜相延续。膜样层在腹股沟韧带下方约一横指处,附着于阔筋膜。浅筋膜内有皮神经、浅血管、浅淋巴管及浅淋巴结等。

1. 大隐静脉 great saphenous vein 为全身最长的浅静脉,长约76cm。起自足背静脉弓的内侧端,经内踝前方沿小腿内侧上行,继续沿股骨内侧髁后内方至大腿内侧,逐渐行向前上,最后穿隐静脉裂孔 saphenous hiatus 汇入股静脉。大隐静脉在隐静脉裂孔附近有 5 条属支,即旋髂浅静脉 superficial iliac circumflex vein、腹壁浅静脉 superficial epigastric vein、阴部外静脉 external pudendal vein、股内侧浅静脉 medial femoral superficial vein 及股外侧浅静脉 lateral femoral superficial vein。5 条浅静脉汇入大隐静脉的形式有多种,各属支间以及与小隐静脉的属支之间,均有丰富的吻合。在手术治疗大隐静脉曲张进行高位结扎时,必须分别结扎切断各属支,以防复发。大隐静脉管腔内有 9～10 对静脉瓣,小腿部较多,最后两对静脉瓣,一对位于穿隐静脉裂孔的筛筋膜之前的静脉壁内,另一对位于大隐静脉末端即将汇入股静脉处,这两对瓣膜对防止血液逆流有较重要的作用。

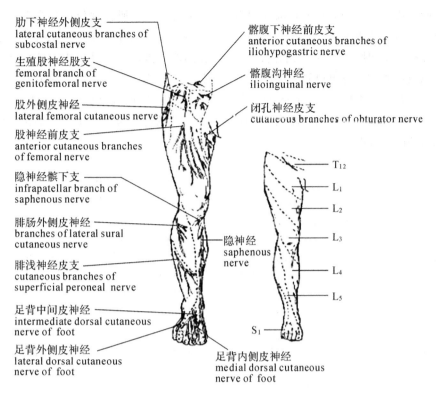

肋下神经外侧皮支
lateral cutaneous branches of
subcostal nerve

生殖股神经股支
femoral branch of
genitofemoral nerve

股外侧皮神经
lateral femoral cutaneous nerve

股神经前皮支
anterior cutaneous branches
of femoral nerve

隐神经髌下支
infrapatellar branch of
saphenous nerve

腓肠外侧皮神经
branches of lateral sural
cutaneous nerve

腓浅神经皮支
cutaneous branches of
superficial peroneal nerve

足背中间皮神经
intermediate dorsal cutaneous
nerve of foot

足背外侧皮神经
lateral dorsal cutaneous
nerve of foot

髂腹下神经前皮支
anterior cutaneous branches of
iliohypogastric nerve

髂腹沟神经
ilioinguinal nerve

闭孔神经皮支
cutaneous branches of obturator nerve

T_{12}
L_1
L_2
L_3
L_4
L_5
S_1

隐神经
saphenous
nerve

足背内侧皮神经
medial dorsal cutaneous
nerve of foot

图 8-6　下肢的皮神经和节段性分布（前面观）

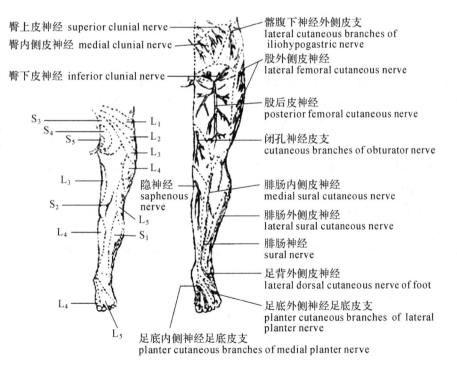

臀上皮神经 superior clunial nerve

臀内侧皮神经 medial clunial nerve

臀下皮神经 inferior clunial nerve

S_3
S_4
S_5

L_1
L_2
L_3
L_4

L_3

S_2

L_4

L_4

L_5

隐神经
saphenous
nerve

L_5

S_1

髂腹下神经外侧皮支
lateral cutaneous branches of
iliohypogastric nerve

股外侧皮神经
lateral femoral cutaneous nerve

股后皮神经
posterior femoral cutaneous nerve

闭孔神经皮支
cutaneous branches of obturator nerve

腓肠内侧皮神经
medial sural cutaneous nerve

腓肠外侧皮神经
lateral sural cutaneous nerve

腓肠神经
sural nerve

足背外侧皮神经
lateral dorsal cutaneous nerve of foot

足底外侧神经足底皮支
planter cutaneous branches of lateral
planter nerve

足底内侧神经足底皮支
planter cutaneous branches of medial planter nerve

图 8-7　下肢的皮神经和节段性分布（后面观）

　　2.腹股沟浅淋巴结 superficial inguinal lymph node:根据其所在部位可分为上、下两群,每群又可分内侧组和外侧组。上群有 2～6 个,沿腹股沟韧带下方平行排列。来自脐以下腹前外侧壁、臀内侧 1/3、会阴、外生殖器、肛门以及子宫底的部分淋巴管多注入上内侧群;腹后壁、臀外侧 1/3 以及肛管的部分淋巴管主要注入上外侧群。下群有 2～7 个,沿大隐静脉末段两侧纵行排列。以大隐静脉为界,也可分为下内、外侧群。来自下肢的浅淋巴管主要注入下外侧群,一部分注入下内侧群。下内侧群还收纳会阴和外生殖器的部分淋巴。下群的输出管注入腹股沟深淋巴结和髂外淋巴结。

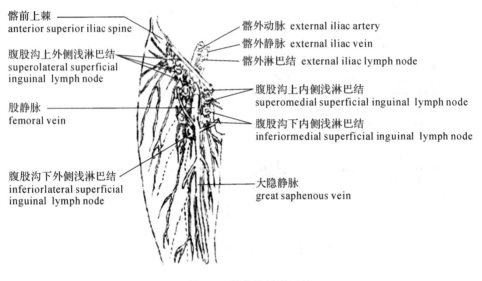

图 8-8　腹股沟浅淋巴结

（二）深层结构

　　1.阔筋膜 fascia lata:阔筋膜为股部的深筋膜,其范围宽阔,致密坚厚。上方附着于髂嵴和腹股沟韧带,并与臀筋膜及会阴筋膜相续。下方与腘筋膜和小腿筋膜相续。阔筋膜在股外侧的上部分为两层,包裹阔筋膜张肌,其下部的纵行纤维明显增厚呈扁带状,称髂胫束。髂胫束上部起自髂嵴前份的外侧唇,向下除止于胫骨外侧髁外,还附着于腓骨头和膝关节囊。临床常用髂胫束作为腹壁缺损、薄弱部位或膝关节交叉韧带重建的材料。阔筋膜在腹股沟韧带中、内 1/3 交界处的下方约一横指处或耻骨结节下外方 3～4cm 处形成一个卵圆形的凹陷,称隐静脉裂孔,其表面覆盖一层多孔疏松结缔组织膜,称筛筋膜或外筛板。隐静脉裂孔的外侧缘锐利呈镰状,称镰缘,其上、下端呈弓状弯向内侧,形成上、下角。上角向内延伸附着于耻骨结节,并与腹股沟韧带及腔隙韧带相接;下角向内延伸与耻骨肌筋膜相续,前方有大隐静脉跨过,并穿筛筋膜汇入股静脉。

　　2.骨筋膜鞘:阔筋膜向深面分别发出股内、外侧及股后肌间隔,伸入肌群间附着于股骨粗线,形成三个骨筋膜鞘,容纳相应的肌群、血管及神经等。

　　（1）前骨筋膜鞘的内容有股前肌群,股动、静脉,股神经及腹股沟深淋巴结等。

　　（2）内侧骨筋膜鞘的内容有股内侧群肌,闭孔动、静脉及闭孔神经等。

　　3.肌腔隙与血管腔隙(图 8-9):位于腹股沟韧带与髋骨之间,由髂耻弓分隔成外侧的肌腔隙与内侧的血管腔隙,是腹、盆腔与股前区间的重要通道。

（1）肌腔隙 muscle lacuna：前界为腹股沟韧带，后界为髂骨，内侧界为髂耻弓，内有髂腰肌、股外侧皮神经及股神经通过。当腰椎结核形成脓肿时，脓液可沿腰大肌及其筋膜蔓延至大腿根部，并可激惹股神经。髂腰肌与髂耻隆起之间有一滑液囊，称髂耻囊，此囊多与髋关节相通。

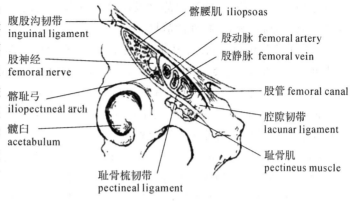

图 8-9　肌腔隙和血管腔隙

（2）血管腔隙 lacuna vasorum：前界为腹股沟韧带内侧部；后内界为耻骨筋膜及耻骨梳韧带 pectineal ligament；内侧界为腔隙韧带 lacuna ligament（陷窝韧带 lacunar ligament）；后外侧界为髂耻弓。腔隙内有股鞘，股动、静脉，股管，生殖股神经股支及淋巴管通过。

4.股三角 femoral triangle：

（1）境界：上界为腹股沟韧带；外侧界为缝匠股的内侧缘；内侧界为长收肌的内侧缘；前壁为阔筋膜；后壁凹陷，自外侧向内侧为髂腰肌、耻骨肌和长收肌及其筋膜。

（2）内容：由外侧向内侧依次为股神经、股鞘及其包含的股动、静脉，股管，股深淋巴结和脂肪等。位置关系是股动脉居中，外侧为股神经，内侧为股静脉，借此关系临床进行股动脉压迫止血、插管造影、股神经阻滞麻醉或股静脉穿刺等。

1）股鞘 femoral sheath：为腹横筋膜与髂筋膜向下延续包绕于股动、静脉上段的筋膜鞘，呈漏斗形，股鞘内有两条纵行的纤维隔，将股鞘分为三部分：外侧部容纳股动脉，中间部容纳股静脉，内侧部称股管。

2）股管 femoral canal：位于股鞘内侧份，其前壁由上向下依次为腹股沟韧带及隐静脉镰状缘上端和筛筋膜；后壁依次为耻骨梳韧带、耻骨肌及其筋膜；内侧界依次为腔隙韧带及股鞘内侧壁；外侧界为股静脉内侧的纤维隔。股管的下端为盲端，上口称股环 femoral ring，其内界为腔隙韧带，后界为耻骨梳韧带，前界为腹股沟韧带，外界为股静脉内侧的纤维隔。股环上面覆盖有薄层疏松结缔组织膜，称为股环隔或内筛板，股环隔的上面衬有腹膜，呈一小凹，称股凹，位置高于股环约 1cm，当腹压增高时，腹内脏器可被推向股凹，经股环至股管，最后由隐静脉裂孔处突出，形成股疝。股环的前、内、后三面均为韧带，不易延展，因此股疝易发生绞窄致肠管坏死。

3）股动脉 femoral artery：在起始附近发出三条浅支，即腹壁浅动脉 superficial epigastric artery、旋髂浅动脉 superficial iliac circumflex artery 及阴部外动脉 external pudendal artery。最大分支为股深动脉 deep femoral artery

4）股静脉 femoral vein：股静脉于肌腱裂孔处由静脉向上延续而来，伴股动脉上行，至腹股沟韧带深部下缘处移行于髂外静脉。当股静脉经过收肌管时，位于股动脉的后外侧，在股三角处，位于动脉的后方，至股三角底部时则转至动脉的内侧。股静脉沿途收纳与股动脉分支同名的属支及大隐静脉的回流。股静脉在大腿根部较为浅表，定位简便（腹股沟韧带中点内侧），为深静脉穿刺、置管的常用途径之一。股静脉的属支有浅、深静脉 2 种。浅静脉除大隐静脉外,腹壁浅静脉、旋髂浅静脉及阴部外静脉等大隐静脉的属支有时亦可直接汇入;深静脉有股深静脉,旋股内、外侧静脉。

5)腹股沟深淋巴结:腹股沟淋巴结是位于左、右腹股沟部的淋巴结,分浅、深两群。腹股沟上浅淋巴结收集下肢、会阴、外生殖器、臀部和腹前壁脐以下区域的淋巴液,其输出管注入髂外淋巴结。腹股沟下浅淋巴结收集除足外侧缘和小腿侧部以外的整个下肢浅层结构的淋巴。

淋巴结肿大非常多见,可发生于任何年龄段人群,可见于多种疾病,有良性,也有恶性,故应重视淋巴结肿大的原因,及时就诊。

6)股神经 femoral nerve:位于股动脉的外侧,立即分成多条肌支和皮支,其中有两条神经一直伴股动脉和股静脉。股神经来自腰 2～腰 4,腰丛各支中最粗者,在髂凹内行走于腰大肌与髂腰肌之间,发出肌支至该两肌,通过腹股沟韧带到大腿后,立即分为各终支并支配其分布区的肌肉及皮肤。

5. 收肌管 adductor canal 又称 Hunter 管,其前壁是张于股内侧肌与大收肌间的收肌腱板,浅面覆以缝匠肌;外侧壁为股内侧肌;后壁为长收肌和大收肌。上口接股三角尖,下口为收肌腱裂孔 adductor hiatus,管内通过的结构,由前向后为股神经的股内侧肌支和隐神经(前)、股动脉(中)和股静脉以及周围的淋巴管(后)等。

6. 股内侧区的血管神经束(图 8-10)

(1)闭孔动脉 obturator artery:为髂内动脉的分支,分为前、后支,绕闭孔形成动脉环。后支发出髋臼支,经髋臼切迹进入股骨头韧带。常起自前干,与同名静脉和神经沿盆侧壁向前下同行至闭孔,经闭膜管出盆腔进入股部,分为前、后两终支,分布于闭孔内、外肌、股内侧部肌和髋关节,髋关节支又发一小支进入股圆韧带至股骨头。闭孔动脉在盆腔内分支至髂

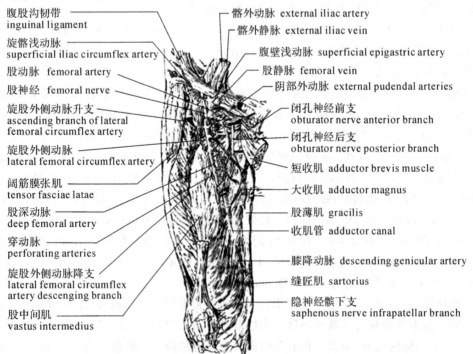

图 8-10　股内侧区深层肌及血管神经

骨和髂肌,并发一耻骨支上行至耻骨后面,与腹壁下动脉(髂外动脉分支)的耻骨支吻合。

闭孔动脉发出耻骨支与腹壁下动脉的耻骨支吻合,有时此吻合支粗大,形成异常闭孔动脉,该异常动脉可与细小的闭孔动脉同时存在,或完全替代闭孔动脉。这种异常闭孔动脉损伤时常可造成致命性出血,故此处又称死亡冠,在此部位进行手术时应注意此种变异。手术操作时,可在耻骨支内面将其游离钳夹后,用丝线先结扎后切断,这样可以避免大出血。

(2)闭孔神经 obturator nerve:由第2～4腰神经前支的前股组成,在腰大肌内侧缘走出后,进入小骨盆。沿小骨盆侧壁前行,穿闭膜管出小骨盆至股部,分前、后两支,分别经短收肌前、后面进入大腿内收肌群。肌支支配闭孔外肌、大腿内收肌群。皮支分布于大腿内侧面的皮肤。此外,还发出分支,至髋关节和膝关节。

若闭孔神经损伤,出现大腿内收力弱,两下肢交叉困难,大腿旋外无力等症状。另外,闭孔神经发出关节支支配髋关节、膝关节,所以临床上髋关节病变有时表现为膝关节疼痛,或同时存在膝关节疼痛,这是神经扩散痛的一种类型,这在儿童更为常见,临床上应予以注意。脑瘫患者常有髋内收畸形,主要是内收肌痉挛所致。股骨头坏死患者常有内收肌痉挛,在耻骨支下方有深压痛,这可能是股骨头坏死时髋关节内炎症刺激闭孔神经髋关节支而引起的,有时患者也表现为膝关节疼痛。如果行闭孔神经封闭或局部阻滞该神经可使症状缓解,按摩内收肌起点处也可使症状减轻。单纯内收肌痉挛或损伤少见,一般表现为内收肌压痛,外展髋关节时疼痛加重,局部按摩或局部麻醉阻滞可使症状缓解。

二、股后区

(一)浅层结构

股后区皮肤薄,浅筋膜较股前区厚。于臀大肌下缘中点处发出臀下皮神经后,主干循股后区中线下行,位于阔筋膜与股二头肌之间,沿途发出分支分布于股后区皮肤。其末支行至腘窝上角处,穿出阔筋膜至皮下,分布于腘窝及小腿后区上部的皮肤。浅筋膜内的淋巴管多起自股后,个别由小腿后区延续而来,多注入股前内侧的腹股沟浅淋巴结下群。

(二)深层结构

1.后骨筋膜鞘的内容:后骨筋膜鞘由阔筋膜后份、股外侧肌间隔、股后肌间隔与股骨粗线处的骨膜共同围成。鞘内容纳股后群肌及坐骨神经等,此鞘上通臀大肌下间隙,向下连腘窝,股骨粗线中段的骨膜与三个肌间隔的纤维彼此交织成坚韧的条索。当股骨中段骨折时,纤维条索有限制骨折移位的作用。

2.坐骨神经:起自骶丛,多数以单干形式由梨状肌下孔出盆后,在臀大肌深面、股方肌浅面下行,经坐骨结节与股骨大转子之间至股后区,沿股二头肌长头与大收肌之间下行近腘窝上角处,即分为胫神经 tibial nerve 及腓总神经 common peroneal nerve 二终支。坐骨神经在臀大肌下缘与股二头肌长头外侧缘的夹角处,位置较表浅,为检查坐骨神经压痛点的常用部位。在坐骨神经行程中,自内侧发出肌支至股二头肌长头、半腱肌、半膜肌与大收肌的坐骨部,而股二头肌短头则由腓总神经支配。因坐骨神经外侧无分支,故为安全侧,手术显露坐骨神经时,应沿其外侧分离,以免损伤这些分支。沿坐骨神经主干尚有一支发自臀下动脉的营养动脉伴行,此动脉常较粗,当股部截肢时,有时需先结扎此动脉,然后再切断神经。

第四节　膝　部

一、膝前区

(一)浅层结构

膝前区皮肤薄而松弛,皮下脂肪少,移动性大。皮肤与髌韧带之间,有髌前皮下囊。股外侧皮神经的末支分布于该区外上部,股中间皮神经及股内侧皮神经的末支分布于上、内侧部,隐神经的髌下支及腓肠外侧皮神经分布于下内、外侧部。浅静脉为大隐静脉行经膝部的属支,及其与小隐静脉的交通支。

(二)深层结构

膝前区的深筋膜为阔筋膜的延续,并与其深面的肌腱相融合。膝外侧部有髂胫束,内侧部有缝匠肌腱及股薄肌腱,中间部有股四头肌腱附着手髌底及两侧缘,继而向下延为髌韧带,止于胫骨粗隆。由于髌骨及髌韧带集中股四头肌各个方向的牵引力,从而有效地完成其伸膝功能。股四头肌腱在髌骨两侧有纤维向下,与阔筋膜一起形成髌支持带,附着于髌骨、髌韧带的两侧缘及胫骨内、外侧髁,具有防止髌骨移位和加强膝关节囊前部的作用。在股四头肌腱与股骨之间,有一大滑液囊,称髌上囊。此囊与关节腔相通,当膝关节腔积液时,可出现浮髌感,此时可在髌骨两侧进行穿刺抽液检查。髌韧带是膝反射的叩击部位,沿髌韧带两侧的浅凹向后可扪到膝关节间隙,此处适对半月板。当半月板有损伤时,膝关节间隙处可有压痛。

二、膝后区

(一)浅层结构

膝后区皮肤薄,易移动,股后皮神经的末支、隐神经以及腓肠外侧皮神经等皆分布于此区。小隐静脉穿深筋膜上行至腘窝,汇入腘静脉。小隐静脉末段的周围有腘浅淋巴结分布。

(二)深层结构

膝后区的深筋膜又称腘筋膜,厚而坚韧,故患腘窝囊肿或腘动脉瘤时,因扩展受限,可致胀痛。

1.腘窝的境界:腘窝呈菱形,上外侧壁为股二头肌,上内侧壁为半腱肌和半膜肌,下内、外侧壁分别为腓肠肌内、外侧头,腘窝的顶为腘筋膜;窝底自上而下分别为股骨腘面、膝关节囊后部及腘斜韧带、腘肌及其筋膜。

2.腘窝的内容(图 8-11):由浅入深为胫神经、腘静脉、腘动脉以及窝上外缘的腓总神经。因腘动脉自上内斜向下外走行,故胫神经上段位于腘动脉的外侧,中段在腘动脉浅面,下段位于腘动脉内侧。腘静脉居腘动脉与胫神经之间,血管周围有腘深淋巴结。窝内除上述结构外,还有滑液囊及脂肪组织充填。

(1)胫神经:为坐骨神经在腘窝上角处的粗大分支,居腘窝最浅面。沿中线下行至腘肌下缘,穿比目鱼肌腱弓深面进入小腿后区。该神经在腘窝内发支分布于膝关节及邻近诸肌,其皮支为腓肠内侧皮神经,分布于小腿皮肤。

(2)腓总神经:沿腘窝上外缘经股二头肌内缘下行,至腓骨头后方并绕过腓骨颈,向前穿腓骨长肌起始部,即分为腓浅神经及腓深神经两终支。腓总神经绕行腓骨颈处位置表浅,且与骨膜紧贴,故腓骨颈骨折或使用固定器材不当时可受累及,引起小腿伸肌瘫痪而导致足下垂。

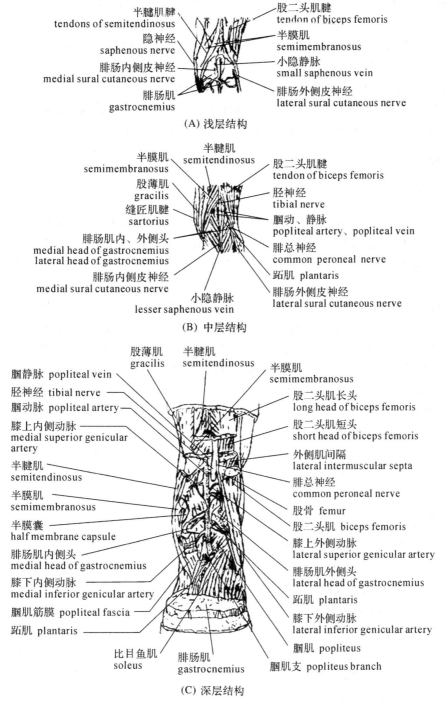

(A) 浅层结构

(B) 中层结构

(C) 深层结构

图 8-11 腘窝及其内容(右)

（3）腘动脉：位置较深，邻贴股骨腘面及膝关节囊后部。沿半腱肌外缘向外斜行，至股骨髁间窝水平位于腘窝后部，而后垂直向下达腘肌下缘，分为胫前动脉和胫后动脉。前者经骨间膜上缘进入小腿前区，后者经比目鱼肌腱弓深面至小腿后区。该动脉除发出肌支分布于邻近诸肌外，尚有五条关节支，即膝上内、外侧动脉，膝中动脉及膝下内、外侧动脉，均参与组成膝关节动脉网。腘动脉上部因与股骨腘面关系密切，当股骨髁上骨折时，可能伤及腘动脉。

（4）腘静脉：与腘动脉伴行，且共同包于一个血管鞘中，故血管损伤后，有可能发生动静脉瘘。腘静脉居胫神经深面，浅层的小隐静脉于腘窝下角处穿腘筋膜上行汇入腘静脉。高位结扎小隐静脉末端时，应注意避免伤及其浅面的胫神经。

（5）腘深淋巴结：位于腘动、静脉周围，约有 4～5 个。收纳足外侧部、小腿后外侧部的浅淋巴管及足部、小腿的深淋巴管；其输出管注入腹股沟深淋巴结。

三、膝关节

（一）骨性结构

1. 股骨下端：股骨下端向两侧和后方膨大，分别形成股骨内侧髁及股骨外侧髁。两髁的下方为髁关节面，其前方相互连结并形成一浅凹，称髌面。股骨外侧髁易于扪及，其外侧面略偏后方的圆形隆起，即外上髁。股骨内侧髁较外侧髁明显，在其稍后方，也可触及圆形的内上髁。

2. 胫骨上端：胫骨上端膨大，向两侧突出成内、外侧髁，其上面平坦，称为胫骨平台。髁的上面各有一微凹的关节面，并被覆于其上面的半月板而加深。胫骨内、外侧髁的关节面与股骨内、外侧髁的关节面相对应。在胫骨内、外侧髁关节面之间，各有一骨性结节融合成髁间隆起，隆起的前、后方各有平坦的小区域，分别为前、后交叉韧带的附着处。胫骨上端的骨骺距关节面较近，故对幼年患者做骨端切骨手术时，不可切除过多的骨质，以免损伤骨骺，影响骨的发育。

3. 髌骨：髌骨为人体最大的籽骨，略呈三角形，前后扁平。髌骨后面的中间部有纵行的骨嵴，将其分为内、外两部，与股骨的髌面相对应。髌骨可作为股四头肌腱的一个支点，能加强股四头肌的伸膝力量，尤其是伸膝至 150°～180°时更为明显。因此，当髌骨骨折时，不可轻易将其切除。

（二）韧带

膝关节的韧带有囊外及囊内两部分，囊外的韧带包括腓侧副韧带 fibular collateral ligament、胫侧副韧带 tibial collateral ligament、髌韧带 patellar ligament、髌支持带 patellar retinaculum 及腘斜韧带 oblique popliteal ligament 等，囊内的韧带主要是膝交叉韧带 cruciate ligaments of knee。

1. 腓侧副韧带：呈圆索状，起自股骨外上髁，止于腓骨头尖部的稍前方。此韧带与其浅面的股二头肌腱和髂胫束有加强和保护膝关节外侧部的作用。腓侧副韧带不与关节囊壁相连，膝下外侧血管从其深面穿过。屈膝时该韧带松弛，伸膝时该韧带紧张。腓侧副韧带一般不易损伤，一旦发生则常伴有腓总神经的牵拉或断裂，应予注意。

2. 胫侧副韧带：扁宽呈带状，起自股骨收肌结节下方，止于股骨内侧髁内侧，其前部纤维较直,并与关节囊壁分离,其间有疏松结缔组织和滑液囊,半膜肌腱在该韧带与胫骨之间扩展,而膝中、下血管在此扩展部与韧带间穿行。其后部纤维向下、后方斜行,至内侧半月板水平斜向前方止于胫骨。因此,后部韧带在中部宽阔,并与关节囊、半月板紧紧相连。胫侧副韧带的前部纤维在膝关节任何位置均处于紧张状态,而后部纤维在屈膝时松弛。由于后部纤维与内侧半月板相连,所以膝关节处于半屈状态并受到旋转的力量作用时,易发生胫侧副韧带及内侧半月板的损伤。

3. 膝交叉韧带:为膝关节重要的稳定结构,呈铰链式连于股骨髁间窝及胫骨的髁间隆起之间,可防止胫骨沿股骨向前后移位。膝交叉韧带又可分为前后两条,前交叉韧带起自股骨外侧髁的内侧面,斜向前下方,止于胫骨髁间隆起的前部和内、外侧半月板的前角;后交叉韧带起自股骨内侧髁的外侧面,斜向后下方,止于胫骨髁间隆起的后部和外侧半月板的后角。当膝关节活动时,两条韧带各有一部分纤维处于紧张状态。因此,除前交叉韧带能防止胫骨向前移位,后交叉韧带能防止股骨向后移位外,还可限制膝关节的过伸、过屈及旋转活动。由于膝交叉韧带居关节深处,并在关节周围的韧带与肌腱的保护下,故常不易损伤,尤其是后交叉韧带的损伤更为少见,如一旦损伤,则常与胫侧副韧带或半月板损伤同时发生。

四、膝关节动脉网

膝关节动脉网是由腘动脉的 5 条关节支、膝降动脉、旋股外侧动脉的降支及股前返动脉等彼此吻合而成。若腘动脉损伤或栓塞,此网有一定的代偿功能。

第五节　小腿部

一、小腿前外侧区

(一)浅层结构(图 8-12)

小腿前外侧区皮肤移动性小,血液供应差,损伤后创口愈合较慢。浅筋膜疏松且含少量脂肪,弹性差,轻度水肿时,临床多在内踝上方指压检查,易显压痕。浅静脉为大隐静脉及其属支,在小腿上部,隐神经居静脉的后方,在小腿下部则绕过静脉至其前方。腓浅神经于小腿外侧中、下 1/3 交界处穿出深筋膜至皮下。

(二)深层结构

小腿前区的深筋膜较致密,在胫侧,它与胫骨内侧面的骨膜相融合。在腓侧,深筋膜发出前、后两个肌间隔,附着于腓骨前、后缘的骨膜。小腿的前、后肌间隔,胫、腓骨及其骨间膜与小腿前区的深筋膜,共同围成外侧骨筋膜鞘和前骨筋膜鞘。

1. 外侧骨筋膜鞘的内容有小腿外侧群肌和腓浅神经等。腓浅神经起于腓总神经,下行于腓骨长、短肌之间,沿途分支支配该二肌,其末支至小腿中、下 1/3 交界处,经腓骨长肌前缘穿深筋膜浅出至皮下,分布于小腿外侧及足背的皮肤(第 1 趾蹼及第 1、2 趾相对缘的皮肤除外)。当腓浅神经损伤时,常表现为足不能外翻,分布区的皮肤感觉缺失。

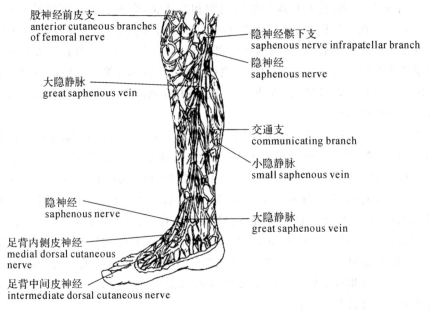

图 8-12　小腿浅层的静脉和神经(内侧面观)

2.前骨筋膜鞘的内容有小腿前群肌,包括第 3 腓骨肌,胫前动、静脉及腓深神经等。

(1)胫前动脉:在腘肌下缘处起自腘动脉,向前经胫骨后肌及骨间膜上缘间进入小腿前区,继而沿骨间膜前面下行。上段行于胫骨前肌与趾长伸肌之间,下段行于胫骨前肌与姆长伸肌之间。该动脉向下行至伸肌上支持带的下缘处,延续为足背动脉。胫前动脉在起始部附近发出胫前返动脉,穿胫骨前肌向上参加膝关节动脉网,主干沿途发出肌支分布于小腿前群肌。胫前动脉下行至踝关节附近发出内、外踝前动脉,分别与跗内、外侧动脉吻合,并参与踝关节动脉网的构成。胫前动脉全程均与腓深神经伴行,自上而下,神经先居动脉外侧,逐渐跨过动脉前面,至小腿下段则位于动脉的内侧。

(2)胫前静脉:有 2 支,伴行于动脉两侧,其属支与动脉同名。

(3)腓深神经:起自腓总神经,向前下穿腓骨长肌起始部及前肌间隔,进入前骨筋膜鞘,即与胫前血管伴行。其肌支支配小腿前群肌和足背肌,皮支分布于第 1、2 趾相对面的背侧皮肤。当腓深神经损伤时,常表现为足不能背伸及伸趾。

二、小腿后区

(一)浅层结构(图 8-13、图 8-14)

小腿后区皮肤具有质地良好、血供丰富及部位隐蔽等特点,是一供皮区面积大、可供吻接的血管多的部位,适合作较大面积的游离皮瓣移植。浅筋膜较大腿部薄,内有小隐静脉,腓肠内、外侧皮神经及腓肠神经等。

1.小隐静脉 lesser saphenous vein 起自足背静脉弓的外侧份,经足外侧缘绕外踝后方上行至小腿后区。在小腿下部的中线上与腓肠神经伴行,抵腘窝下角处穿腘筋膜后,沿腓肠肌内、外侧头之间上行汇入腘静脉。小隐静脉内有 7～8 对静脉瓣,它与大隐静脉之间除有许多交通支外,还有穿静脉与深静脉相通。穿静脉以直角方向由浅静脉通向深静脉,穿静脉也

有静脉瓣,其数目视穿静脉
的长短而定,一般有三对,
多位于近深静脉处,其中以
汇入腘静脉以前的一对较
为恒定。静脉瓣开向深静
脉,能阻止血液返流至浅静
脉。小腿的穿静脉多于大
腿,当静脉管壁薄弱或静脉
瓣发育不良以及深静脉血
流受阻时,可使静脉过度扩
张,导致静脉瓣闭锁不全,
血液逆流淤积而引起下肢
静脉曲张,一般先发生于大
隐静脉主干,随后累及属支

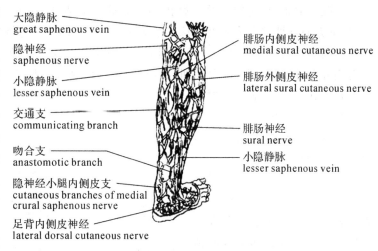

图 8-13　小腿浅层的静脉和神经(外侧面观)

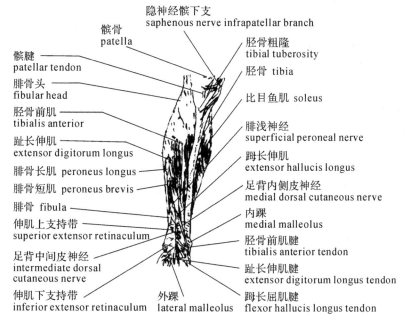

图 8-14　小腿前外侧面的肌肉、血管和神经(浅层)

及其交通支,以下肢小腿内侧及踝部较明显。当小隐静脉受累后,进而导致其分布区域的静脉曲张。手术切除曲张的静脉时,应避免伤及伴行的皮神经。

2.腓肠神经 sural nerve 位于小腿下 1/3 段,多数由腓肠内侧皮神经与腓肠外侧皮神经的腓神经交通支合成。主干穿深筋膜浅出至皮下,分布于小腿下部后外侧的皮肤,向下行经外踝后方至足部,成为足背外侧皮神经。

(二)深层结构(图 8-15、图 8-16)

小腿后区的深筋膜致密,与小腿后肌间隔、骨间膜及胫、腓骨共同围成后骨筋膜鞘。鞘内容纳小腿后群肌,胫后动、静脉及胫神经等。

1.肌肉配布：小腿后骨筋膜鞘借小腿后筋膜分成浅、深两部。浅部容纳小腿后群肌浅层，其下方的腱性部合成跟腱。该部筋膜鞘向下逐渐缩窄，包绕跟腱及其深面的脂肪组织。深部容纳小腿后区血管神经束及小腿后群肌的深层。近腘窝处有腘肌，在小腿上份自外侧至内侧分别有镰长屈肌、胫骨后肌及趾长屈肌。在内踝后上方，趾长屈肌越过股骨后肌腱的浅面斜向其外侧，两者形成"腱交叉"。

2.血管神经束

（1）胫后动脉：为腘动脉的直接延续，向下穿比目鱼肌腱弓深面，沿小腿后区浅、深层肌之间下行，沿途发支分布于邻近结构，主干经内踝后方进入足底。胫后动脉在起始部的稍下方发出腓动脉，经胫骨后肌浅面斜下外方，沿镰长屈肌与腓骨内侧之间下行至外踝后方，终于外踝支，并参与构成踝关节动脉网。腓动脉在其行程中，沿途发支营养邻近诸肌及胫骨、腓骨。

（2）胫后静脉：有 2 支，伴行于胫后动脉的两侧，其属支

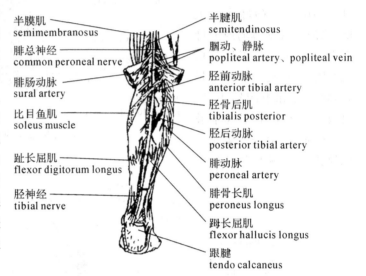

图 8-15　小腿后面的肌肉、血管和神经（浅层）

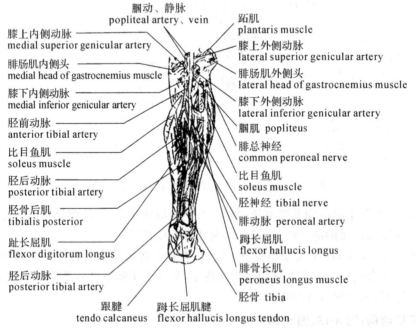

图 8-16　小腿后面的肌肉、血管和神经（深层）

与动脉同名。

（3）胫神经：为坐骨神经本干的直接延续，与胫后血管相伴，沿小腿后群肌浅、深层之间下行，经内踝后方进入足底。该神经发出肌支分布于小腿后群肌；皮支为腓肠内侧皮神经，与小隐静脉上段伴行，分布于小腿内侧的皮肤；关节支分布于膝、踝关节。

第六节　踝与足

一、踝前区与足背

（一）浅层结构（图 8-17）

踝前区与足背的皮肤薄，移动性大。浅筋膜较疏松，浅静脉及皮神经等穿行其内。下肢水肿时，以足背显现较早。浅静脉有足背静脉弓及其属支，静脉弓横居足背远侧，此弓内、外侧端向后沿足背两侧缘分别与大、小隐静脉相续。分布于足背内侧的皮神经为隐神经，外侧者为腓肠神经延续的足背外侧皮神经，两者之间的部分有腓浅神经至足背的皮支——足背内侧皮神经及足背中间神经。第1、2趾相对的背侧皮肤为腓深神经的皮支分布。

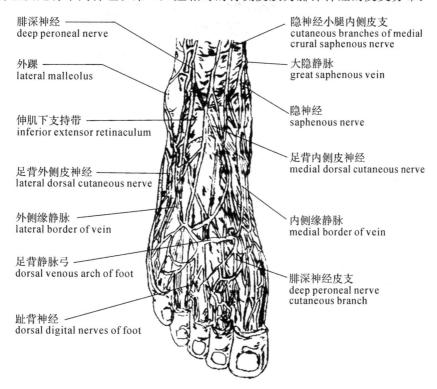

图 8-17　足背浅层的静脉和神经

（二）深层结构（图 8-18、图 8-19、图 8-20）

踝部的深筋膜增厚形成支持带，并向深部发出纤维隔，附着于骨面，形成骨纤维性管，此管具有约束肌腱和保护深部血管、神经的作用。

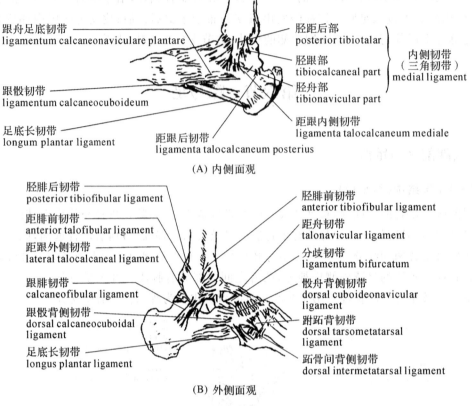

跟舟足底韧带
ligamentum calcaneonaviculare plantare

跟骰韧带
ligamentum calcaneocuboideum

足底长韧带
longum plantar ligament

距跟后韧带
ligamenta talocalcaneum posterius

胫距后部
posterior tibiotalar

胫跟部
tibiocalcaneal part

胫舟部
tibionavicular part

内侧韧带
（三角韧带）
medial ligament

距跟内侧韧带
ligamenta talocalcaneum mediale

（A）内侧面观

胫腓后韧带
posterior tibiofibular ligament

距腓前韧带
anterior talofibular ligament

距跟外侧韧带
lateral talocalcaneal ligament

跟腓韧带
calcaneofibular ligament

跟骰背侧韧带
dorsal calcaneocuboidal ligament

足底长韧带
longus plantar ligament

胫腓前韧带
anterior tibiofibular ligament

距舟韧带
talonavicular ligament

分歧韧带
ligamentum bifurcatum

骰舟背侧韧带
dorsal cuboideonavicular ligament

跗跖背韧带
dorsal tarsometatarsal ligament

跖骨间背侧韧带
dorsal intermetatarsal ligament

（B）外侧面观

图 8-18　足的韧带（内、外侧面观）

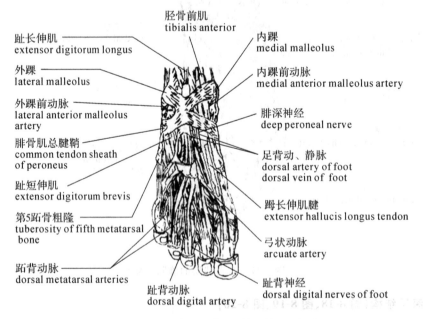

胫骨前肌
tibialis anterior

趾长伸肌
extensor digitorum longus

外踝
lateral malleolus

外踝前动脉
lateral anterior malleolus artery

腓骨肌总腱鞘
common tendon sheath of peroneus

趾短伸肌
extensor digitorum brevis

第5跖骨粗隆
tuberosity of fifth metatarsal bone

跖背动脉
dorsal metatarsal arteries

趾背动脉
dorsal digital artery

内踝
medial malleolus

内踝前动脉
medial anterior malleolus artery

腓深神经
deep peroneal nerve

足背动、静脉
dorsal artery of foot
dorsal vein of foot

姆长伸肌腱
extensor hallucis longus tendon

弓状动脉
arcuate artery

趾背神经
dorsal digital nerves of foot

图 8-19　足背的肌肉、血管和神经（浅层）

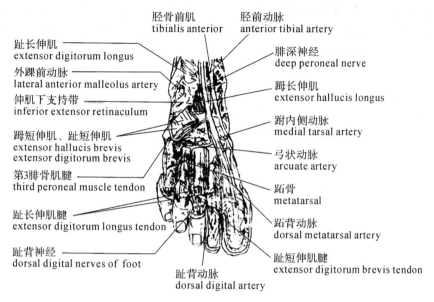

图 8-20　足背的肌肉、血管和神经(深层)

1. 伸肌上支持带位于踝关节稍上方,由小腿下部的深筋膜增厚而成,横向附着于胫、腓骨前缘。

2. 伸肌下支持带又名小腿十字韧带,位于伸肌上支持带远侧的足背区,呈横置的"Y"形。外侧束附着于跟骨外侧面的前份,内侧分为远、近两束,近侧束附着于内踝,远侧束向内下方与足底腱膜相续。伸肌下支持带向深部发出两个纤维隔,围成三个骨纤维性管:内侧管容纳胫骨前肌腱;中间管容纳𧿹长伸肌腱、足背血管及腓深神经;外侧管容纳趾长伸肌腱及第 3 腓骨肌腱。诸肌腱均由腱鞘包绕。

(1)足背动脉:为胫前动脉的延续,向下行经𧿹短伸肌内侧及其深面,沿途发出以下分支:

①足底深支,穿第 1 跖骨间隙至足底,与足底外侧动脉吻合,组成足底弓。

②第 1 跖背动脉,自第 1 跖骨间隙的近端发出,分支至𧿹趾背面两侧缘与第 2 趾背面内侧缘。

③弓状动脉,出现率为 34.72%,沿跖骨底背侧面向外行,与跗外侧动脉的分支吻合,由弓上发出 3 支跖背动脉,向前行至趾的基底部,又各分为两支细小的趾背动脉,分布于第 2~5 趾的相对缘。

④跗外侧动脉,于距骨颈处起自足背动脉,向外侧行于足背,至第 5 跖骨底与弓状动脉吻合。

⑤跗内侧动脉,为 1~3 支,较细小,由足背动脉起始部附近发出,沿足内侧缘走向足底,分布于附近足骨和足内侧群肌。

(2)腓深神经:多位于足背动脉内侧,经伸肌下支持带深面,在𧿹长伸肌腱与𧿹短伸肌之间下行,分为内、外两终支。内支向远侧经第 1 趾骨间背侧肌表面,主要分布于第 1、2 趾相对面的背侧皮肤;外支行于𧿹短伸肌深面,分布于足背肌、跗跖关节及跖趾关节。

3. 足背筋膜间隙及其内容(图 8-21、图 8-22):足背筋膜分为浅、深两层。浅层为伸肌下支持带的延续,附着于足两侧缘的骨膜上。深层又名骨间背侧筋膜,覆盖于骨间背侧肌的背面,并与跖骨骨膜相愈着。浅、深两层间围成足背筋膜间隙,内有趾长伸肌腱、趾短伸肌及其腱、腓深神经的分支及足背动、静脉等通过。

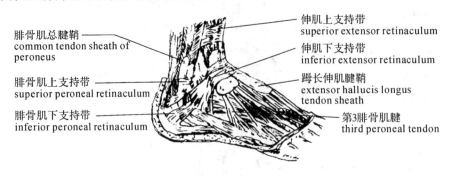

图 8-21　足的腱鞘(外侧观)

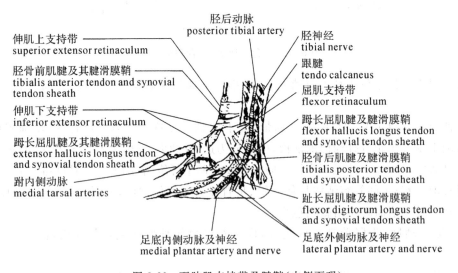

图 8-22　下肢肌支持带及腱鞘(内侧面观)

二、踝后区

踝后区的上界为内、外踝尖在后面的连线,下界为足跟的下缘。此区中线深面有跟腱,跟腱向下附着于跟骨结节。跟腱与内、外踝之间各有一浅沟,内侧沟深部是小腿屈肌腱及小腿后区的血管、神经进入足底的通道;外侧沟皮下有小隐静脉及其深部的腓骨长、短肌腱等穿行。在跟腱与皮肤之间有跟皮下囊,在跟腱止端与跟骨之间有跟腱囊。

(一)浅层结构

踝后区的皮肤移动性大,浅筋膜较疏松,跟腱两侧脂肪多,足跟处的皮肤角化层较厚。

(二)深层结构

1.踝管及其内容:内踝后下方与跟骨内侧面之间的深筋膜增厚,形成屈肌支持带,又称分裂韧带,它与内踝、跟骨内侧面之间共同构成踝管。支持带向深部发出三个纤维隔,将踝管又分隔成四个骨纤维性管。其内容纳的结构由前向后依次有:①胫骨后肌腱;②趾长屈肌腱;③胫后动、静脉及胫神经;④镰长屈肌腱。上述各肌腱均被有腱鞘。踝管内有疏松结缔组织,是小腿后区通向足底的重要路径。小腿或足底感染时,可经踝管相互蔓延。踝后区的外伤、出血或肿胀均可压迫踝管的内容物,引起踝管综合征。

2.腓骨肌上、下支持带:为外踝下外侧的深筋膜增厚而成。上支持带位于踝关节的外侧面,附着于外踝后缘与跟骨外侧面之间,有固定腓骨长、短肌腱于外踝后下方的作用;下支持带位于跟骨外侧面,其前上方续于伸肌下支持带,后下方附着于跟骨外侧面的前部,限制腓骨长、短肌腱于跟骨的外侧面。两个肌腱穿经支持带深面时,有一总腱鞘包绕。起于腓骨外侧面上2/3部的腓骨长肌向下形成一个细长的腱,经外踝后下方斜入足底,止于第1跖骨及内侧楔骨。腓骨长肌腱与胫骨前肌腱在足底共同形成"腱环",有维持足横弓及调节足内、外翻的作用。腓骨长肌收缩时,使足外翻、跖屈及足外展。

3.内侧韧带:又称三角韧带,位于踝关节内侧,呈三角形。起自内踝下缘,呈扇形向下,止于足舟骨、距骨和跟骨的前内侧面。

4.外侧韧带:位于踝关节外侧,由三条韧带组成,即附着于外踝前缘与距骨前外侧面之间的距腓前韧带,外踝后缘与距骨后突之间的距腓后韧带,以及外踝尖与跟骨外侧面中部之间的跟腓韧带。因外侧韧带较内侧韧带薄弱,故损伤机会较多。

三、足底

(一)浅层结构(图 8-23、图 8-24)

足底皮肤坚厚致密,移动性差,在重力支持点的足跟、镰趾基底及足外侧缘特别增厚,有时角化层形成胼胝。浅筋膜内致密的纤维束将皮肤与足底深筋膜紧密相连。

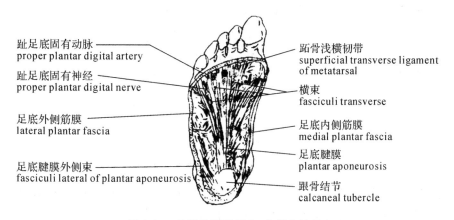

图 8-23　足底浅层的肌肉、血管和神经(一)

(二)深层结构(图 8-25、图 8-26)

足底深筋膜可分两层,浅层覆盖在足底肌表面,中间部增厚成足底腹膜,两侧较薄;深层覆盖在骨间肌的跖侧,与跖骨骨膜愈合,深层又称骨间跖侧筋膜。

1.足底腱膜:呈三角形,含纵行纤维较多,其尖端向后附着于跟骨结节。足底腱膜具有保护足底血管、神经,加强足纵弓的作用。足底腱膜两侧缘向深部发出两个肌间隔,分别附着于第1、5跖骨,将足底分为三个骨筋膜鞘。

(1)内侧骨筋膜鞘:容纳镰展肌、镰短屈肌、镰长屈肌腱以及分布于各肌的血管、神经等。

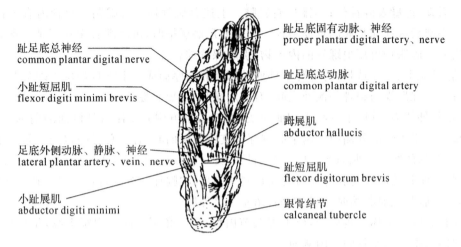

图 8-24　足底浅层的肌肉、血管和神经(二)

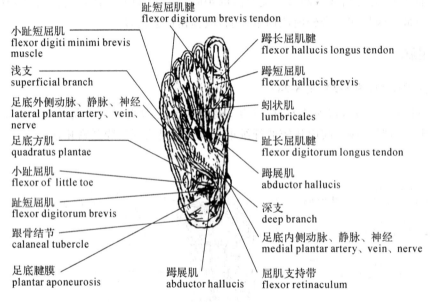

图 8-25　足底深层的肌肉、血管和神经(一)

　　(2)中间骨筋膜鞘:由足背腱膜与骨间跖侧筋膜围成,容纳趾短屈肌、足底方肌、蹑收肌、趾长屈肌腱、蚓状肌以及足底动脉弓、足底外侧神经的深支等。

　　(3)外侧骨筋膜鞘:容纳小趾展肌、小趾短屈肌以及分布各肌的血管、神经等。

　　2.足底的血管与神经:胫后动脉及胫神经穿踝管至足底,分为足底内、外动脉和足底内、外侧神经。足底内侧动脉较细小,于同名静脉、神经、蹑展肌的深面前行,分布于邻近组织,其末端与第1~3跖足底动脉吻合。足底外侧动脉较粗大,与同名静脉、神经行于趾短屈肌与小趾展肌之间的足底外侧沟中,发支分布于邻近组织。其终支向内侧行至第1跖骨间隙近端与足背动脉的足底深支吻合成足底弓。通常由弓上发出4支跖足底动脉,向前行至跖趾关节附近,各分成两支趾固有动脉分布于各趾。足底内侧神经发出分支分布于邻近诸肌和关节,皮支分布于足底内侧半及内侧三个半足趾底面的皮肤。足底外侧神经发出分支至

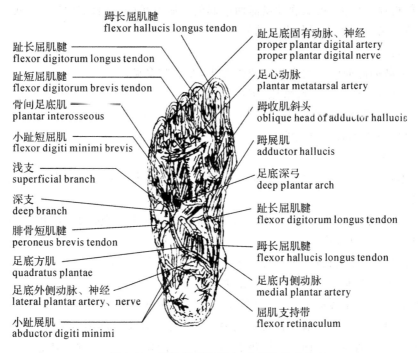

姆长屈肌腱
flexor hallucis longus tendon

趾长屈肌腱
flexor digitorum longus tendon

趾短屈肌腱
flexor digitorum brevis tendon

骨间足底肌
plantar interosseous

小趾短屈肌
flexor digiti minimi brevis

浅支
superficial branch

深支
deep branch

腓骨短肌腱
peroneus brevis tendon

足底方肌
quadratus plantae

足底外侧动脉、神经
lateral plantar artery、nerve

小趾展肌
abductor digiti minimi

趾足底固有动脉、神经
proper plantar digital artery
proper plantar digital nerve

足心动脉
plantar metatarsal artery

姆收肌斜头
oblique head of adductor hallucis

姆展肌
adductor hallucis

足底深弓
deep plantar arch

趾长屈肌腱
flexor digitorum longus tendon

姆长屈肌腱
flexor hallucis longus tendon

足底内侧动脉
medial plantar artery

屈肌支持带
flexor retinaculum

图 8-26　足底深层的肌肉、血管和神经(二)

邻近诸肌和关节,皮支分布于足底外侧半及外侧一个半足趾底面的皮肤。

四、足弓

足弓是由跗骨与跖骨借韧带、关节连结而成的。足弓可分内、外侧纵弓及横弓。

1. 内侧纵弓:较高,由跟骨、距骨、足舟骨、第 1～3 趾骨和第 1～3 跖骨及其间的连结共同构成。主要由胫骨后肌腱、趾长屈肌腱、姆长屈肌腱、足底方肌、足底腱膜及跟舟足底韧带等结构所维持。

2. 外侧纵弓:较低,由跟骨、骰骨、第 4、5 跖骨及其间的连结共同构成。主要由腓骨长肌腱、足底长韧带及跟骰足底韧带等结构所维持。

3. 横弓:由骰骨、第 1～3 楔骨、第 1～5 跖骨的基底部及其间的连结共同构成,又可分为横弓前部及横弓后部。主要由腓骨长肌腱、胫骨前肌腱及姆收肌横头等结构所维持。

足弓是人体直立、行走及负重时的装置,其弹性能缓冲地面对身体所产生的震荡,同时还有保护足底血管、神经免受压迫的作用。若足弓的结构发育不良或受损,则可引起足弓塌陷,导致扁平足。

第七节　下肢手术学

一、原发性下肢静脉曲张

原发性下肢静脉曲张 primary lower extremity varicose veins 是指下肢表浅静脉因瓣膜

关闭不全,使得血液倒流,远端静脉瘀滞而引起的静脉壁扩张、变性、迂曲。多见于从事持久站立工作、体力劳动强度大或久坐少动的人群。

【临床表现】

原发性下肢静脉曲张以大隐静脉曲张为主,左下肢多见。

1.症状:站立过久后感下肢酸胀、沉重、乏力。

2.体征:下肢浅静脉迂曲、扩张、隆起,似蚯蚓状。后期可出现足背区皮肤萎缩、毛发脱落、瘙痒、脱屑、色素沉着、湿疹、溃疡等。

【治疗原则】

1.非手术疗法:适用于病变局限,症状较轻者;或妊娠期间发病及症状虽然明显,但不能耐受手术者。

(1)促进下肢静脉回流:避免久坐和久立,间歇抬高患肢,穿弹力袜或用弹力绷带等,适用于大多数患者,可改善症状。

(2)硬化剂注射疗法:将硬化剂注入曲张的静脉后引起炎症反应使之闭塞,适用于轻度或手术后残留的静脉曲张。常用 5% 鱼肝油酸钠。

(3)药物治疗:用于缓解下肢酸胀和水肿的症状,如黄酮类、七叶皂苷类药物。

(4)并发症的对症治疗:血栓性静脉炎者,给予抗生素及局部热敷治疗;湿疹或溃疡者,抬高患肢并给予创面湿敷。曲张静脉破裂出血者,可抬高患肢和局部加压包扎止血,必要时缝扎止血。

2.手术治疗:凡深静脉通畅,无手术禁忌证者,均可手术治疗。常用术式:高位结扎大隐静脉主干及其属支、剥脱大隐静脉主干及曲张静脉、结扎功能不全的交通支静脉。

二、血栓闭塞性脉管炎

血栓闭塞性脉管炎(thromboangiitis obliterans,TAO)又称 Buerger 病,是一种进展缓慢的累及四肢远端中、小动脉、静脉的炎症和闭塞性疾病,具有慢性、节段性、周期性发作的特点。好发于男性青壮年。

【临床表现】

按病变发展程度,临床上可分为三期。

1.局部缺血期:患肢怕冷、酸胀乏力,皮肤温度降低、苍白,感觉障碍。典型表现为间歇性跛行,随病程进展,跛行距离逐渐缩短,休息时间延长。患者还可伴有反复发作的游走性浅静脉炎。

2.营养障碍期:主要症状是静息痛,足与小腿皮温下降,肢端苍白、潮红,肌肉萎缩,趾甲增厚,足背及胫后动脉搏动消失,尚未出现溃疡或坏疽。

3.组织坏死期:患肢动脉完全闭塞,出现干性坏疽、发黑、干瘪等。坏死组织脱落,在残端留下经久不愈的溃疡创面。当继发细菌感染时,可转为湿性坏疽,伴全身感染中毒。

【治疗原则】

1.非手术治疗

(1)一般疗法:戒烟,防止受潮、受冷、外伤感染,肢体保暖但不做热疗。疼痛严重者,选择有效的止痛方法,慎用易成瘾药物,指导早期患者进行患肢适度锻炼,以促进侧支循环的建立。

(2)药物治疗:使用血管扩张剂、改善微循环、抗血小板药物等。

(3)高压氧疗法:提高血氧含量,改善组织缺氧。

2.手术治疗:目的是重建动脉血流通道,增加肢体血液供应,改善因缺血引起的后果。手术方法主要有动脉重建术、腰交感神经切除术、动静脉转流术、大网膜移植术及截肢术。

三、深静脉血栓形成

深静脉血栓形成(deep venous thrombosis,DVT)是指血液在深静脉内不正常地凝结,阻塞管腔,导致静脉血液回流障碍。全身主干静脉均可发病,以左下肢多见。在急性阶段由于血栓脱落引发肺梗死是临床猝死的常见原因之一。

【临床表现】

按病变发展程度,临床上可分为三期。

1.患肢肿胀:最常见,急性期组织张力增高,呈非凹陷性水肿,严重时皮肤可出现水疱。

2.疼痛、压痛、发热:由于血栓静脉内引起炎症反应,可使局部产生持续性疼痛;当血栓堵塞静脉,下肢静脉回流受阻时,患肢胀痛,直立时加重。股静脉或小腿处会有压痛。急性期因局部炎症反应和血栓吸收可出现低热。

3.浅静脉曲张:主要由于主干静脉堵塞,下肢静脉血通过浅静脉回流,造成浅静脉代偿性曲张。

4.股青肿:最严重,患肢疼痛剧烈,皮肤发亮,伴有水疱或血疱,皮色呈青紫色,皮肤温度偏低,足背动脉搏动不可扪及,全身反应强烈,患者可出现高热、休克表现。

【治疗原则】

1.非手术治疗

(1)一般疗法:卧床休息,抬高患肢。下床活动时,应穿弹力袜或用弹力绷带。

(2)药物治疗:使用抗凝、溶栓、祛聚等药物。

2.手术治疗:髂-股静脉血栓形成早期,3~5d内可做导管取栓术;对已出现股青肿征象应行手术取栓。经导管直接溶栓术(catheter-directed thrombolysisi,CDT)适用于中央型和混合型血栓形成。

四、股骨颈骨折

股骨颈骨折 fracture of the femoral neck 多发生在中老年人,以女性多见,常出现骨折不愈合(约 15%)和股骨头缺血性坏死(20%~30%)。

【临床表现】

1.症状:中老年人有摔倒受伤史,伤后感髋部疼痛,下肢活动受限,不能站立和行走。嵌插骨折患者受伤后仍能行走,但数日后髋部疼痛逐渐加重,活动后更痛,甚至完全不能行走,提示可能由受伤时的稳定骨折发展为不稳定骨折。

2.体征:患肢缩短,出现外旋畸形,一般为 45°~60°。患侧大转子突出,局部压痛和轴向叩击痛。患者较少出现髋部肿胀和瘀斑。

【治疗原则】

1.非手术治疗:无明显移位的骨折、外展型或嵌插型等稳定性骨折者,年龄过大、全身情况差或合并严重心、肺、肾、肝等功能障碍者,可选择非手术治疗。患者可穿防旋鞋,下肢 30°

外展中立位皮肤牵引,卧床 6~8 周。对全身情况差的高龄患者应以挽救生命和治疗并发症为主,骨折可不进行特殊治疗。尽管可能发生骨折不愈合,但患者仍能扶拐杖行走。

2.手术治疗:对内收型骨折和有移位的骨折,65 岁以上老年人的股骨头下型骨折、青少年股骨颈骨折、股骨颈陈旧骨折不愈合以及影响功能的畸形愈合等,应采用手术治疗。

(1)闭合复位内固定:对所有类型股骨颈骨折患者均可进行闭合复位内固定术。闭合复位成功后,在股骨外侧打入多根空心加压螺钉。

(2)螺钉内固定或动力髋钉板固定。

(3)切开复位内固定:对闭合复位困难或复位失败者可行切开复位内固定术。经切口在直视下复位,用加压螺钉。

(4)人工关节置换术:对全身情况尚好的高龄患者股骨头下型骨折,已合并骨关节炎或股骨头坏死者,可选择单纯人工股骨头置换术或全髋关节置换术。

五、股骨干骨折

股骨干骨折 fracture of femoral shaft 是指股骨转子以下、股骨髁以上部位的骨折,约占全身各类骨折的 6%,多见于青壮年。股骨干血运丰富,一旦骨折常有大量失血。骨折也对股部肌肉有所损伤,使肌肉功能发生障碍,从而导致膝关节屈伸活动受限。

【病因与分类】

股骨是人体最粗、最长、承受应力最大的管状骨,遭受强大暴力才能发生股骨干骨折,同时也使骨折后的愈合与重塑时间延长。直接暴力容易引起股骨干的横形或粉碎性骨折,同时有广泛软组织损伤;间接暴力常导致股骨干斜形或螺旋形骨折,周围软组织损伤较轻。

1.股骨上 1/3 骨折:由于髂腰肌、臀中肌、臀小肌和外旋肌的牵拉,使近折端向前、外及外旋方向移位;远折端则由于内收肌的牵拉而向内、后方向移位;由于股四头肌、阔筋膜张肌及内收肌的共同作用而有缩短畸形。

2.股骨中 1/3 骨折:由于内收肌群的牵拉,可使骨折向外成角。

3.股骨下 1/3 骨折:远折端由于有腓肠肌的牵拉以及肢体的重力作用而向后方移位,压迫或损伤腘动脉、腘静脉、胫神经或腓总神经;又由于股前、外、内肌肉牵拉的合力,使近折端向前上移位,形成缩短畸形。

股骨干骨折移位的方向除受肌肉牵拉影响外,还与暴力作用的方向和大小、肢体位置、急救搬运等多种因素有关。

【临床表现】

1.症状:受伤后患肢疼痛、肿胀,远端肢体异常扭曲,不能站立和行走。

2.体征:患肢明显畸形,可出现反常活动、骨擦音。单一股骨干骨折因失血量较多,可能出现休克前期表现;若合并多处骨折,或双侧股骨干骨折,发生休克的可能性很大。若骨折损伤腘动脉、腘静脉、胫神经或腓总神经,可出现远端肢体相应的血液循环、感觉和运动功能障碍。

【治疗原则】

1.非手术治疗

(1)皮牵引:儿童股骨干骨折多采用手法复位、小夹板固定、皮肤牵引维持方法治疗。3岁以下儿童则采用垂直悬吊皮肤牵引(图 8-27),即将双下肢向上悬吊,牵引重量应使臀部离开床面有患儿1拳大小的距离。

　　(2)骨牵引：成人股骨干骨折闭合复位后，可采用 Braun 架固定持续牵引，或Thomas 架平衡持续牵引，一般需持续牵引8～10周。近几年也有采用手法复位、外固定器固定方法治疗。

　　2.手术治疗：非手术疗法失败、多处骨折、合并神经血管损伤、老年人不宜长期卧床者、陈旧不愈合或有功能障碍的畸形愈合等患者，可行切开复位内固定。加压钢板螺钉内固定是较常用的方法，带锁髓内钉固定是近几年出现的固定新方法。

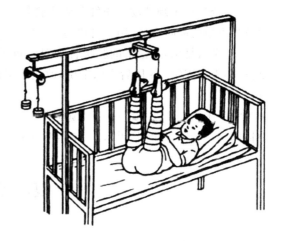

图 8-27　儿童垂直悬吊皮肤牵引

六、胫腓骨干骨折

　　胫腓骨干骨折 fracture of shaft tibia and fibula 指胫骨平台以下至踝以上部分发生的骨折，占全身各类骨折的 13%～17%，是长骨骨折中最常见的一种，以青壮年和儿童居多。

　　【病因与分类】

　　1.病因

　　(1)直接暴力：多为重物撞击、车轮辗轧等直接暴力损伤，可引起胫腓骨同一平面的横形、短斜形或粉碎性骨折。

　　(2)间接暴力：多在高处坠落后足着地，身体发生扭转所致。可引起胫骨、腓骨螺旋形或斜形骨折，软组织损伤较小，腓骨的骨折线常高于胫骨骨折线。儿童胫腓骨干骨折常为青枝骨折。

　　2.分类：胫腓骨干骨折可分为：①胫腓骨干双骨折；②单纯胫骨干骨折；③单纯腓骨干骨折。前者最多见，由于所受暴力大，骨和软组织损伤重，并发症多，治疗较困难。后两者少见，常因直接暴力引起，移位少，预后较好。

　　【临床表现】

　　1.症状：患肢局部疼痛、肿胀，不敢站立和行走。

　　2.体征：患肢可有反常活动和明显畸形。由于胫腓骨表浅，骨折常合并软组织损伤，形成开放性骨折，可见骨折端外露。胫骨上 1/3 骨折可致胫后动脉损伤，引起下肢严重缺血，甚至坏死。胫骨中 1/3 骨折可引起骨筋膜室压力升高，胫前区和腓肠肌区可有张力增加。胫骨下 1/3 骨折由于血运差，软组织覆盖少，容易发生延迟愈合或不愈合。腓骨颈有移位的骨折可损伤腓总神经，可出现相应感觉和运动功能障碍。骨折后期，若骨折对位对线不良，使关节面失去平行，改变了关节的受力面，易发生创伤性关节炎。小儿青枝骨折表现为不敢负重和局部压痛。

　　【治疗原则】

　　目的是矫正畸形，恢复胫骨上、下关节面的平行关系，恢复肢体长度。

　　1.非手术治疗

　　(1)手法复位外固定：稳定的胫腓骨干横形骨折或短斜形骨折可在手法复位后用小夹板或石膏固定，6～8周可扶拐负重行走。单纯胫骨干骨折由于有完整的腓骨的支撑，石膏固定 6~8 周后可下地活动。单纯腓骨干骨折若不伴有腓骨上、下关节分离,也无需特殊治疗。为减少下地活动时疼痛,用石膏固定 3~4 周。

　　(2)牵引复位:不稳定的胫腓骨干双骨折可采用跟骨结节牵引,纠正缩短畸形后行手法复位,小夹板固定。6 周后去除牵引,改用小腿功能支架固定,或行长腿石膏固定,可下地负重行走。

　　2.手术治疗手法:复位失败、损伤严重或开放性骨折者应切开复位,选择钢板螺钉或髓内针固定。若固定牢固,手术 4~6 周后可负重行走。

复习思考题

一、名词解释

1.髂胫束　2.隐静脉裂孔　3.髂耻弓　4.股鞘　5.股管　6.股环　7.股凹　8.踝管

二、问答题

1.试述大、小隐静脉的起始、行程和注入的静脉,与之伴行的神经。

2.简述支配下肢各肌群的神经名称。

3.肌腔隙、血管腔隙的境界及内容如何?

4.股管位于何处? 其形态结构怎样? 股疝是如何形成的? 为何易发生绞窄?

5.试述股三角与收肌管的构成及内容。于股三角如何定位股动脉,有何临床意义?

6.臀部由浅入深有哪些肌? 各由哪些神经支配?

7.梨状肌上、下孔如何构成? 各有哪些结构通过?

8.坐骨小孔如何构成? 有哪些结构通过?

9.试述腘窝的境界及内容安排。

10.腓骨颈骨折可能损伤什么神经? 损伤后将出现什么症状? 为什么?

11.小腿后群肌麻痹是什么神经损伤导致的? 足部产生什么症状? 为什么?

12.踝管是怎样构成的? 通过此管的结构有哪些?

13.试述足底骨筋膜鞘的构成、分部及鞘内结构。

第九章　脊柱区

【教学目的与要求】
1. 掌握脊柱重要的骨性和肌性标志。
2. 掌握脊柱区的层次结构。
3. 掌握椎管的构成及内容。

【教学重点与难点】
脊柱区的深层结构,椎管的构成和内容。

第一节　概　述

一、境界与分区

脊柱区 vertebral region 又称背区,是指脊柱及其后方、两侧软组织所配布的区域。上自枕外隆凸和上项线,下至尾骨尖,两侧界上自斜方肌前缘、三角肌后缘上份、腋后襞与胸壁交界处、腋后线、髂嵴后份、髂后上棘至尾骨尖的连线。脊柱区又分为项区、胸背区、腰区和骶尾区。

二、表面解剖

1. 棘突 spinous process:在后正中线上可摸到第 7 颈椎棘突,较长,常作为辨认椎骨序数的标志;胸椎棘突斜向后下,呈叠瓦状;腰椎棘突呈水平位,第 4 腰椎棘突平髂嵴最高点。

2. 骶管裂孔和骶角:沿骶正中嵴向下,由第 4、5 骶椎背面的切迹与尾骨围成的孔为骶管裂孔 sacral hiatus,是椎管的下口。裂孔两侧向下的突起为骶角 sacral cornu,易于触及,是骶管麻醉的进针定位标志。

3. 尾骨尖 apex of coccyx:位于骶骨下方,肛门后方 2.5cm 臀沟内可扪及。

4. 髂嵴和髂后上棘:髂嵴 iliac crest 为髂骨翼的上缘,是计数椎骨的标志,两侧髂嵴最高点的连线平第 4 腰椎棘突。左、右髂后上棘与第 5 腰椎棘突和尾骨尖的边线构成一菱形区。当腰椎或骶、尾椎骨折或骨盆畸形时,菱形区可变形。

5. 肩胛冈 spine of scapula:两侧肩胛冈内侧端的连线平第 3 胸椎棘突。

6. 肩胛骨下角 inferior angle of scapula:两肩胛骨下角的连线,平对第 7 胸椎棘突。

7. 第 12 肋:是背与腰的分界标志。

8. 竖脊肌 erector spinae:该肌外侧缘与第 12 肋的交角,称脊肋角。肾位于该角深部,是肾囊封闭常用的进针部位。

第二节　层次结构

一、浅层结构(图 9-1)

1.皮肤:较厚,移动性小,有较丰富的毛囊和皮脂腺。

2.浅筋膜:致密而厚,含有较多脂肪,有许多结缔组织纤维束与深筋膜相连。项区上部浅筋膜特别坚韧,腰区的浅筋膜含脂肪较多。

3.皮神经:来自脊神经后支。

(1)项区的皮神经来自颈神经后支,其中较粗大的皮支有枕大神经 greater occipital nerve 和第 3 枕神经。枕大神经是第 2 颈神经后支的分支,在斜方肌起点上项线下方浅出,伴枕动脉分支上行,分布至枕部皮肤。第 3 枕神经是第 3 颈神经后支的分支,穿斜方肌浅出,分布至项区上部皮肤。

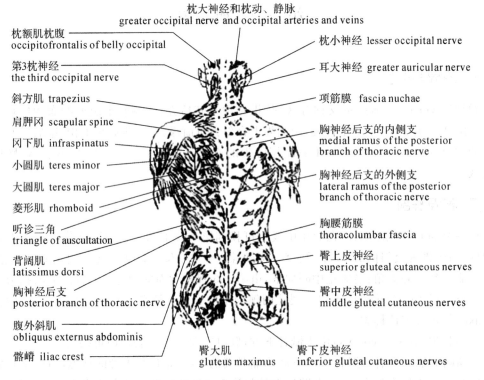

枕大神经和枕动、静脉
greater occipital nerve and occipital arteries and veins

枕额肌枕腹
occipitofrontalis of belly occipital

第3枕神经
the third occipital nerve

斜方肌 trapezius

肩胛冈 scapular spine

冈下肌 infraspinatus

小圆肌 teres minor

大圆肌 teres major

菱形肌 rhomboid

听诊三角
triangle of auscultation

背阔肌
latissimus dorsi

胸神经后支
posterior branch of thoracic nerve

腹外斜肌
obliquus externus abdominis

髂嵴 iliac crest

枕小神经 lesser occipital nerve

耳大神经 greater auricular nerve

项筋膜 fascia nuchae

胸神经后支的内侧支
medial ramus of the posterior
branch of thoracic nerve

胸神经后支的外侧支
lateral ramus of the posterior
branch of thoracic nerve

胸腰筋膜
thoracolumbar fascia

臀上皮神经
superior gluteal cutaneous nerves

臀中皮神经
middle gluteal cutaneous nerves

臀大肌
gluteus maximus

臀下皮神经
inferior gluteal cutaneous nerves

图 9-1　脊柱区皮神经的分布

(2)胸背区和腰区的皮神经来自胸、腰神经后支的分支,各支在棘突两侧浅出,上部分支几乎呈水平位行向外侧,下部分支斜向外下,分布至胸背区和腰区皮肤。第 12 胸神经后支的分支可至臀区。第 1~3 腰神经后支的外侧支组成臀上皮神经 superior gluteal cutaneous nerve,行经腰区,穿胸腰筋膜浅出,越过髂嵴分布至臀区上部。该神经在髂嵴上方浅出处比较集中,此部位在竖脊肌外侧缘内外侧约 2cm 范围内。当腰部急剧扭转时,上述部位神经易被拉伤,是导致腰腿痛的常见原因之一。

　　(3)骶尾区的皮神经来自骶、尾神经后支的分支,自髂后上棘至尾骨尖连线的不同高度穿臀大肌起始部浅出,分布至骶尾区皮肤。其中第1～3骶神经后支的分支组成臀中皮神经。

　　4.浅血管:项区的浅动脉主要来自枕动脉、颈浅动脉和肩胛背动脉等的分支。胸背区的浅动脉来自肋间后动脉、肩胛背动脉和胸背动脉等的分支。腰区的浅动脉来自腰动脉的分支。骶尾部的浅动脉来自臀上、下动脉等的分支。各动脉均有伴行静脉。

二、深筋膜

　　项区的深筋膜分为浅、深二层,浅层覆盖在斜方肌表面,深层在该肌深面,称项筋膜。胸背区和腰区的深筋膜亦分浅、深二层,浅层薄弱,位于斜方肌和背阔肌表面,深层较厚,称胸腰筋膜 thoracolumbar fascia。

　　1.项筋膜:位于斜方肌深面,包裹夹肌和半棘肌,内侧附于项韧带,上方附于上项线,向下移行为胸腰筋膜后层。

　　2.胸腰筋膜(图9-2):在胸背区较为薄弱,覆于竖脊肌表面,向上续项筋膜,内侧附于胸椎棘突和棘上韧带,外侧附于肋角,向下至腰区增厚,并分为前、中、后三层。后层覆于竖脊肌后面,与背阔肌和下后锯肌腱膜愈着,向下附于髂嵴,内侧附于腰椎棘突和棘上韧带,外侧在竖脊肌外侧缘与中层愈合,形成竖脊肌鞘。中层位于竖脊肌与腰方肌之间,内侧附于腰椎横突尖和横突间韧带,外侧在腰方肌外侧缘与前层愈合,形成腰方肌鞘,并作为腹横肌起始部的腱膜,向上附于第12肋下缘,向下附于髂嵴。中层上部张于第12肋与第1腰椎横突之间的部分增厚,形成腰肋韧带 lumbocostal ligament,肾手术时,切断此韧带可加大第12肋的活动度,便于显露肾。前层又称腰方肌筋膜 lumbar quadrate muscular fascia,位于腰方肌前面,内侧附于腰椎横突尖,向下附于髂腰韧带和髂嵴后份,上部增厚形成内、外侧弓状韧带。

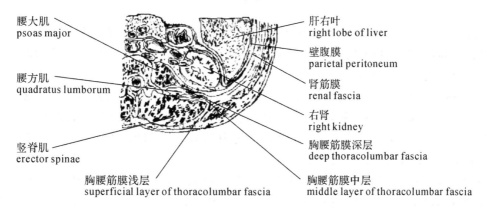

图 9-2　胸腰筋膜

　　由于项、腰部活动度大,在剧烈活动中胸腰筋膜可被扭伤,尤以腰部的损伤更为多见,是腰腿痛原因之一

三、肌层(图 9-3、图 9-4)

由背肌和部分腹肌组成,由浅至深大致分为四层:第一层有斜方肌 trapezius、背阔肌 latissimus dorsi 和腹外斜肌后部;第二层有夹肌 splenius(分为头夹肌 splenius capitis 和颈夹肌 splenius cervicis)、肩胛提肌 levator scapulae、菱形肌 rhomboid、上后锯肌 superior serratus posterior、下后锯肌 inferior serratus posterior 和腹内斜肌后部;第三层有竖脊肌 erector spinae 和腹横肌后部;第四层有枕下肌 suboccipital muscle、横突棘肌 transversospinales 和横突间肌 intertransversarii 等。

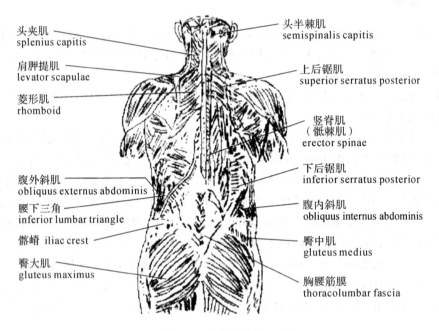

图 9-3　背部肌肉(第二层)

背阔肌是位于胸背区下部和腰区浅层较宽大的扁肌,由胸背神经支配。血液供应主要来自胸背动脉和节段性的肋间后动脉和腰动脉的分支,可以肩胛线为界,线的外侧由胸背动脉分支供血,线的内侧由节段性动脉供血。

斜方肌是位于项区和胸背区上部的扁肌,宽大且血供丰富,由副神经支配。血液供应主要来自颈浅动脉和肩胛背动脉,其次来自枕动脉和节段性的肋间后动脉。此肌可作肌瓣或肌皮瓣移植。在斜方肌的外下方,肩胛骨下角内侧有一肌间隙,称听诊三角 triangle of auscultation 或肩胛旁三角。其内上界为斜方肌的外下缘,外侧界为肩胛骨脊柱缘,下界为背阔肌上缘,三角的底为薄层脂肪组织、筋膜和第 6 肋间隙,表面覆以皮肤和筋膜,是背部听诊呼吸音最清楚的部位。当肩胛骨向前外移位时,该三角范围扩大。半棘肌和夹肌位于斜方肌深面。半棘肌在颈椎棘突两侧。夹肌在半棘肌的后外方。两肌上部深面为枕下三角。

枕下三角 suboccipital triangle 位于枕下、项区上部深层,是由枕下肌围成的三角。其内上界为头后大直肌,外上界为头上斜肌,外下界为头下斜肌。三角的底为寰枕后膜和寰椎后弓,浅面借致密结缔组织与夹肌和半棘肌相贴,枕大神经行于其间。三角内有枕下神经 suboccipital nerve 和椎动脉 vertebral artery 经过。椎动脉穿寰椎横突孔后转向内,行于寰

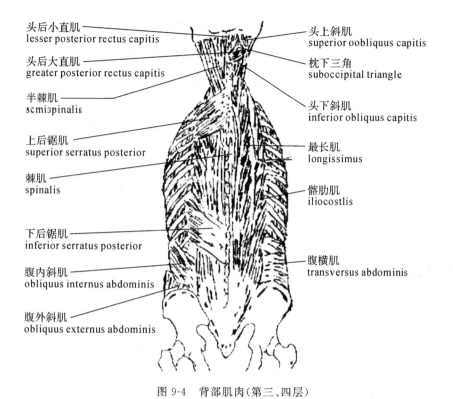

图 9-4　背部肌肉（第三、四层）

椎后弓上面的椎动脉沟内，继穿寰枕后膜入椎管，再经枕骨大孔入颅。头部过分旋转或枕下肌痉挛可压迫椎动脉，使颅内供血不足。枕下神经为第 1 颈神经后支，在椎动脉与寰椎后弓间穿出，行经枕下三角，支配枕下肌。

　　竖脊肌 erector spinae 又称骶棘肌 sacrospinalis，为背肌中最长的肌，纵列于脊柱全部棘突两侧。起自骶骨背面，向上至枕骨和颞骨，分为三组，即内侧的棘肌 spinalis，外侧的髂肋肌 iliocostalis 和中间的最长肌 longissimus，由脊神经后支支配。在腰区该肌两侧有腰上三角和腰下三角。

　　腰上三角 superior lumbar triangle（图 9-5）位于背阔肌深面，第 12 肋的下方。三角的内侧界为竖脊肌外侧缘，外下界为腹内斜肌后缘，上界为第 12 肋。有时由于下后锯肌在 12 肋的附着处与腹内斜肌后缘相距较近，则下后锯肌亦参与构成一个边，共同围成一不等四边形间隙。三角的底为腹横肌起始部的腱膜，腱膜深面有三条与第 12 肋平行排列的神经，自上而下为肋下神经 subcostal nerve、髂腹下神经 iliohypogastric nerve 和髂腹股沟神经 ilioinguinal nerve。腱膜的前方有肾和腰方肌，肾手术腹膜外入路必经此三角，当切开此腱膜时应注意保护上述三神经。第 12 肋前方与胸膜腔相邻，为扩大手术野常切断腰肋韧带，将第 12 肋上提，此时需注意保护胸膜，以免损伤引起气胸。肾周围脓肿时可在此切开引流。腰上三角是腹后壁薄弱区之一，腹腔器官可经此三角向后突，形成腰疝。

　　腰下三角 inferior lumbar triangle（图 9-5）位于腰区下部，腰上三角的外下方，由髂嵴、腹外斜肌后缘和背阔肌前下缘围成。三角的底为腹内斜肌，表面仅覆以皮肤和浅筋膜。此三角为腹后壁的又一薄弱区，亦可形成腰疝。在右侧，三角前方与阑尾、盲肠相对应，故盲肠后位深部阑尾炎时，此三角区有明显压痛。腰区深部脓肿可经三角出现于皮下。

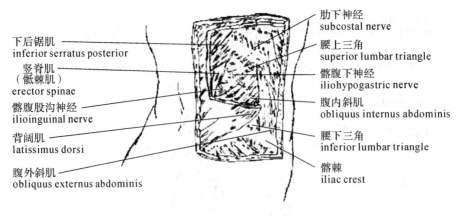

图 9-5　腰上三角和腰下三角

四、深部的血管和神经

(一)动脉(图 9-6)

项区主要由枕动脉 occipital artery、颈浅动脉 superficial cervical artery、肩胛背动脉 dorsal scapular artery 和椎动脉 vertebral artery 等供血。胸背区由肋间后动脉 posterior intercostal artery、胸背动脉 thoracodorsal artery 和肩胛背动脉供血。腰区由腰动脉和肋下动脉供血。骶尾区由臀上、下动脉等供血。

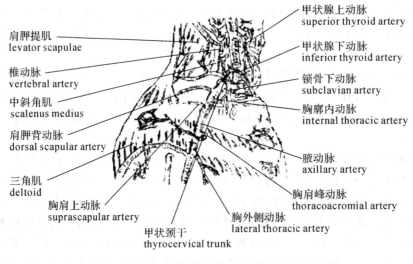

图 9-6　锁骨下动脉及其分支

1. 枕动脉起自颈外动脉,向后上经颞骨乳突内面进入项区,在夹肌深面、半棘肌外侧缘处越过枕下三角分出数支。本干继续向上至上项线高度穿斜方肌浅出,与枕大神经伴行分布至枕部。分支中有一较大的降支,向下分布至项区诸肌,并与椎动脉、肩胛背动脉等分支吻合,形成动脉网。

2. 肩胛背动脉起自锁骨下动脉,向外侧穿过或越过臂丛,经中斜角肌前方至肩胛提肌深面,与同名神经伴行转向内下,在菱形肌深面下行,分布至背肌和肩带肌,并参与形成肩胛动脉网。有时肩胛背动脉与颈浅动脉共干起自甲状颈干,称颈横动脉。颈浅动脉即颈横动脉的浅支,肩胛背动脉即其深支。

3.椎动脉起自锁骨下动脉第1段,沿前斜角肌内侧上行,穿第6～1颈椎横突孔,继经枕下三角入颅。按其行程分为四段,第一段自起始处至穿第6颈椎横突孔以前,第二段穿经上6个颈椎横突孔,第三段经枕下三角入颅,第四段为颅内段。当颈椎骨质增生而致横突孔变小时,椎动脉可受压迫而致颅内供血不足,即所谓椎动脉型颈椎病。椎动脉周围有静脉丛,向下汇成椎静脉。

(二)静脉

脊柱区的深部静脉与动脉伴行。项区的静脉汇入椎静脉、颈内静脉或锁骨下静脉。胸背区者经肋间后静脉汇入奇静脉,部分汇入锁骨下静脉或腋静脉。腰区者经腰静脉汇入下腔静脉。骶尾区者经臀区的静脉汇入髂内静脉。脊柱区的深静脉可通过椎静脉丛广泛地与椎管内、颅内以及盆部等处的静脉相交通。

(三)神经

脊柱区的神经主要来自31对脊神经后支、副神经、胸背神经和肩胛背神经。

1.脊神经后支自椎间孔处由脊神经分出后,绕上关节突外侧向后行,至相邻横突间分为内侧支和外侧支。颈神经后支分布至项区皮肤和深层肌;胸神经后支分布至胸背区皮肤和深层肌;腰神经后支分布至腰区、臀区皮肤和深层肌;骶、尾神经后支分布至骶骨背面和臀区皮肤。脊神经后支呈明显的节段性分布,手术中横断背深肌时,不会引起肌肉瘫痪。

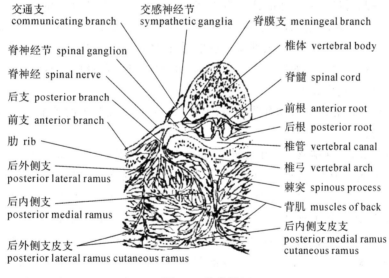

图 9-7　胸脊神经

2.副神经 accessory nerve 自胸锁乳突肌后缘中、上1/3交点处斜向外下,经枕三角至斜方肌前缘中、下1/3交点处深面进入该肌。

3.胸背神经 thoracodorsal nerve 起自臂丛后束,与同名动脉伴行,沿肩胛骨外侧缘下行,支配背阔肌。

4.肩胛背神经 dorsal scapular nerve 起自臂丛锁骨上部,穿中斜角肌斜向外下至肩胛提肌深面,继沿肩胛骨内侧缘下行,与肩胛背动脉伴行,支配肩胛提肌和菱形肌。

五、脊柱

(一)各部椎骨的形态特点

椎骨由椎体、椎弓和椎弓发出的 7 个突起所组成。椎体与椎弓围成椎孔,各椎骨的椎孔共同连成椎管。椎弓包括椎弓板和椎弓根,相邻椎弓根的椎上、下切迹围成椎间孔,有脊神经和血管通过。由于各部椎骨所在部位不同,其承受压力、运动情况以及周围结构存在差异,因而各部椎骨有一定的特征。

1.颈椎椎体小,上、下面均呈鞍状,第 3～7 颈椎椎体上面侧缘有明显向上的嵴样突起,称椎体钩;下面侧缘的相应部位有斜坡样的唇缘,两者参与组成钩椎关节 luschka joint。椎体钩的作用是限制上一椎体向两侧移位,增加椎体间的稳定性,并防止椎间盘向外后方脱出。椎体钩前方为颈长肌,外侧为椎动、静脉及周围的交感神经丛,后外侧部参与构成椎间孔前壁,有颈神经和根血管通过。横突根部有横突孔,孔内有椎动、静脉和交感神经丛。横突末端分为横突前、后结节,第 6 颈椎前结节前方有颈总动脉,结节间有脊神经通过。前结节是肋骨的遗迹,有时第 7 颈椎前结节长而肥大,形成颈肋,可伸达斜角肌间隙或第 1 肋上面,压迫臂丛、锁骨下动脉和锁骨下静脉。关节突的关节面几呈水平位,受斜向或横向暴力时易脱位。相邻椎弓根的上、下切迹围成椎间孔,是骨性管道,其前内侧壁为椎体钩、椎间盘和椎体的下部,后外侧壁为椎间关节。颈椎的椎体钩、横突和关节突构成一复合体,有脊神经和椎动脉等在此通过。复合体的任何组成结构的病变均可压迫神经和血管。第 1 颈椎又称寰椎,由前、后弓和侧块组成,无椎体、棘突和关节突。后弓上面近侧块处有椎动脉沟,椎动脉和枕下神经自此经过。第 2 颈椎又称枢椎,其椎体向上伸出齿突。头颈部的旋转活动,主要是在寰椎与齿突之间。如旋转活动受限,提示病变,可能在寰椎与枢椎齿突。枢椎棘突最大最坚固,常作为定位标志。

2.胸椎椎体两侧和横突末端有肋凹,棘突长,斜向后下,关节突的关节面近额状位,易发生骨折而不易脱位。

3.腰椎椎体大,脊柱结核常发生在此处,病变形成的脓肿可向周围蔓延。关节突的关节面从额状位逐渐演变为矢状位。上关节突后缘有一突起,称乳突。横突根部后下方的突起,称副突,副突与乳突间有上关节突副突韧带,韧带深面有腰神经后内侧支通过,该处的韧带肥厚或骨质增生,均可压迫神经。第 3 腰椎横突最长,有较多的肌附着,腰神经后外侧支穿行于肌筋膜,可因肌筋膜损伤而引起腰腿部疼痛,即第 3 腰椎横突综合征。棘突宽,呈矢状位后伸。相邻两棘突间距较宽,第 3～5 腰椎棘突间是腰椎穿刺或麻醉的进针部位。

4.骶骨由 5 个骶椎融合而成。有时第 1、2 骶椎间不骨化融合,则第 1 骶椎似为第 6 腰椎,称第 1 骶椎腰椎化;有时第 1 骶椎与第 5 腰椎骨化融合,称腰椎骶化。上述两种情况常可刺激坐骨神经根而致腰腿痛。骶骨的内腔称骶管,是椎管之一部,向下终于骶管裂孔,是椎管的下口,背面覆以骶尾背侧韧带。裂孔下部两侧有第 5 骶椎下关节突形成的骶角,体表易于触及,是骶管裂孔的定位标志。骶正中嵴两侧有 4 对骶后孔,分别有第 1～4 骶神经后支穿过,可经这些孔做骶神经阻滞麻醉。

5.尾骨由 4 个尾椎合成。

（二）椎骨间的连结

椎体借椎间盘、前纵韧带和后纵韧带相连。

前纵韧带 anterior longitudinal ligament 位于椎体和椎间盘前方，上自枕骨基底部，下至第 1、2 骶椎，宽而坚韧，与椎体边缘和椎间盘连结紧密，有防止椎间盘向前突出和限制脊柱过度后伸的作用。

后纵韧带 posterior longitudinal ligament 位于椎体和椎间盘后方，上自枢椎，下至骶骨，窄细而坚韧，尤以腰段为窄，与椎体边缘和椎间盘连结紧密，而与椎体连结疏松。后纵韧带有防止椎间盘向后突出和限制脊柱过度前屈的作用。由于此韧带窄细，椎间盘的后外侧部相对较为薄弱，是椎间盘突出的好发部位。有时后纵韧带可骨化肥厚，向后压迫脊髓。

椎间盘 intervertebral disc 位于相邻两椎体间，共 23 个，自第 2 颈椎向下至第 1 骶椎。第 2 颈椎体与齿突骨化愈合，偶有椎间盘的遗迹，X 线片上呈透明线状，应与骨折相鉴别。椎间盘由髓核、纤维环和上、下软骨板构成。上、下软骨板紧贴于椎体上、下面；纤维环为围绕于髓核周围的纤维软骨，其前份较厚，后外侧份较薄；髓核呈胶状，位于纤维环的中央偏后。椎间盘富于弹性，可缓冲外力对脊柱和颅的震动。

钩椎关节由第 3～7 颈椎的椎体钩与上位椎体的唇缘所组成。钩椎关节是否一个真正的滑膜关节尚存在不同的看法，但近年来多数学者认为不是恒定的典型滑膜关节，5 岁以后随着颈段脊柱的运动而逐渐形成，是由直接连结向间接连结分化的结果。

钩椎关节的重要毗邻：后方为脊髓、脊膜支和椎体的血管；后外侧部构成椎间孔的前壁，邻接颈神经根；外侧有椎动静脉和交感神经丛。随年龄增长，椎体钩常出现骨质增生，可能压迫脊神经或椎血管。

六、椎管及其内容物

（一）椎管（图 9-8）

椎管由游离椎骨的椎孔和骶骨的骶管连成，上接枕骨大孔与颅腔相通，下达骶管裂孔而终（图 9-7）。其内容有脊髓、脊髓被膜、脊神经根、血管及少量结缔组织等（图 9-9）。

1. 椎管壁的构成：椎管是一个骨纤维性管道，其前壁由椎体后面、椎间盘后缘和后纵韧带构成，后壁为椎弓板、黄韧带和关节突关节，两侧壁为椎弓根和椎间孔。椎管骶段由骶椎的椎孔连成，为骨性管道。构成椎管壁的任何结构发生病变，如椎体骨质增生、椎间盘突出以及黄韧带肥厚等因素均可使椎管腔变形或变狭窄，压迫其内容物而引起一系列症状。

2. 椎管腔的形态：横断面观，各段椎管的形态和大小不完全相同。颈段上部近枕骨大孔处近似圆形，往下为三角形，矢径短，横径长；胸段大致呈圆形；腰段上、中部呈三角形，下部呈三叶形；骶段呈扁三角形。椎管以第 4～6 胸椎最为狭小，颈段以第 7 颈椎、腰段以第 4 腰椎较小。

（二）脊髓被膜和脊膜腔

椎管内容有脊髓及其被膜等结构。脊髓上端平枕骨大孔连于脑，下端终于第 1 腰椎下缘，向下以终丝附于尾骨背面。脊髓表面被覆三层被膜，由外向内为硬脊膜、脊髓蛛网膜和软脊膜。各层膜间及硬脊膜与椎管骨膜间均存在腔隙，由外向内有硬膜外隙、硬膜下隙和蛛网膜下隙。

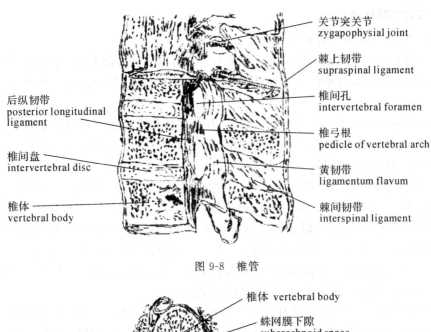

图 9-8　椎管

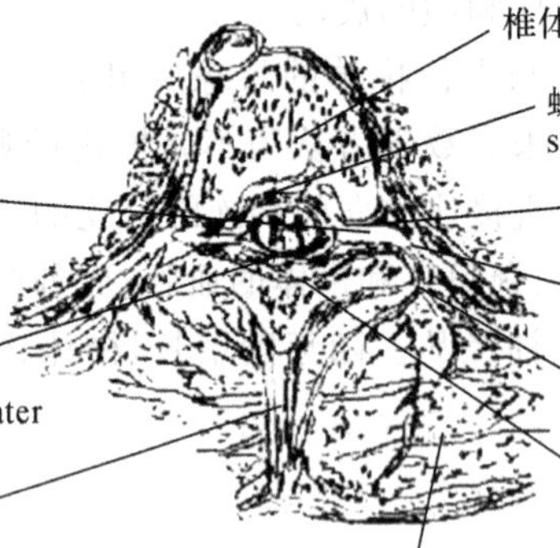

图 9-9　椎管及其内容

1.被膜(图 9-10)

(1)硬脊膜 spinal dura mater 由致密结缔组织构成,厚而坚韧,形成一长筒状的硬脊膜囊。上方附于枕骨大孔边缘,与硬脑膜相续,向下在平第 2 骶椎高度形成一盲端,并借终丝附于尾骨。硬脊膜囊内有脊髓和 31 对脊神经根,每对脊神经根穿硬脊膜囊时被包被形成神经外膜,并与椎间孔周围的结缔组织紧密相连,起固定作用。

(2)脊髓蛛网膜 spinal arachnoid mater 薄而半透明,向上与脑蛛网膜相续,向下平第 2 骶椎高度成一盲端。此膜发出许多结缔组织小梁与软脊膜相连。

(3)软脊膜 spinal pia mater 柔软并富有血管,与脊髓表面紧密相贴。在前正中裂和后正中沟处有纤维素或膜与脊髓相连,分别称为软脊膜前纤维索和后纤维隔。在脊髓两侧,软脊膜增厚并向外突,形成齿状韧带。齿状韧带 denticulate ligament 为软脊膜向两侧伸出的三角形结构,呈额状位,介于前、后根之间。其外侧缘形成一三角形齿尖,齿尖伸向外侧推顶脊髓蛛网膜而与硬脊膜相连。齿状韧带的附着部位不一,在颈段位于上下两神经根穿硬脊膜间,胸部以下则不很规则。每侧有 15~22 个,最上一对在第 1 颈神经根附近,最下一对可变动在第 11 胸神经至第 2 腰神经根之间,其附着处的下方常恒定地发出一细小的结缔组织纤维索,经后根前方向下止于第 1 腰神经穿硬脊膜处的附近,据此可作为辨认第 1 腰神经的标志。齿状韧带有维持脊髓正常位置的作用。

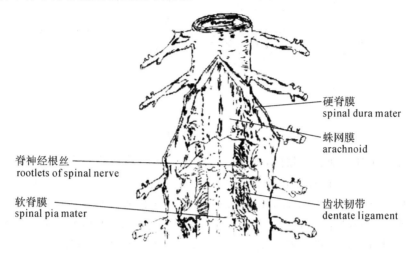

硬脊膜
spinal dura mater

蛛网膜
arachnoid

脊神经根丝
rootlets of spinal nerve

软脊膜
spinal pia mater

齿状韧带
dentate ligament

图 9-10 脊髓的被膜

2.脊膜腔(图 9-11、图 9-12)

(1)硬膜外隙 epidural space 是位于椎管骨膜与硬脊膜之间的窄隙,其内有脂肪、椎内静脉丛和淋巴管,并有脊神经根及其伴行血管通过,呈负压。此隙上端起自枕骨大孔高度,下端终于骶管裂孔。由于硬脊膜附于枕骨大孔边缘,故此腔不通颅内。临床上行硬膜外麻醉即将药物注入此腔,以阻滞脊神经根。刺针穿入腔后因负压而有抽空感,这与穿入蛛网膜下隙时有脑脊液流出并呈正压的情况不同。硬膜外隙被脊神经根划分为前、后两腔,前腔窄小,后腔较大,内有脂肪、静脉丛和脊神经根等结构。在中线上,前腔有疏松结缔组织连于硬脊膜与后纵韧带,后腔有纤维隔连于椎弓板与硬脊膜后面。这些结构以颈段和上胸段出现率高,且较致密,是导致硬膜外麻醉出现单侧麻醉或麻醉不全的解剖学因素。骶段硬膜外隙上大下小,前宽后窄,硬脊膜紧靠椎管后壁,骶管麻醉时应注意刺针的角度。硬脊膜囊平第 2 骶椎高度变细,裹以终丝,其前、后方有纤维索把它连于骶管前、后壁上,结合较紧,似有中隔作用,且腔内充满脂肪,这可能是骶管麻醉亦会出现单侧麻醉的因素。

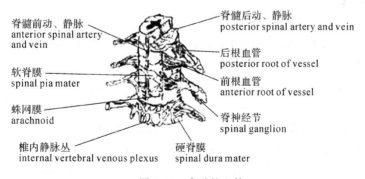

脊髓前动、静脉
anterior spinal artery
and vein

软脊膜
spinal pia mater

蛛网膜
arachnoid

椎内静脉丛
internal vertebral venous plexus

脊髓后动、静脉
posterior spinal artery and vein

后根血管
posterior root of vessel

前根血管
anterior root of vessel

脊神经节
spinal ganglion

硬脊膜
spinal dura mater

图 9-11 脊髓的血管

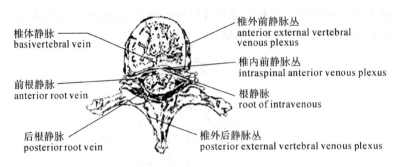

图 9-12　脊髓的静脉

骶管内骶神经根排列于硬膜外隙内,外包以硬脊膜延伸的神经鞘。第 1～3 骶神经鞘较厚,周围脂肪较多,这可能是骶神经麻醉不全的因素。椎静脉丛 vertebral venous plexus 按部位分为椎内静脉丛 intravertebral venous plexus 和椎外静脉丛 extravertebral venous plexus。椎内静脉丛密布于硬膜外隙内,上自枕骨大孔,下达骶骨尖端,贯穿椎管全长。椎外静脉丛位于脊柱外面,椎体前方、椎弓及其突起的后方,在寰椎与枕骨之间较为发达,称枕下静脉丛。两丛互相吻合交通,无瓣膜,收集脊柱、脊髓及邻近肌肉的静脉血,汇入椎静脉、肋间后静脉、腰静脉和骶外侧静脉。向上与颅内的枕窦、乙状窦等交通,向下与盆腔等的静脉广泛吻合,因此,椎静脉丛是沟通上、下腔静脉系和颅内、外静脉的重要通道。当盆、腹、胸腔等部位的器官发生感染、肿瘤或寄生虫病时,可经椎静脉丛侵入颅内或其他远位器官。

第三节　脊柱区手术学

一、脊柱骨折

脊柱骨折 fracture of the spine 占全身骨折的 5%～6%,其中以胸腰段脊柱骨折最多见。脊柱骨折可以并发脊髓或马尾神经损伤,特别是颈椎骨折-脱位合并脊髓损伤者,往往能严重致残,甚至致命。

【病因与分类】

多数脊柱骨折因间接暴力引起,少数为直接暴力所致。间接暴力多见于从高处坠落后头、肩、臀或足部着地,由于地面对身体的阻挡,使暴力传导致脊柱造成骨折。直接暴力所致的脊柱骨折多见于战伤、爆炸伤、直接撞伤等。

1.胸腰椎骨折的分类:胸腰椎骨折分为 6 种类型(图 9-13)。

(1)单纯性楔形压缩性骨折:脊柱前柱损伤的结果。多因高处坠落时身体猛烈向前屈曲引起,椎体通常成楔形,后方的结构很少受影响,脊柱仍保持稳定。

(2)稳定性爆破型骨折:脊柱前柱和中柱损伤的结果。多因高空坠落时脊柱保持垂直,胸腰段脊柱的椎体受力最大,因挤压而破碎。由于后柱不受影响,脊柱稳定。但破碎的椎体与椎间盘可突出于椎管前方,损伤脊髓而产生神经症状。

(3)不稳定性爆破型骨折:前、中、后 3 柱同时损伤的结果。由于脊柱不稳定,会出现创伤后脊柱后突和进行性神经症状。

（4）Chance骨折：为椎体水平状撕裂性损伤。这种骨折也是不稳定性骨折，临床上比较少见。

（5）屈曲-牵拉型损伤：前柱部分因压缩力量而损伤，中、后柱则因牵拉的张力而损伤。中柱部分损伤形成后纵韧带断裂；后柱部分损伤表现为脊椎关节囊破裂、关节突脱位、半脱位或骨折。由于黄韧带、棘间韧带和棘上韧带都有撕裂，因此往往是潜在性不稳定型骨折。

（6）脊柱骨折-脱位：又名移动性损伤，通常3个柱均毁于剪力。在强大暴力作用下，椎管的对线对位完全被破坏，脊椎在损伤平面横向移位，脱位程度重于骨折。当关节突完全脱位时，下关节突移至下一节脊椎骨的上关节突前方，互相阻挡，称关节突交锁。此类损伤极为严重，伴脊髓损伤，预后差。

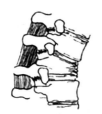 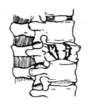 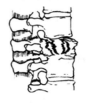

(A) 单纯性楔形压缩性骨折　　(B) 稳定性爆破型骨折　　(C) 不稳定性爆破型骨折

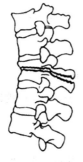 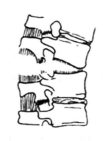 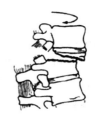

(D) Chance骨折　　　　(E) 屈曲-牵拉型损伤　　　(F) 脊柱骨折-脱位

图 9-13 胸腰椎骨折的分类

还有一些单纯性附件骨折，因不会造成脊椎的不稳定，称为稳定型骨折，如椎板骨折和横突骨折，特别是横突骨折，往往是背部受到撞击后腰部肌肉猛烈收缩而产生的撕脱性骨折。

2. 颈椎骨折的分类

（1）屈曲型损伤：前柱压缩、后柱牵张损伤的结果。

1）前方半脱位（过屈型扭伤）：脊椎后柱韧带破裂的结果。完全性破裂者的棘上韧带、棘间韧带，甚至脊椎关节囊和横韧带都有撕裂；不完全性破裂者仅有棘上韧带和部分棘间韧带撕裂。30%～50%可发生迟发性脊椎畸形及四肢瘫痪，因此是一种隐匿型颈椎损伤。

2）双侧脊椎间关节脱位：因过度屈曲后中后柱韧带断裂，使脱位的脊椎关节突超越至下一个节段小关节的前方与上方，大都有脊髓损伤。

3）单纯性楔形（压缩性）骨折：较多见，尤其多见于骨质疏松者。除有椎体骨折外，还有不同程度的后方韧带结构破裂。

（2）垂直压缩损伤：多见于高空坠落或高台跳水者。

1)第一颈椎双侧性前、后弓骨折:又名 Jeffierson 骨折。

2)爆破型骨折:为下颈椎椎体粉碎性骨折,多见于 C_3 和 C_5 椎体,破碎的骨折片不同程度凸向椎管内,因此瘫痪发生率可高达 80%。

(3)过伸损伤:

1)过伸性脱位:最常发生于急刹车或撞车时,惯性迫使头部过度仰伸后又过度屈曲,使颈椎发生严重损伤。前纵韧带破裂,椎间盘水平状破裂,上一节椎体前下缘撕脱骨折和后纵韧带断裂。

2)损伤性枢椎椎弓骨折:来自于颏部的暴力使颈椎过度仰伸,在枢椎后半部形成强大的剪切力,使枢椎的椎弓不堪忍受而发生垂直状骨折。以往多见于被缢死者,故又名缢死者骨折,目前多发生于高速公路上的交通事故。

(4)齿状突骨折:受伤机制还不清楚,暴力可能来自水平方向,从前至后经颅骨而至齿状突。

【临床表现】

1.症状

(1)局部疼痛:颈椎骨折者可有头颈部疼痛,不能活动。胸腰椎损伤后,因腰背部肌肉痉挛、局部疼痛,患者无法站立,或站立时腰背部无力,疼痛加重。

(2)腹痛、腹胀:腹膜后血肿刺激了腹腔神经节,使肠蠕动减慢,常出现腹痛、腹胀、肠蠕动减慢等症状。

2.体征

(1)局部压痛和肿胀:后柱损伤时中线部位有明显压痛,局部肿胀。

(2)活动受限和脊柱畸形:颈、胸、腰段脊柱骨折患者常有活动受限,胸腰段脊柱骨折时常可摸到后凸畸形。严重者常合并脊髓损伤,造成截瘫。

【治疗原则】

1.急救:搬运脊柱损伤伴颅脑、胸、腹腔脏器损伤或并发休克者首先处理紧急问题,抢救生命。

2.卧硬板床:胸腰椎单纯压缩骨折时,若椎体压缩不到 1/5 或患者年老体弱,可仰卧于硬板床上,骨折部位垫厚枕,使脊柱过伸。

3.复位固定:对颈椎半脱位者应予石膏颈围固定 3 个月,以防迟发性并发症。稳定型颈椎骨折,轻者可采用枕颌带卧位牵引复位,牵引重量 3kg;明显压缩移位者采用持续颅骨牵引复位,牵引重量 3~5kg,必要时可增加到 6~10kg。待 X 线片证实已复位,改用头颈胸石膏固定约 3 个月,石膏干硬后即可起床活动。胸腰椎单纯压缩骨折时,椎体压缩高度超过 1/5 的青少年及中年患者可用两桌法或双踝悬吊法过仰复位(图 9-14),复位后即包裹伸位石膏背心。石膏干硬后,鼓励患者起床活动,固定约 3 个月。在此期间每日做腰背肌锻炼,并逐日增加锻炼时间。对有神经症状、骨折块挤入椎管内以及不稳定性骨折等损伤严重的患者,应行切开复位内固定。

4.腰背肌锻炼:单纯压缩骨折患者卧床 3d 后开始腰背部肌肉锻炼,利用背伸肌的肌力和背伸姿势使脊柱过伸,借助椎体前方的前纵韧带和椎间盘纤维环的张力,使压缩的椎体自行复位。严重的胸腰椎骨折和骨折脱位者也应进行腰背肌功能锻炼。

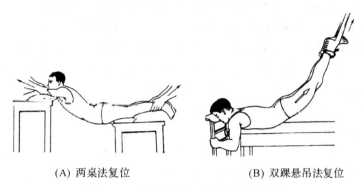

(A) 两桌法复位 　　　　(B) 双踝悬吊法复位

图 9-14　胸腰椎单纯压缩骨折的复位方法

二、脊髓损伤

脊髓损伤 spinal cord injury 是脊柱骨折的严重并发症,由于椎体的移位或碎骨片突出于椎管内,使脊髓或马尾神经产生不同程度的损伤,多发生于颈椎下部和胸腰段。

【病理】

根据脊髓损伤的部位和程度可出现不同病理变化。

1.脊髓震荡 contusion of spinal cord:与脑震荡相似,脊髓震荡是最轻微的脊髓损伤。脊髓遭受强烈震荡后立即发生弛缓性瘫痪,损伤平面以下感觉、运动、反射及括约肌功能全部丧失。因在组织形态学上并无病理变化,只是暂时性功能抑制,在数分钟或数小时内即可完全恢复。

2.脊髓挫伤:为脊髓的实质性破坏,外观虽完整,但脊髓内部可有出血、水肿、神经细胞破坏和神经传导纤维束的中断。脊髓挫伤的程度差别很大,轻者为少量水肿和点状出血,重者有成片挫伤和出血,可有脊髓软化及血栓形成,预后差别很大。

3.脊髓断裂:脊髓的连续性中断,可为完全性或不完全性。不完全性常伴有挫伤,又称挫裂伤。脊髓断裂后恢复无望,预后极差。

4.脊髓受压:骨折移位,碎骨片与破碎的椎间盘挤入椎管内可以直接压迫脊髓,而褶皱的黄韧带与急速形成的血肿也可压迫脊髓,产生一系列病理变化。及时去除压迫物后脊髓的功能可望部分或全部恢复;如果压迫时间过久,脊髓因血液循环障碍而发生软化、萎缩或瘢痕形成,则瘫痪难以恢复。

5.马尾神经损伤 coccygeal nerve injury:马尾神经起自第二腰椎的骶脊髓,一般终止于第一骶椎下缘。第二腰椎以下骨折脱位可产生马尾神经损伤,但马尾神经完全断裂者少见。

此外,各种较重的脊髓损伤后均可立即发生损伤平面以下弛缓性瘫痪,这是脊髓失去高级中枢控制的一种病理生理现象,称之为脊髓休克 spinal shock。2～4 周后可根据脊髓实质性损害程度的不同而发生损伤平面以下不同程度的痉挛性瘫痪。因此,脊髓休克与脊髓震荡是两个完全不同的概念。

【临床表现】

脊髓损伤可因损伤部位和程度不同而表现不同。

1.脊髓损伤:在脊髓休克期间表现为受伤平面以下弛缓性瘫痪,运动、反射及括约肌功能丧失,有感觉丧失平面及大小便不能控制。2～4周后逐渐演变成痉挛性瘫痪,表现为肌张力增高,腱反射亢进,并出现病理性锥体束征。胸腰段脊髓损伤使下肢的感觉与运动功能产生障碍,称为截瘫。颈段脊髓损伤后,双上肢也有神经功能障碍,为四肢瘫 quadriplegia,简称"四瘫"。上颈椎损伤时四肢均为痉挛性瘫痪;下颈椎损伤时由于脊髓颈膨大部位和神经根的毁损,上肢表现为弛缓性瘫痪,下肢仍为痉挛性瘫痪。

脊髓半切征又名 Brown-Sequard 征,为脊髓的半横切损伤,损伤平面以下同侧肢体的运动及深感觉消失,对侧肢体痛觉和温觉消失。

2.脊髓圆锥损伤:正常人脊髓终止于第一腰椎体下缘,因此第一腰椎骨折可发生脊髓圆锥损伤,表现为会阴部皮肤鞍状感觉缺失,括约肌功能丧失致大小便不能控制和性功能障碍,双下肢的感觉和运动仍保留正常。

3.马尾神经损伤:表现为损伤平面以下弛缓性瘫痪,有感觉及运动功能障碍及括约肌功能丧失,肌张力降低,腱反射消失。

【治疗原则】

1.非手术治疗

(1)固定和制动:一般先采用枕颌带牵引或持续颅骨牵引,以防因损伤部位移位而产生脊髓再损伤。

(2)减轻脊髓水肿和继发性损害:

①激素治疗:地塞米松 10～20mg 静脉滴注,连续应用 5～7d 后改为口服,3 次/d,0.75mg/次,维持 2 周左右。

②脱水:20%甘露醇 250ml 静脉滴注,2 次/d,连续 5～7d。

③甲泼尼龙冲击疗法:只适用于受伤 8h 以内者。每千克体重 30mg,1 次给药,15min 静脉注射完毕,休息 45min,在以后 23h 内以 5.4mg/(kg·h)剂量持续静脉滴注。

④高压氧治疗:一般伤后 4～6h 内应用。

2.手术治疗:手术只能解除对脊髓的压迫和恢复脊柱的稳定性,目前还无法使损伤的脊髓恢复功能。一般而言,手术后截瘫指数可望至少提高 1 级,这对完全性瘫痪者而言作用有限,但却可能改善不完全性瘫痪者的生活质量。因此,对后者更应持积极态度。

手术的途径和方式视骨折的类型和致压物的部位而定。手术指征包括:①脊柱骨折-脱位有关节突交锁者;②脊柱骨折复位不满意,或仍有脊柱不稳定因素存在者;③影像学显示有碎骨片凸出至椎管内压迫脊髓者;④截瘫平面不断上升,提示椎管内有活动性出血者。

三、椎管内肿瘤

椎管内肿瘤也称脊髓肿瘤,包括发生于椎管内各种组织,如神经根、硬脊髓、血管、脊髓及脂肪组织的原发和继发性肿瘤。发病高峰年龄为 20～50 岁。根据肿瘤生长部位及与脊髓的关系,可将脊髓肿瘤分为髓外硬脊膜下、硬脊膜外和髓内肿瘤。以髓外硬脊膜下肿瘤最常见,约占椎管内肿瘤的 65%～70%,多为良性;髓内肿瘤占 20%左右。肿瘤发生于自颈髓到马尾的任何节段,以胸段最多,颈、腰段次之。

【临床表现】

由于肿瘤进行性压迫而损害脊髓和神经根,其临床表现可分为三期。

1.刺激期:此期肿瘤较小,主要表现为神经根痛,沿根性分布区扩展,随着牵张或压迫的加重,疼痛可逐渐加剧。当咳嗽、用力、屏气、大便时加重。疼痛的区域固定,部分患者可能出现"夜间疼痛"或"平卧痛",此为椎管内肿瘤特征性表现之一。

2.脊髓部分受压期:随着肿瘤生长,体积增大,脊髓受到挤压而逐渐出现脊髓传导束受压症状,表现为受压平面以下肢体的运动和感觉障碍。

3.脊髓瘫痪期:脊髓功能因肿瘤长期压迫,在肿瘤平面以下深浅感觉和括约肌功能完全丧失,最终至完全性瘫痪,并叮出现皮肤营养不良征象。

【治疗原则】

椎管内肿瘤目前唯一有效的治疗手段是手术切除。鉴于椎管内肿瘤的3/4为良性,一般全部切除肿瘤后,预后良好。恶性肿瘤可经手术行肿瘤大部切除并做外减压,术后辅以放射治疗,能使病情得到一定程度的缓解。

复习思考题

一、名词解释

1.胸腰筋膜　2.听诊三角　3.枕下三角　4.腰上三角　5.骨纤维管　6.蛛网膜下腔　7.硬膜外腔

二、问答题

1.简述脊柱区的境界和分区。

2.简述写出椎管的构成及其内容。

参考文献

[1]曹伟新,李乐之.外科护理学[M].4 版.北京:人民卫生出版社,2006.
[2]陈孝平,汪建平.外科学[M].8 版.北京:人民卫生出版社,2013.
[3]崔慧先,李瑞锡.局部解剖学[M].9 版.北京:人民卫生出版社,2018.
[4]蒋红,陈海燕.新编外科护理学[M].上海:复旦大学出版社,2011.
[5]李乐之,路潜.外科护理学[M].6 版.北京:人民卫生出版社,2017.
[6]梁力建.外科学[M].6 版.北京:人民卫生出版社,2009.
[7]彭裕文.局部解剖学[M].7 版.北京:人民卫生出版社,2008.
[8]裘法祖,孟承伟.外科学[M].2 版.北京:人民卫生出版社,1984.
[9]沈魁,何三光.实用普通外科手术学[M].沈阳:辽宁教育出版社,1989.
[10]舒强,徐国成,鹿晓理.局部解剖学[M].北京:高等教育出版社,2013.
[11]王怀经.局部解剖学[M].北京:人民卫生出版社,2005.
[12]张雁儒.外科护理学[M].郑州:郑州大学出版社,2017.